U0194389

《治疗指南》 丛书译委会成员

Management Guidelines：Developmental Disability

管理指南：**发育障碍分册**

[原著第 3 版]

[澳] 治疗指南有限公司　编
Therapeutic Guidelines Limited

胡　欣　封宇飞　等译
杨莉萍　审校

化学工业出版社

·北京·

图书在版编目（CIP）数据

管理指南：发育障碍分册/〔澳〕治疗指南有限
公司编；胡欣等译．—北京：化学工业出版社，2018.1
书名原文：Management Guidelines：
Developmental Disability，Version 3
ISBN 978-7-122-30902-0

Ⅰ.①管…　Ⅱ.①治②胡…　Ⅲ.①健康-指南
②发育异常-指南　Ⅳ.①R19-64②R364.3-62

中国版本图书馆 CIP 数据核字（2017）第 266834 号

Management Guidelines：Developmental Disability，Version 3/by
Therapeutic Guidelines Limited
ISBN 978-0-9808253-4-3

责任编辑：邱飞婵　杨燕玲　王金生　梁静丽　张文虎
责任校对：边　涛　　　　　　　　装帧设计：关　飞

出版发行：化学工业出版社
　　　　　（北京市东城区青年湖南街 13 号　邮政编码 100011）
印　　刷：三河市延风印装有限公司
787mm×1092mm　1/32　印张 13　字数 291 千字
2018 年 1 月北京第 1 版第 1 次印刷

购书咨询：010-64518888（传真：010-64519686）
售后服务：010-64518899
网　　址：http://www.cip.com.cn
凡购买本书，如有缺损质量问题，本社销售中心负责调换。

定　　价：49.00 元　　　　　　　　版权所有　违者必究

《发育障碍分册》 译校人员

翻译人员　　胡　欣　　封宇飞　　朱愿超
　　　　　　　　张亚同　　孙雪林　　李　艺
　　　　　　　　赵　明　　赵紫楠
审　　校　　杨莉萍

译者的话

合理用药是临床工作的永恒主题。推进合理用药除需要理论共识和法规引导外，还要有技术的支持。虽然临床医学和药学有很多可参考的资料，但在具体的临床诊疗实践、医疗质量管理、成本效益分析及医疗保险管理等工作中，各种治疗指南/用药指南有其独特作用，所以世界各国对此均很重视。国家卫生计生委专门公布了抗菌药物临床应用指导原则，其他由学会或卫生行政等部门发表的各种指南也日益增多。

在治疗指南领域，澳大利亚的《治疗指南》系列有重要影响。该指南已有近 40 年的历史，覆盖抗生素、心血管、消化、呼吸、内分泌、神经内科和皮肤病等 10 多个学科（指南中涉及与之相关的内容均以分册书名表示）。《治疗指南》丛书由澳大利亚治疗指南有限公司（Therapeutic Guidelines Limited，TGL）组织编写发行。该公司是非营利的，独立于政府和官方机构，并不接受制药企业的任何赞助和广告，以避免影响其独立性和公正性。该公司多年来已形成完整的编写体系，如选题策划、编写组建立、编写规范、专家审核、信息反馈与修订完善等。由于其公正科学、学科覆盖宽、连续性好（《抗生素分册》已发行 15 版）、更新较快等特点，对澳大利亚的合理用药起到重要推动作用。其中，《抗生素分册》（第 10 版）中译本于 2000 年在中国出版，2006 年，化学工业出版社引进并出版了丛书的全部 10 个分册，得到国内临床界好评。为全面了解国外经验，我们将 TGL 最新版本的治疗指南翻译成《治疗指南》丛书（共 14 个分册）出版。

治疗指南的目的是为医生提供可信度高的及公正的信息，指南并不要求医生该做或不能做什么，只是为医生提供一套可选择的基本治疗方案。在临床处理复杂情况时，本指南仅供参考。同时，任何治疗指南都有很强的地域性，如抗生素使用与耐药情况、剂量和用法、药品价格、药品质量以至药品管理法规都可能有很大差异，因此本丛书的指导原则和具体用法仅供参考，临床工作中必须结合我国和本地区具体情况恰当应用。

感谢澳大利亚治疗指南公司对中译本顺利出版的大力支持与合作。对参与本丛书翻译、审校、出版和发行的所有专家和朋友致以诚挚的感谢。

李大魁
2017 年 8 月

治疗指南有限公司资源

完整电子版治疗指南（*eTG complete*）

完整电子版治疗指南（*eTG complete*）是治疗指南有限公司的核心产品，专为使用计算机或移动设备的人群设计。通过在线网络、CD 或者下载获得的 *eTG complete* 包括治疗指南有限公司出版的所有指南的最新版本、相关文献、其他独立信息的链接以及可供下载的 PDF 格式的精选内容。

迷你版治疗指南（*miniTG*）

迷你版治疗指南（*miniTG*）是 *eTG complete* 的离线版本，可在移动设备上使用。

纸质版治疗指南

治疗指南：疼痛分册

治疗指南：抗生素分册

治疗指南：心血管病分册

治疗指南：皮肤病分册

治疗指南：内分泌分册

治疗指南：胃肠病分册

治疗指南：神经病分册

治疗指南：口腔疾病分册

治疗指南：姑息治疗分册

治疗指南：精神病分册

治疗指南：呼吸病分册

治疗指南：风湿病学分册

治疗指南：毒理学与野外急救分册

治疗指南：溃疡与创伤处理分册

管理指南：发育障碍分册

编写组成员

Professor Nick Lennox (contributor and expert advisor)
Queensland Centre for Intellectual and Developmental Disability, School of Medicine, The University of Queensland, Brisbane, Queensland

Dr Helen Boocock
Director, Oral Health, Clinical Education & Training Queensland, Brisbane, Queensland

Winthrop Research Professor Carol Bower
Telethon Institute for Child Health Research, Centre for Child Health Research, The University of Western Australia, West Perth, Western Australia

Dr Mary Burbidge
Clinical Director (retired July 2012), Centre for Developmental Disability Health Victoria, Monash University, Notting Hill, Victoria

Dr Jonathan Cohen
Fragile X Alliance Inc, North Caulfield, Victoria
Adjunct Senior Research Fellow, Centre for Developmental Disability Health Victoria, Monash University, Notting Hill, Victoria

Dr Ivana Dojcinov
Specialist trainee in psychiatry of intellectual disabilities, Welsh Centre for Learning Disabilities, Cardiff University, Cardiff, Wales, UK

Dr Seeta Durvasula
Medical Lecturer in Developmental Disabilities, Centre for Disability Studies, Sydney Medical School, University of Sydney, Camperdown, New South Wales

Dr Gillian Eastgate
Senior Lecturer/General Practitioner, Queensland Centre for Intellectual and Developmental Disability, School of Medicine, The University of Queensland, Brisbane, Queensland

Dr Catherine Franklin
Consultant Psychiatrist, Queensland Centre for Intellectual and Developmental Disability, School of Medicine, The University of Queensland, Brisbane, Queensland

Ms Julie Gibson
Clinical Coordinator, Queensland Centre for Intellectual and Developmental Disability, School of Medicine, The University of Queensland, Brisbane, Queensland

Dr Sonia Grover
Royal Children's Hospital, Parkville, Victoria

Dr Bronwyn Hemsley
Senior Lecturer (Speech Pathology), The University of Newcastle, Callaghan, New South Wales

Ms Jenny Johnstone
Editorial Director, Therapeutic Guidelines Limited, Melbourne, Victoria

Professor Mike Kerr
Professor Learning Disability Psychiatry, Welsh Centre for Learning Disabilities, Cardiff University, Cardiff, Wales, UK

Dr Margo Lane
Senior Lecturer, School of Medicine, The University of Queensland, Ipswich, Queensland
General Practitioner, Queensland Centre for Intellectual and Developmental Disability, School of Medicine, The University of Queensland, Brisbane, Queensland

Clinical A/Professor Helen Leonard
Head, Child Disability Research, Telethon Institute for Child Health Research, West Perth, Western Australia

Professor Robert Moulds
Medical Advisor, Therapeutic Guidelines Limited, Melbourne, Victoria

Professor Kathryn North
Douglas Burrows Professor of Paediatrics, Faculty of Medicine, The University of Sydney, New South Wales
Head, Institute for Neuroscience and Muscle Research, The Children's Hospital at Westmead, Westmead, New South Wales

Professor Gregory O'Brien
Senior Staff Specialist, Mental Health Assessment and Outreach Team, Wacol, Queensland
Emeritus Professor, Northumbria University, UK

Dr Colleen O'Leary
Centre for Population Health Research, Curtin Health Innovation Research Institute, Curtin University, Perth, Western Australia

Ms Dianne Pendergast
Former National Chairperson, Australian Guardianship and Administration Council and former Adult Guardian (Queensland)
Chairperson, Elder Law Committee, Queensland Law Society and Barrister, Queensland

Professor Dinah Reddihough
Consultant Paediatrician, Royal Children's Hospital, Parkville, Victoria Department of Paediatrics, The University of Melbourne, Parkville, Victoria

Professor Nicole Rinehart
Clinical Psychology Centre, School of Psychology and Psychiatry, Monash University, Notting Hill, Victoria

Clinical Psychologist, Melbourne Children's Clinic, Camberwell, Victoria

Dr Susie Rogers
Editor, Therapeutic Guidelines Limited, Melbourne, Victoria

Dr Margaret Rowell
Consultant Paediatrician, Developmental Medicine, Royal Children's Hospital, Parkville, Victoria

Mr Jim Simpson
Senior Advocate, New South Wales Council for Intellectual Disability, Surry Hills, New South Wales

Dr Jacqueline Small
Senior Staff Specialist, Disability Specialist Unit, Sydney Children's Hospital Network (Westmead), Burwood, New South Wales

Clinical Lecturer, The Children's Hospital at Westmead Clinical School, The University of Sydney, New South Wales

Clinical Professor Bronwyn Stuckey
Keogh Institute for Medical Research, Sir Charles Gairdner Hospital, Nedlands, Western Australia

Ms Miriam Taylor Gomez
Education Coordinator, Queensland Centre for Intellectual and Developmental Disability, School of Medicine, University of Queensland, Brisbane, Queensland

Dr Jane Tracy
Education Director, Centre for Developmental Disability Health Victoria, Monash University, Notting Hill, Victoria

A/Professor Julian Trollor
Chair, Intellectual Disability Mental Health, School of Psychiatry and Head, Department of Developmental Disability Neuropsychiatry, University of New South Wales, New South Wales

Dr Madonna Tucker
Psychologist, Brisbane, Queensland

所有编写组成员都表示，他们已经遵守治疗指南有限公司（TGL）的相关政策，无利益冲突。更多有关信息，参见 www. tg. org. au/conflict _ of _ interest。

致　谢

　　向以下对本书有帮助的贡献者致谢，本书的第 1 版和第 2 版是第 3 版的基础。

第 3 版的其他贡献者

Dr David Mowat
Senior Staff Specialist and Clinical Geneticist, Sydney Children's Hospital, Randwick, New South Wales

第 1 版和第 2 版的贡献者

Dr S Balandin（第 1 版）

Dr H Beange（第 1 版和第 2 版）

Professor S Berkovic（第 1 版）

Ms S Brady（第 1 版）

Ms J Butler（第 1 版和第 2 版）

Ms A Buzio（第 1 版）

Dr B Chenoweth（第 1 版）

Dr A Churchyard（第 2 版）

Mr J Cockerill（第 2 版）

Dr N Cooling（第 2 版）

Dr J Curran（第 1 版）

Dr M Cuskelly（第 2 版）

Dr J Davis（第 1 版）

A/Professor R Davis（第 1 版和第 2 版）

Ms J Diggens（第 1 版和第 2 版）

Ms N Edwards（第 2 版）

Dr P Graves（第 1 版和第 2 版）

Dr D Harley（第 2 版）

Dr D Henderson（第 2 版）

Dr T Iacono（第 2 版）

A/Professor N Kerse（第 1 版和第 2 版）

Dr P King（第 2 版）

Mr F Lambrick（第 2 版）

Dr J Marshall（第 2 版）

Dr J Maxwell（第 2 版）

Ms J McDowell（第 2 版）

Dr A McElduff（第 2 版）

Dr C Mohr（第 2 版）

Dr A Nielsen（第 2 版）

Dr M Nugent（第 2 版）

Ms W O'Connor（第 1 版）

Dr D Palmer（第 1 版和第 2 版）

Ms N Paul（第 1 版）

Professor D Ravine（第 2 版）

Ms L Stewart（第 2 版）

Professor B Tonge（第 1 版和第 2 版）

Dr J Torr（第 2 版）

Dr S Trumble（第 1 版）

Dr P White（第 2 版）

Dr M Winshaw（第 1 版）

评价网站

TGL 感谢评价网站上超过 200 个用户提供在临床实践中使用指南的反馈。同时，TGL 也感谢那些直接或通过评论页面提供反馈的用户。

认可机构

澳大利亚医学发展协会
澳大利亚智力障碍协会
维多利亚州发育障碍健康中心
悉尼大学残疾研究中心
国家智力障碍委员会
昆士兰州智力和发育障碍中心

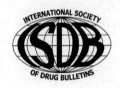

《管理指南：发育障碍分册》是如何制定的

《管理指南：发育障碍分册》的筹备方式不同于治疗指南有限公司（TGL）其他的治疗指南（*eTG complete* 中有全部过程的描述）。

TGL 的编辑 Susie Rogers 博士负责管理这个项目并编辑这本书。

来自昆士兰州智力和发育障碍中心的 Nick Lennox 教授是本书的顾问。在项目开始时，他给书中每一章的审稿人提供了很好的建议。在项目进行期间，他回答 TGL 员工提出的具体的关于发育障碍方面的问题。

TGL 的医学顾问 Robert Moulds 教授、主编 Jenny Johnstone 女士与 Rogers 博士定期开会，讨论项目进展并解决出现的各种问题。

在这个项目开展初期，Rogers 博士编辑了每一章节，使本书更简洁，并减少了章节之间的重复。她没有审查目录。

本书共有 36 章，每章都由该专业的专家进行审稿。一些章节有两位专家一起审评。共 29 位专家参与编写。本书一些章节的审稿人与第 2 版（2005 年出版）不同。

我们要求审稿人更新章节内容，更改相关参考文献，并把重点放在什么样的内容对普通医生帮助最大。如果发育障碍患者和其他非发育障碍患者的治疗方案一样时，我们会引导读者阅读 *eTG complete*。这意味着读者在这个问题上得到的建议是最新的。

相关专家和 Rogers 博士合作时，每一章都至少重新编审两遍（通常是好几遍）。在这个过程结束的时候，所有的审稿人对初稿提出评论。TGL 的员工和 Lennox 教授最终决定是否将审稿人的评论添加到终稿里。

我们邀请了相关的顶尖权威组织和中心来支持本书。

TGL 董事会成员

目 录

表格和框

表格

框

第1章

发育障碍与卫生保健

《管理指南：发育障碍分册》旨在帮助医护人员照顾发育障碍患者，需要特别强调的是，全科医生是照顾这些患者的核心力量。指南涵盖了从出生到老年，从评估到长期治疗，以及从一般的健康问题到某些特殊的综合征等内容。

本书也适用于一般的读者群。包括与发育障碍患者健康需求相关的医疗和非医疗行业的从业人员。最重要的是，这些发育障碍患者，包括他们的家庭和其他照顾人员也需要了解相关内容。因此不仅专业人士可获取本指南，其他非专业人士也可获取。

除了医疗信息，本书还讨论了与发育障碍患者相关的社会、发展和环境问题。许多健康问题的治疗与无发育障碍者一样。在这种情况下，读者可以参考本指南完整的电子版（*eTG complete*）。本书治疗的重点领域不同于一般人群。

1.1 定义

本书的重要术语定义如下。

1.1.1 发育障碍

发育障碍（developmental disabilities）是指那些与神经基础相关的功能在出生前或在童年发生差异，并且与所处长期困境高度相关❶。

---

❶ Graves P. The child with a developmental disability. In：Robinson MJ，Roberton DM，editors. Practical paediatrics. 5th ed. Edinburgh：Churchill Livingstone，2003：86-93.

发育障碍患者部分有智力障碍，一些人则没有。例如，脑性瘫痪和孤独症谱系障碍是发育障碍，但不是所有患这些病的人都有智力障碍。

1.1.2　智力障碍

智力障碍（intellectual disability）是一种残疾，其特征是在智力功能和适应行为方面有显著的局限性，涵盖了许多日常的社会和实践技能。这种障碍开始于 18 岁以前❶。

世界卫生组织（WHO）与联合国建议用"智力障碍"这一术语。也可用其他术语，如"精神障碍"、"学习障碍"或"智力低下"。

当本书中的内容涉及"智障人士"，就是指智力障碍，而不是发育障碍。

1.1.3　照顾人员（照顾者）

在本书中，术语"照顾人员（support person）"或"照顾者"（support people）指父母、家庭成员、朋友、照顾人员、护工或抚养者。

1.2　障碍模式

自 20 世纪 70 年代中期以来，人们看待发育障碍的方式有了概念上的转变。以前，人们把发育障碍（由疾病、外伤或其他事件引起）看做是个人问题，具有"人"的特征（"医学模式"），而现在障碍被看作是一个社会问题（"社会模式"）。

WHO认为，这两种观点都有价值且可以融合，因为障碍患者生活的环境中，始终是以人的特征和整体背景相互作

---

❶ American Association on Intellectual and Developmental Disabilities. Definition of intellectual disability. Washington DC：AAIDD.

用的。WHO试图反映这种转变，并且通过不断更新中的国际功能、残疾和健康分类（International Classification of Functioning, Disability and Health, ICF）对这两种模式予以认可❶。ICF对发育障碍有一个更全面的观点，包括功能、活动和社会参与等方面。

1.3 发育障碍人口

世界各地发育障碍的患病率从1%到3%不等。这些人中的大多数同时有智力障碍。

有发育障碍的人在独立能力方面有很大的差异。有些人需要在别人的帮助下吃饭、移动和保持个人卫生，其他人可能自己能够驾车，拥有自己的家或在不用别人帮助的情况下独立工作。因此，对有发育障碍的人的广义描述可能是不准确的。他们可能只适用于其中的一小部分（如需要很多帮助的人）。

流行病学调查显示，发病轻微、无需太多帮助的人（例如那些轻微和边缘型障碍）在他们离开学校后，常处于劣势。医疗和其他支持服务部门不把他们当成残疾人。很可能这些人不能再享受这些服务，也意识不到这些人或许还需要在求知和生活需求方面努力。这群人犯罪率较高。并且，几乎可以肯定，他们会处在一个较低的社会阶层，这很容易导致他们身体状况不佳和无家可归。

1.3.1 健康状况

有发育障碍的人容易享受许多由初级保健机构提供的医疗服务。然而，这些人通常健康状况不佳，而且很容易受到个人和服务系统的虐待和忽视。他们比一般人群的患病率更

❶ World Health Organization. International classification of functioning, disability and health. Geneva: World Health Organization, 2001.

高，并且还常患一些其他的特异性疾病或综合征（详见"成人健康保健"，第98～114页）。另外，许多障碍（如因沟通困难难以获取准确的病史问题）会影响他们所享受到医疗保健的水平。

1.3.2 智力障碍患者的预期寿命

在20世纪30年代，智力障碍患者的平均预期寿命为20岁。到2002年有所增长，但仍低于一般人口水平——轻度智力障碍患者要低5年左右，重度智力障碍患者则要低20年[1]。基于整体人口的抽样调查显示，心血管疾病是引起死亡的最常见原因。呼吸系统疾病是引起重度障碍患者死亡的主要原因。下面这些情况容易导致过早死亡：

- 更严重的智力障碍；
- 身体残疾和身体虚弱；
- 癫痫；
- 脑性瘫痪；
- 唐氏综合征。

1.4 护理的关键原则

发育障碍儿童、青少年和成人的基本护理原则是基于生活正常化，及对其社会价值肯定的理论综合。

"以人为本"的原则是尊重和重视发育障碍本人，而不是只关注他们的疾病。

正常化的一个重要方面就是承认发育障碍患者享有与普通人相同的生活模式与节奏的权利。这些权利如：

- 使用卫生间的私密性；

[1] Bittles AH，Petterson BA，Sullivan SG，Hussain R，Glasson EJ，Montgomery PD. The influence of intellectual disability on life expectancy. J Gerontol A Biol Sci Med Sci，2002，57（7）：M470-472.

- 在社会交往中，正常用餐；
- 有一种职业或者职业活动，并且每天努力完成它。

对正常化概念的延伸就是社会角色的价值肯定，强调社会角色的重要性。

1.4.1 有风险的尊严

风险与生俱来，每天都会遇到。例如，当开车时有出车祸风险。这种风险是可接受的，因为这为发育障碍患者带来了自由。

"有风险的尊严（dignity of risk）"的概念是让发育障碍患者承担一些风险来获得尊严，尤其是在掌握新活动时。在此情况下，患者必须能判断相对的危害与益处。照顾者也应该明白。

注意义务与有风险的尊严同样重要。当代表别人做决定时，这两者都要考虑。

1.4.2 最小限制性替代措施

有时候，可能需要干涉发育障碍者的生活（如开始药物治疗）。干预前，首先应考虑什么因素对这些人限制最少。这就意味着要把患者的利益放在第一位，而不是选择对提供帮助者或组织更容易的。

1.4.3 整体护理

为发育障碍患者提供整体护理，意味着要协调他们的各种需求，如激励教育、职业、社会、娱乐和精神活动等。这也同时意味着让他们接受挑战、实现价值，通过生活不断学习。医护人员必须意识到一个人生活的大背景，同时也不要忽视人的各个方面。否则他们很可能把现存的问题（包括身体症状、改变的或挑衅的行为）错误归结为人的残疾。

1.5 医疗保健

有残疾的人，包括发育障碍患者，有权享受与无障碍的普通人同样标准的医疗保健❶。好的医疗保健包括：

- 整个生命过程中，能意识到健康问题；
- 定期的健康检查；
- 与患者和家属/护理人员有较强的协作关系；
- 接触一个多学科的医疗团队。

注意这些内容，就可以识别和管理发育障碍患者一生出现的健康和社会问题。

1.5.1 全科医生的角色

没有一个健康专业人士可以解决发育障碍人士出现的所有健康和社会问题。很多干预需要各种医疗从业人员，应联合其他健康专业人士和相关社区服务〔残疾患者与主流健康人（disability and mainstream）〕。

全科医生对发育障碍患者的诊治包括：

- 评估残疾是否是在一出生时没有被诊断出来（如检测发育性迟缓，评估功能，寻找原因，告知其家属）；
- 提供患者疾病信息，包括帮助家属理解其他人出具的报告；
- 提供有关权利和服务的信息；
- 提供持续的医疗保健（如监测与处理相关情况，一般的健康保健）。

全科医生的另一个重要角色就是协调参与患者治疗的医疗专家之间的团队合作。全科医生应及时评估和回顾分析，并与治疗团队分享这些信息。

最后，对发育障碍患者来说，全科医生还是一个强有力的支持者，可以帮助他们克服官僚作风和态度偏见（详见

❶ United Nations Enable. Convention on the rights of persons with disabilities. New York，NY：UN Secretariat for the Convention on the Rights of Persons with Disabilities，2006.

"医生作为倡导者"，第 10～15 页）。

1.5.1.1　社会支持

发育障碍患者通常与家人或者可以照顾他们日常起居的其他人生活在一起。一个人的家庭情况及其家庭提供的支持与他们的医疗保健方式密切相关。通过一次家访，就能对相关情况有深入的了解。

为障碍患者提供帮助的照顾者只有障碍方面的训练，通常没有医疗训练。对他们监测健康和疾病、药物治疗效果的能力，或实施健康管理咨询的期望也必须要考虑进去。作为医疗团队的付费照顾者（如临时员工、轮班工作人员、雇佣临时工）之间的沟通也影响着他们的工作效果。

1.5.1.2　其他治疗方法

从业者经常被问及营养和物理疗法。这些疗法可能已成为治疗发育障碍的一系列方法，至少是显著改善症状的方法。但这些治疗缺乏足够的有效证据，医务工作者难以认可这些疗法。关于如何应用这些疗法，从业者应当帮助患者家属做出明智的选择，而不是忽视他们的请求。

一些家长为患有发育障碍的孩子选择替代和（或）补充疗法。全科医生应该经常询问是否正在使用这些疗法，以便他们讨论医疗干预时，考虑这些情况。

1.5.1.3　家庭支持

临床医生的一个重要角色就是提供希望和乐观的心态。所有人在社会中都有价值。发育障碍患者有许多优势需要挖掘。家庭应当更好地给予足够的信息和支持。

发育障碍患者家庭的需求和压力是相当大的，尤其是患者有行为障碍时。作为家庭成员，应当理解他们面临的困难。同时也应尊重他们处理这种极端困难情况的能力。

参考文献与延伸阅读

[1] American Association on Intellectual and Developmental Disabilities. Definition of intellectual disability. Washington DC: AAIDD, accessed July 2012. (www. aaidd. org/content _ 100. cfm? navID=21)

[2] Beange H, McElduff A, Baker W. Medical disorders of adults with mental retardation: a population study. Am J Ment Retard, 1995, 99 (6): 595-604.

[3] Bittles AH, Petterson BA, Sullivan SG, Hussain R, Glasson EJ, Montgomery PD. The influence of intellectual disability on life expectancy. J Gerontol A Biol Sci Med Sci, 2002, 57 (7): M470-472.

[4] Durvasula S, Beange H, Baker W. Mortality of people with intellectual disability in northern Sydney. J Intellect Dev Disabil, 2002, 27: 255-264.

[5] Graves P. The child with a developmental disability. In: Robinson MJ, Roberton DM, editors. Practical paediatrics. 5th ed. Edinburgh: Churchill Livingstone, 2003: 86-93.

[6] Howells G. Are the medical needs of mentally handicapped adults being met? J R Coll Gen Pract, 1986, 36 (291): 449-453.

[7] Lennox NG, Diggens JN, Ugoni AM. The general practice care of people with intellectual disability: barriers and solutions. J Intellect Disabil Res, 1997, 41 (Pt 5): 380-390.

[8] McDonald G, McKay DN. The prevalence of learning disability in a Health and Social Services Board in

Northern Ireland. J Intellect Disabil Res, 1996, 40 (Pt 6): 550-556.

[9] Nirje B. The basis and logic of the normalisation principle. Aust N Z J Dev Disabil, 1985, 11: 65-68.

[10] Patja K, Molsa P, Iivanainen M. Cause-specific mortality of people with intellectual disability in a population-based, 35-year follow-up study. J Intellect Disabil Res, 2001, 45 (Pt 1): 30-40.

[11] United Nations Enable. Convention on the rights of persons with disabilities. New York, NY: UN Secretariat for the Convention on the Rights of Persons with Disabilities, 2006.

[12] Wen X, Beard T, Bricknell S. Disability prevalence and trends. Canberra: Australian Institute of Health and Welfare (AIHW), 2003.

[13] World Health Organization. International classification of functioning, disability and health. Geneva: World Health Organization, 2001.

[14] World Health Organization. World report on disability. Geneva: WHO, 2011.

第 2 章
医生作为倡导者

让发育障碍患者为自己大声疾呼或与卫生部门交涉是一件很困难的事，他们的医生可以帮助他们做这些事，医生可以成为患者与健康保健部门和政府部门沟通的桥梁。

最根本的问题就是赋予发育障碍患者决定他们自己健康保健问题的权利。

患有发育障碍的成年人通常需要在他人帮助下，才可以顺利进行医患沟通，并拓宽其医疗保健系统。他们所需帮助如下：

- 他们的医生对其健康需求十分了解；
- 能理解其健康保健的方案，并做出决定。

有些患者需要依靠别人与医生交流沟通才能做出对其有利益的决定。

医生可以帮助患者尽可能多地参与其医疗决策。家庭成员、朋友及残疾人照顾人员也可以帮助他们：

- 与医生沟通；
- 提倡适当的卫生护理；
- 在医患互动中，矫正任何权力失衡。

2.1 全科医生作为倡导者

全科医生的众多角色之一就是成为他们患者的支持者，并且帮助他们熟悉医疗体系。这对发育障碍患者尤为重要。

在发育障碍患者的一生中，他们的全科医生是常客。经过几年的治疗，全科医生对他们的个人背景、个性、好恶及用药史了如指掌。因此，对这个患者来说，全科医生弥足珍贵。对于那些没有家庭成员能密切参与的患者来说，全科医生就显得更加重要了。

一些人（包括医疗专业人士）可以对发育障碍患者的生活形成价值判断。他们可能对这类患者的经验不足，很可能基于有限的、甚至错误的信息或偏见作出判断。全科医生的作用就是要确保同样的原则适用于任何一个有同样障碍的患者，无论是智力，还是身体能力。

2.1.1 与家庭成员和其他照顾人员一起

对于全科医生来说，对发育障碍患者非常了解的人是非常宝贵的信息来源。家庭成员作为发育障碍患者数十年来的护理人员，对其是十分了解的。当全科医生为了患者的权益向其家庭成员或照顾人员呼吁或辩护时，全科医生应当注意他们所说的话。

发育障碍患者与其他任何人一样，有相同的感受和需要。许多人（包括一些照顾人员，甚至家庭成员）对此并不能充分理解。而能感同身受的全科医生们可以通过其职业生涯中对其他人的教育，使其成为一位倡导者。有时候，照顾人员和家庭成员需要面对自我需求与患者需求之间的矛盾。例如，他们比发育障碍患者更容易在电视机前打瞌睡。全科医生们应当警惕这种现象。他们可以解释说，治疗应优先考虑患者的健康和舒适。

发育障碍患者更容易被他们所依赖的照顾人员虐待和忽视。全科医生应能察觉到虐待的迹象，并进行干预（详见第44页）。他们应将虐待患者的情况上报有关当局，同时维护患者隐私。全科医生也需要注意，患者家庭成员在担当护理角色时是否有压力或者筋疲力尽，倘若如此，全科医生可以帮助解决这些问题。

2.1.2 与政府部门一起

发育障碍患者通常需要全科医生作为与政府部门沟通的

桥梁（如获悉福利署福利或残疾人的援助服务）。一个全科医生在短期内可以提供很多帮助。例如，他们可以：

- 确保表单填写完整，清晰可见；
- 打一个礼貌的电话。

有时，医生可能会联系当地残疾宣传机构，可以帮助解决与政府部门或健康服务机构之间的主要问题。残疾宣传机构是由联邦[1]和州政府共同资助的。

2.1.3 与公立医院系统一起

发育障碍患者通常需要去公立医院。这主要是由于他们复杂的医疗需求和对私人健康保险的缺乏。

医院急诊部门的工作人员主要由年轻的医生组成。这些医生任务繁重，而且需要处理各种各样的病情。他们可能在处理发育障碍方面缺少经验。这时候，全科医生就显得尤为重要，他们可以确保发育障碍患者在医院里能够得到适当的治疗。见下面的例子。

> 克里斯是一个与其年迈的父母一同生活的 43 岁女性。她患智力障碍，但原因不明。她非常善于交际，有很强的语言接受能力，但却不能说话。
>
> 克里斯可以独自活动，但当她动作过快时常因站立不稳而摔倒。她总是迅速站起来并继续走。一天，她的母亲发现克里斯躺在地板上，看起来像是跌倒了。她并没有尝试站起来。克里斯可以轻轻活动她的胳膊和左腿，但是不能自然地活动她的右腿。她没有表现出痛苦来，但似乎拒绝活动她的右腿。因此怀疑她骨折了，需要确诊脊椎是否受伤。

---

[1] 由澳大利亚家庭、住房、社区服务及原住民事务部资助的国家残疾峰会组织参见 www.fahcsia.gov.au/ourresponsibilities/disability-and-carers/program-services/consultation-and-advocacy/national-disability-peakbodies。

克里斯被救护车转送到一家公立医院的急诊科。她携带着全科医生做过的全面检查的详细报告（包括她发病前的病史）。在医院，她做了臀部、盆骨和腰骶的脊柱 X 线检查，均显示正常。她在没有诊断的情况下被送回家，报告暗示她拒绝行走。

第二天，克里斯发展为痉挛性四肢瘫痪，又被送到了急诊室。尽管有全科医生的颈部受伤的临时鉴别诊断，她又在没有诊断的情况下被送回家。第三天，在全科医生和她父母的强烈要求下，她再次被送进了医院。这次，她被诊断为 C3～C6 脊髓挫伤。诊断延误导致她没能及时接受皮质激素治疗（而皮质激素治疗是可以阻止其病情恶化的）。

当发育障碍患者初次入院时，医生最应该做的是：

• 获取完整的既往病史（从患者、任何照顾人员和参与诊疗的医生那里，最好这三方面都了解）；

• 避免猜测患者的残疾程度，或者认为他们的现病史是他们残疾的一部分（这会造成严重的后果，就像上面的例子一样）。

参与诊疗的全科医生可以用下述方法帮助医院的医生：

• 写一份说明患者既往病史、不同往常的任何功能改变及诊断的转诊信（如果可能的话），一张在患者最佳健康状态时参加活动的照片，这些都是有用的参考信息；

• 鼓励照顾人员陪同患者一起去医院（这个人必须对患者非常了解，可以对患者既往状况做出准确的描述）；

• 追踪其在医院的每一次转诊，确保患者能接受最适宜的治疗。

每一位患者在出院前都需要有一个明确的诊断和治疗计划，这对发育障碍患者尤为重要。给出治疗计划前，需要与其本人及其照顾人员协商。这对确保其诊疗计划不落空非常必要（例如，出院在家的患者需要专人护理）。

参考文献与延伸阅读

[1] Cocks E，Australian Institute on Intellectual Disability. An introduction to intellectual disability in Australia. 3rd，rev ed. Canberra：Australian Institute on Intellectual Disability，1998.

[2] Cocks E，Duffy G，Centre for the Development of Human Resources（W. A.）. The nature and purposes of advocacy for people with disabilities. Perth，W. A.：Edith Cowan University，1993.

[3] Horton R. The doctor's role in advocacy. Lancet，2002，359（9305）：458.

[4] Iacono T，Davis R，Humphreys J，Chandler N. GP and support people's concerns and priorities for meeting the health care needs of individuals with developmental disabilities：A metropolitan and non-metropolitan comparison. J Intellect Dev Disabil，2003，28（4）：353-368.

[5] Lennox N，Taylor M，Rey-Conde T，Bain C，Boyle FM，Purdie DM. ask for it：development of a health advocacy intervention for adults with intellectual disability and their general practitioners. Health Promot Int，2004，19（2）：167-175.

[6] Sayer GP，Britt H，Horn F，Bhasale A，McGeechan K，Charles J，et al. Measures of health and health care delivery in general practice in Australia：SAND：supplementary analysis of nominated data 1998-99. Canberra：AIHW，2000.

[7] World Health Organization. World report on disability. Gene-

va: WHO, 2011.

[8] Ziviani J, Lennox N, Allison H, Lyons M, Mar CD. Meeting in the middle: improving communication in primary health care consultations with people with an intellectual disability. J Intellect Dev Disabil, 2004, 29 (3): 211-225.

第3章
与发育障碍患者的沟通交流

发育障碍患者（无论是否有智力障碍）通常有巨大的沟通问题，这可能是高质量健康保健的最大障碍。

获取病史、对患者进行评估、做出诊断及决定他们的治疗或管理计划都需要进行沟通。沟通是与患者建立密切联系、传递信息和做出指示的基础。为确保发育障碍患者能够享受到良好的健康保健，全科医生必须花时间与患者建立尽可能好的沟通渠道。发育障碍患者和他们的照顾人员及临床医生的沟通障碍是造成发病率和死亡率较高的重要原因之一。

发育障碍患者会感激医生，因为医生尊重他们，并会和他们解释正在发生的事情。他们也很感激那些在他们试图表达时认真倾听的医生，他们同样感激那些在他们不理解时为其说明的医生。加强沟通的因素还有：

- 体贴的预约程序（包括允许足够时间的咨询）；
- 建立个人健康档案；
- 其他来源的信息。

这些因素在第 29～34 页进行了讨论。

3.1 发育障碍患者的沟通方式

发育障碍患者有各种各样的沟通方式。例如，中、重度智力障碍患者常常能很好地理解口头语言（接收性语言），而不善表达（表达性语言）。

语言接受能力差的患者常遵循常规和惯例，并从周围环境中找线索，所以他们可以预知各种情况，或理解告知他们的事情。

语言表达困难可能是由于没有足够的神经肌肉控制来产生语言。脑性瘫痪患者也许有很好的沟通技巧，但是因为严重的构音障碍而无法展示出来。一些智力障碍患者可能很难理解，因为他们不能正确表达。他们试图表达但常常失败，尤其是面对不十分了解他们的人的时候。相反，有些人因为认知障碍或特定语言缺损导致严重的语言迟缓，他们不能说话，或者只能说几个单词，这是获取词汇和句子有困难，而不是语言本身。

不说话的人或语言能力不能满足日常生活需求的人，常有非常复杂的沟通需求。这些人使用各种形式的辅助和替代沟通（详见第22～27页）。

发育障碍患者接收和表达语言的能力可能被低估，即使是了解患者很长时间的家属或者其他照顾人员。

3.2 会诊中的沟通

在发育障碍患者的会诊中，认识和利用他们的长处（而不是弱点）并对其反复强调非常重要。换句话说，就是重视他们的能力而不是他们的残疾。残疾和障碍是他们无法回避的问题，但这不是这些人的本质。以下是两个有用的方法：

■ 通过询问简单的引导性问题（如名字、年龄、入院的原因）来评估患者的能力。

■ 就像评估他们的理解力、听力和注意力一样，将他们带入他们能力所及的场景中（如问：你能为我脱下你的上衣吗？非常感谢，你做得太棒了。）

与发育障碍患者建立密切的联系有助于：

- 信息交流；
- 为检查和调查的开展建立充分的信任和熟悉感；
- 增加患者对治疗的耐心。

除从照顾人员那获取信息外，还要最大限度地与患者频繁接触，以便与患者建立密切的联系。因此，临床医生可以：

- 进行口头评价和肯定，用眼神交流并用表情予以回应；
- 让患者参与说明和计划；
- 为患者举例（详见第 21 页）；
- 使用适当的身体接触。

3.2.1 最初的问候

当问候你的患者时，以下步骤可以帮助你进行沟通：

- 先问候患者，然后再问候和他一起来的家属或其他照顾人员；
- 用礼貌语（对于任何一个年龄相仿的人）；
- 直呼患者名字时要征求他们的同意；
- 避免像对待孩子一样对待患者，或者用傲慢的或过于亲密的语气说话。

即使你将与患者家属或其他照顾人员交流，你也要首先与患者建立联系（例如：医生，约翰不能说话，也不能理解任何事。医生回答：没关系。我还是想先和约翰谈谈。）

3.2.2 后续的沟通

通过刚才掌握的与患者及其照顾人员的沟通技巧，进行后续的沟通。

3.2.2.1 无法确定口语能力

如果你无法确定患者的口语能力，先认为他们是有能力的，直接与其对话，并且按需要调整

> 在患者倾听、交流时，要给予适当的回应。

（例如：您似乎对我的问题有点不太确定，在座的人中，您想让谁帮您回答这个问题呢？）

接受语言往往比表达语言更高级。

3.2.2.2　有口语能力

如果患者有语言能力，让他介绍陪他一起来参与会诊的其他人。并且询问陪同者在他们生活中扮演的角色（例如：今天是谁陪您来的？）

确认患者乐意其他任何陪同者在会诊时陪伴。让患者知道他可以让任何人在任何时候走开。告诉患者如果他同意，你十分乐意花时间单独与他们相处。问问他们现在有什么问题。

必须注意到，患中度智力障碍的患者有很好的表达能力，但接受语言的能力很差。他们可能没有真正理解问题，却可以给出清晰连贯的答案。这种矛盾需要花一段时间才能表现出来。

3.2.2.3　有限的语言能力

尽管患者语言能力有限，也要与他们直接交流。

有些人会利用符号和手势，或者携带辅助沟通设备。他们可能与你直接交流，也可能通过照顾人员。与有复杂沟通需求的患者进行交流的建议详见第25～27页。

> 即使患者不能理解口语，他们也可以通过声调或者面部表情来给予回应。

有时候，可能有人会说，患者没有交流沟通设备，或不能沟通。后者是不可能的，患者可以依靠非常规的方式（如面部表情或发出声音等）。有些患者可能使用不恰当或有问题的行为来表达不喜欢或者沮丧，因为他们没有其他的沟通方式。你如果对此心存疑虑，可以通过语言病理学家，甚至沟通专家进行干预。如果你获悉患者没有任何一种沟通渠道，可以询问其照顾人员是如何了解患者需求的。

如果患者没有带任何的辅助沟通设备，在与其陪同人员谈论其病情时，需要获得患者的首肯（例如：布朗先生，我想了解您更多的情况，如果您不介意的话，我想问您朋友几个问题。）

观察患者的反应，并把它作为一个参考来确定进一步参与诊疗的标准和性质。即使患者不能理解口语，如果他们可以用语调或者面部表情来进行回应，他们也可以用这种方法参与会诊。

有时候，患者的陪同人员在沟通中扮演着翻译的角色，他可以解释患者手势的含义，重讲有构音障碍的话，或者扮演引导者的角色。照顾人员可根据患者的面部表情、发声、参与程度和其他非语言线索，尽力帮你明白患者所表达的信息，以便你对其病情进行正确的评估。

3.2.3　最佳沟通

以下是你与发育障碍患者的最佳沟通建议，无论他们是否使用辅助和替代沟通（augmentative and alternative communication，AAC）。

3.2.3.1　清晰沟通的技巧

在询问患者任何问题之前，都要通过叫他们的名字或者进行身体接触的方法引起他们的注意（尽可能有眼神接触）。清晰沟通的技巧如下：

- 用简单的单词、句子和概念；
- 避免使用术语；
- 用患者知道的适龄术语；
- 说话时要清楚、直接，但不要太快；
- 用真实和明显的例子；
- 要想得到患者反馈，至少要等十秒钟。

如果需要，复述你的问题。

用身体语言补充你的口语（如符号、手势、面部表情）。

3.2.3.2　重申

不断重申一条信息，确认它的重要性，并且给患者足够的时间来理解。让患者重复你所说的，看他们是否理解。一些患者为了取悦你，可能会说他们明白了。

告诉患者，不要害怕不明白。不明白时永远不要假装明白，要诚实地说出来。（例如：我不太确定您刚才说了什么，您能再重复一遍吗？）

让患者经常重述事情的目的是：

- 你已经明白了；
- 你了解患者告诉你的情况。

3.2.3.3　开放式提问和交替回答

一些发育障碍患者为了应付问题，直接回答说"是"（如：您每天都头痛吗？回答：是的）。如果你怀疑其真实性，你可以仔细核对（如：您只在周末头痛吗？回答：是的）

更好的解决办法是用开放性问题提问（如：您多久感冒一次？）。然而不幸的是，许多发育障碍患者会觉得这些问题具有压倒性地或者概念性的困难。较合适的妥协方式是让他们在已给的、选择好的选项中选择，然后渐渐缩小选择范围（如：你每天都会头痛吗？还是有时候痛，或者只有周末痛？）。如果你怀疑患者机械性的模仿第二个选项，再重复一遍来确定。

3.2.3.4　具体的例子和简图

许多发育障碍患者很难理解抽象或概念性的语言。你可以通过以下方法加强沟通交流：

- 利用书上的图片（包括解剖应用），画简单的图形或图画，或者拿模型举例；
- 在患者的沟通工具书中找出类似的图片或者符号；

- 用身体部分进行展示，设计动作（用你自己的身体、照顾人员或者模特的）；
- 让患者亲自操作和使用设备（如听诊器、耳内镜）；
- 例举药物或者其他治疗的例子。

患者可以通过看图卡来沟通，这些图卡中的事情是按计划好的步骤进行的。也可以在他们回医院做诊治前（如手术拆线或者做脑电图），带图卡回家过程中来进行沟通。

3.2.3.5 观察患者的反应

当与照顾人员交谈时，要注意患者对谈话内容的反应，并及时意识到这种情况。看看患者是

> 当有外人陪患者咨询时，要为患者提供单独与你交谈的机会。

否想要参与这个话题的讨论，还是继续往下说。有时讨论令他们不舒服的话题时，他们会选择离开这间屋子。

在问诊过程中，你偶尔会发现，从他人口中得到的信息比较敏感或使患者心情低落。这时候，你就应该给患者一个与你单独交流的机会。

3.3 复杂的沟通需求

不能言语或者语言不能满足日常生活交流的患者会有复杂的沟通需求。他们利用 AAC。这一涵盖性术语指的是：

- 各种独立的和辅助的沟通方式；
- 运用沟通模式的技术和策略。

3.3.1 独立系统

AAC 的独立系统只需要用人们的声音或者身体来表达，包括手势、符号、面部表情、身体语言和发出声音。患有严重智力障碍的患者也许不能正常表达，他们的照顾人员不得不对其含义做出推断。

当沟通者知道患者的意思时，独立系统（如符号和手

势）也就成为常规系统的一部分。

3.3.1.1　手势

手势可以在书中被记录下来。手语字典包括人们使用手势的照片，同时伴有对其含义的解释（例如，当我需要帮助时，我会用我的手指上下摩擦脸颊）。无论去哪里，患者都会把这种字典一直带在身边。人们沟通的其他方式也可归于此。如患者家人（或者其他照顾人员）认为其有一个一致性的和小范围的意思时，可以是面部表情或行为表现。

在患者能力范围内，可以多教一些新的手势来表达更多的意思。

3.3.1.2　关键手语

很多智力障碍患者使用默启通词汇（Makaton vocabulary）里的主要手势。应用这种手势的技巧多种多样。一些人会用很少的手势表达渴望和需求（例如，喜欢某种饮食，需要帮助时，停止一个活动）。另外一些人则有着相当广泛词汇量，并且能够说出简单的两到三字短句。有时候，手语结合其他辅助方式会使明白的人有效、快速地沟通。因此关键手语可以帮助新的沟通者。

3.3.2　辅助系统

AAC辅助系统通常按照人们需求和习惯进行设计，有很多形式。一些辅助系统使用了科技手段。

3.3.2.1　非技术系统

AAC非技术辅助系统包括：

- 沟通板和沟通簿；
- 代表人们日常生活的有图像（或实物）的图表（如日历）；
- 带有信息的卡片，可以用来获取社区服务（如可以拿着卡片对发型师说：我想预约剪头发）；

● 图卡顺序表示一项活动或者一系列活动（如参加教堂服务）。

AAC 非技术辅助系统用人们选择的符号来制作信息。根据其语言技巧的不同，这些符号对每个人来说都是不同的，包括字母表、写好的单词或者句子、线图、照片或者物体（或物体的一部分）。

3.3.2.2　技术系统

AAC 技术辅助系统包括各种各样的电子设备。在简单的信息系统中，少量信息是用图片符号来编程的，选择的信息由语音合成器来传输。比较先进的系统允许：

● 符号的组合（如字母和图片符号）；

● 仅用很少的选项就可以表达出很长的信息；

● 用计算机沟通，使人在口头交流与文字处理或其他计算机活动之间随机转换。

3.3.2.3　辅助系统所使用的技术

当使用辅助系统时，患有发育障碍的人可以：

● 直接接触符号，或者用拳头和手指按；

● 使用激光笔；

● 使用电子设备时，按下一个开关激活符号扫描，然后再次按下开关，选择所需的符号。

另一种方法是协助沟通（facilitated communication）。发育障碍患者经常需要其照顾人员（帮助人员）帮助使用其沟通工具。该方法的正确使用方式是当患者做出一个选择后，帮助人员将患者的手移离沟通设备。这样做能确保每一个选择是清晰的（即不被以前的选择所影响）。谨慎使用这种方法，因为帮助人员的潜意识很容易影响信息的准确性。也就是说，这不能保证得到的信息的确来自于患者，用其他方法确认信息非常重要（如肢体语言、手势、身体动作、是/否或口头回应、其他照顾人员的看法）。

3.3.3 多模式沟通

AAC 就其性质而言，就是多模式沟通。例如，与手势、发声和面部表情一样，使用符号的患者常常使用一个沟通板或沟通簿进行交流。他们使用的方式或许不同，这取决于：

- 他们对沟通对象的了解程度；
- 他们意图表达信息的本意。

携带手语词典和沟通板的患者能够快速传达信息（如：能给我杯咖啡吗？）。他们可以用沟通板记录最近事件的详细信息。

一些障碍患者知道陌生人可能不懂他们的手势，所以他们用沟通簿与他们进行沟通。而他们与熟悉的倾听者用手语传递信息。

3.3.4 与有复杂沟通需求的患者进行交流

最重要的是，与使用 AAC 的患者沟通需要耐心。对于倾听者来说，这里有两个使之简单化的策略：

- 花时间了解这个人的沟通方式；
- 通过与他们沟通，找出可以帮助他们的方法。

帮助倾听者的最佳人员就是患者本人。可以通过他们对直接问题的回答，或者观察他们如何沟通来进行交流。

无论是熟悉的倾听者，还是不熟悉的倾听者，都要尽可能多地掌握障碍患者的沟通方式。可让照顾人员也使用和患者一样的沟通工具。检查每种工具，看看是否有教患者如何沟通的信息。许多沟通板和沟通簿都有一部分是为倾听者设计的。这有助于患者正确使用这个系统以及其他非正式沟通模式。

如果对符号知之甚少，就需要去研究符号到底是什么意思。如果你与患者会面前，没有学过这些符号，就需要照顾人员为你翻译。

除了下面具体的建议，还应该看看上文提到的最佳沟通建议（详见第 20～22 页）。

3.3.4.1　直接沟通

一些发育障碍患者有很好的沟通技巧，只有当你这么做时才能展示出来：

- 直接关注他们（而不是他们的照顾人员）；
- 给予他们足够的时间。

一些患者可以选择使用字母拼写板或一台电子设备。你可以问他们，是愿意你预测他们的信息（可节省他们完成的时间）呢，还是等到他们说完。患者的决定多种多样。对于一些患者来说，这可能会干扰打乱他们处理信息的能力。

即使你判断一个患者的语言接收能力很差，还是要直接与他沟通。要用简单而完整的句子。如果患者需要沟通帮助，你可以询问他，是否可以用关键的概念帮助他理解（如当问患者某个部位是否疼痛时，可以指出这个身体部位的图片）。给他足够的时间来反应。许多发育障碍患者需要更多时间来理解信息。频繁重复的信息可能造成困扰。

你要考虑提一些只需要一两个词回答的直接问题。如果这个患者接收语言能力很好，你可以问一系列是或否的问题。注意他是否给出了你想要的答案。

开发你自己的 AAC 系统——可以是一些图片或手势，可以帮助患者理解一个解释或指令（详见第 21 页）。

3.3.4.2　通过照顾人员进行沟通

如果你发现很难理解使用 AAC 患者想要表达的意思，就需要照顾人员的翻译和帮助，在此之前，要征得患者同意。当用这种方式时：

- 确定你能从照顾人员那里获得完整的报告——你要

强调，你想要准确地知道患者所说的内容，即使这对翻译者没有任何意义；

- 为翻译留出额外的会诊时间；
- 直接与照顾人员交谈，并且维持眼神接触；
- 通过复查和复述，确保你理解患者正在交流的内容。

3.4 资源

以下资源可以帮助沟通障碍患者及其家属和专业人士加强沟通。

使用者应意识到网站不会对信息质量进行审查。此外，有些可能是由制药厂或其他商业组织提供的。TGL 对当前网站或链接网站发布消息的准确性不承担任何责任。

简单的英语写作风格指南（Scope，维多利亚）

为有阅读和理解信息困难的人准备的指导文件。

网址：www. scopevic. org. au/index. php/cms/frontend/resource/id/193

Scope 沟通资源中心（Scope Communication Resource Centre）提供了一系列帮助沟通的其他资源，包括沟通会议和出版物购买。

网址：www. scopevic. org. au/index. php/site/ whatweoffer/communicationresourcecentre

澳大利亚沟通交换（Australian Communication Exchange，ACE）

为失聪或者有听力、语言障碍的人提供服务的国家非营利性组织。

网址：www. aceinfo. net. au

参考文献与延伸阅读

[1] Beukelman DR, Mirenda P. Augmentative and alternative

communication: management of severe communication disorders in children and adults. 2nd ed. Baltimore: P. H. Brookes Pub, 1998.

[2] Chew KL, Iacono T, Tracy J. Overcoming communication barriers: working with patients with intellectual disabilities. Aust Fam Physician, 2009, 38 (1-2): 10-14.

[3] Iacono T, Johnson H. Patients with disabilities and complex communication needs. The GP consultation. Aust Fam Physician, 2004, 33 (8): 585-589.

[4] Ryan A, Cowley J, Keesing E. The Makaton vocabulary. Australian (Auslan), Rev ed. Box Hill, Vic: Makaton Australia, 2001.

第4章

普通全科会诊

　　全科医生通常最早接诊有健康问题（行为障碍更常见）的发育障碍患者。然而，全科医生缺乏与这些患者沟通、评估及治疗的训练。通常情况下，发育障碍患者的健康护理比较复杂。

　　本章的主要目的是帮助全科医生解决这些错综复杂的问题。此外，本章还介绍了各种策略，帮助全科医生在繁忙的日常工作中适应发育障碍患者。一项案例研究展示了一个典型发育障碍患者的遭遇。

　　发育障碍患者与其他任何人一样，都会遭遇日常的疾病困扰。某些疾病在发育障碍人群中可能更常见，也可能与某个特定的障碍或综合征有关。这些常见疾病在"成人健康保健"一章中讨论（详见第 98～114 页）。有时候，健康问题可能无法识别，因为与这些患者沟通有困难。

4.1　会诊之前

　　通过接待发育障碍患者，并对其进行登记，可以方便有效地收集信息。

　　对于接待患者的人，下面方法很有用：

- 每次会面，让患者（和/或照顾人员）把他的个人健康档案带来（和/或其他的健康相关信息）；

- 确认患者是否还有其他特殊要求（如行动或感觉问题）；

- 询问陪伴患者的人是谁，和患者什么关系（如父母、照顾人员）。

另一个有用的办法是制定长期的就诊计划，因为可能需要额外的时间来：

- 建立融洽的沟通关系；
- 阐明复杂的病史；
- 进行充分的检查；
- 提供明确的解释和说明。

如果长期就诊不可能，应考虑多方会诊。

如果在会诊之前不能确认这个人是否患有发育障碍，可以进行一个简短的评估来确认。为了进一步明确诊断，以上过程是必要的。

发育障碍患者可能难以长时间等待就诊，因此，照顾人员最好事前打电话询问一下前面患者的诊治时间是否会有延迟。

4.2 会诊中

成功的会诊需要足够的信息。获取发育障碍患者的信息意味着会诊中可以：

- 减少沟通困难；
- 减少对患者或者其照顾人员的陌生感；
- 弥补资料的不足（如过去用药史、当前用药情况等）。

发育障碍患者的照顾人员可以是其家庭成员、朋友或机构雇员。他们可以提供有用的信息和协助，但通常情况下，他们并不一定对患者有充分的了解。有时候，发育障碍患者及其照顾人员间的关系会影响病情陈述。例如，患者会对不喜欢的照顾人员做出具有挑衅的动作（详见第155页）。

国家医疗保险项目为这群患者申请了健康评估和相关的保健计划。

4.2.1 采集病史

患者是患有发育障碍的人，而不是她/他的照顾人员。

这条准则适用于任何程度的沟通。在会诊过程中，与发育障碍患者的沟通建议详见第17~22页。

发育障碍患者可能缺乏用口语描述病情的能力。但是，通过对其进行观察，可能会获得有价值的信息。例如，如果他们拒绝吃东西，这也许表明他们恶心或者牙痛。他们放弃日常活动可能说明患了抑郁症。要确认他们不适或痛苦的根源，需要积极的调查。

发育障碍患者的健康档案可能缺失或不完整。尤其当他们的生活情况不稳定或者频繁更换照顾人员时，更是如此。

照顾人员在护理过程中，也许很少了解发育障碍患者的详细情况（如：今天我只是一个临时的护理人员），或者不熟悉他们当前的问题（如：我今天就离开）。他们也许意识不到以往的调查和诊断对患者的后续治疗意义有多么重要（如隐睾、食管炎）。有时候，照顾人员也许对一些问题有异议（如：我在这里时从没发生过这种问题）。如果收到了相互矛盾的信息，照顾组织的联络人员可能需要澄清情况并获得进一步的信息。如果一位患者被送来时缺乏足够的医疗记录，与他的照顾组织核实非常重要。

尽管追踪一个人的病史需要耗费一些时间，但它却有益于改善护理状况和简化将来的会诊过程。

4.2.1.1　社会变化

改变发育障碍患者的生活环境会影响他们的身心健康。全科医生应该考虑患者：

- 重要的社会关系（如与家人、朋友和其他照顾人员）；
- 选择的机会、决策和自主权；
- 与他们分享兴趣和能力；
- 重要人物、日常事物或计划的改变；
- 生命发展的阶段及与之相关的需求和机遇。

4.2.1.2 行为

表达有困难的发育障碍患者常常通过他们的行为进行沟通。不寻常的行为或者行为改变，也许反映了：

- 在特定情况下，可预计的理解困难；
- 试图获得某些东西（如食物、喜欢的东西、社会参与、操纵装置）；
- 试图逃离什么（如社会诉求、吵闹、一项活动、无聊）；
- 情感（如兴奋、恐惧、沮丧）；
- 经验（如负担、无力、失控）；
- 身体不适（如疼痛、饥饿、口渴、热、冷、牙痛、恶心、便秘、胃食管反流）；
- 精神疾病（如焦虑、抑郁、狂躁、精神病）；
- 感官（如听力、视力）退化。

不被理解的沮丧和绝望可能使行为进一步复杂化。

解决其行为问题的关键是找出潜在的问题并进行治疗。同样，照顾人员可以通过寻找更合适的方法，来帮助患者寻求他们想要的结果。

发育障碍患者更容易被虐待和忽视，这通常是因为人们对他们不了解。如果他们的行为、情绪或举止发生变化，那么可以考虑他们是否遭受了精神上和身体上的虐待。

4.2.1.3 获取进一步的信息

其他来源的信息（包括医院的、专家的和照顾组织的）对于诊断治疗通常也非常必要。和其他任何患者一样，获取这些患者信息，需要患者知情。这些患者也许能够直接同意，也可能需要别人帮助决策（见"法律问题"，第39～51页）。

最重要的是，确保患者及其照顾人员保留足够的健康档案。一份个人健康档案可能会很有用。个人健康档案是一本属于患者的资料，积累、总结了他们的医疗保健过程。它由患者、照顾人员及其医生持有，用于每次专科会诊。个人健康档案中的很多信息是可以利用的。有些项目还是专为发育障碍患者设计的❶。

> 鼓励发育障碍患者保留个人健康档案。

框 4-1 列举了评估发育障碍患者所需的一些信息。综合健康评估项目（Comprehensive Health Assessment Program，CHAP）可以提供一个系统的健康史❷。

4.2.2 体格检查

发育障碍患者可能会觉得体格检查很恐怖。产生如此不良影响的原因主要有：

- 不熟悉医生或周围的环境；
- 不理解正在发生的事；
- 回忆起过去痛苦的过程；
- 以前受到过虐待。

在尝试进行体格检查前，与患者建立密切的良好联系和信任至关重要。如果可能的话，在第一次会诊时，尽量避免体格检查。让患者熟悉检查和设备的方法在第 21～23 页有详细的描述和说明。

让人不舒服的检查（如生殖器检查）应尽量推迟，直到患者：

- 熟悉医生和周围环境；

---

❶ 发育障碍患者的个人健康档案可以从维多利亚州发育障碍健康中心获取（www.cddh.monash.org/products-resources.html#personal）。

❷ 综合健康评估项目的信息，见 www.som.uq.edu.au/media/217592/CHAP%202010%20brochure.pdf。

患者的详细信息(必须)

障碍的原因(如果知道)

既往病史及手术史

既往及目前使用的药物

预防性健康保健(免疫接种、视力和听力筛查、宫颈脱落细胞巴氏涂片、乳房 X 线检查)

筛查患有的特殊综合征情况(如唐氏综合征中的甲状腺功能减退症)

过敏

饮食

家族史

进行医疗决定的负责人

附加信息(如果可能的话,尽量获取)

肠道护理计划

癫痫发作图表

行为记录

个人史

家庭参与情况

最喜欢的活动

过去居住的信息

- 对一般检查感到舒服。

如果患者拒绝检查,要尊重他们拒绝的权利。但是以下情况,需要考虑利弊得失:

- 患者没有能力来决定他的医疗保健问题;
- 拒绝一个可能存在很大健康隐患的检查。

4.2.3 检查

发育障碍患者在进行体格检查前(如血液检查、X 线检查),医生应尽可能做好准备。事先准备包括:

- 查看检查的片子;
- 检查设备;

- 脱敏❶。

在医院检查有严重健康问题的发育障碍患者可能需要镇静或者麻醉。在最短时间内完成这些检查是十分重要的。全科医生为达到这一目标可能需要联系医院员工。

4.3 药物

发育障碍患者常患多种疾病。这可能导致患者使用多种药物（尤其是抗癫痫药和抗精神病药）而增加药物不良反应和药物相互作用的风险。发育障碍患者也很难识别和描述药物不良反应。行为的改变可能预示着发生了药物不良反应（如不想吃可能与恶心有关）。患者及其照顾人员应该了解所使用药物的说明书，包括用药适应证和潜在药物不良反应。对于那些难以描述不良反应症状的患者，对其观测不良反应的方法值得商榷。

长期用药可能会造成伤害（如抗癫痫药增加骨质疏松风险，抗精神病药可导致高催乳素血症等）。

所有的药物都应该定期评估（详见第150页）。

4.4 典型病例

彼得（43 岁）在两位照顾人员的陪同下应约就诊。当他被问及来就诊的原因时，他发出大声的呻吟。医生要求其照顾人员解释一下呻吟的原因，他们耸耸肩，解释说，彼得的主要照顾人员去度假了，只有主要照顾人员能理解他。两位照顾人员进一步抱怨，彼得一直"很难伺候"。

---

❶ 来自昆士兰州智力和发育障碍中心的正式脱敏项目建议，见 www. som. uq. edu. au/research/research-centres/queensland-centre-forintellectual-and-developmental-disability/resources/desensitisation-programs. aspx。

在过去的 3 个月里，他变得越来越激动，并且打了他的照顾人员。今天他打了其中的一名照顾人员，因此，带他来看医生。

彼得早年的大部分时间里住在一个看护机构里。现在他与其他三名发育障碍患者一起住在社区的看护居所里。他因攻击行为已搬了好几次家。他的照顾人员不知道他以前的健康档案在哪。他们只知道他服用一些抗精神病药来治疗他的攻击行为。他必须吃软的食物，因为他的牙齿不好。

彼得在体格检查时不配合，他不喜欢被触碰，尤其是不喜欢腹部检查。正因如此，需要进行一个腹部 X 线检查。由于乱动，射线的质量很差，但是结果显示其粪便过多，且结肠扩张。

彼得因需清肠入院，出院时获得以下服务：

- 持续灌肠（他的照顾人员现在持有肠道处理档案）；
- 用药回顾性分析；
- 转诊进行牙科保健；
- 一个健康评估和照护计划。

因适当的健康档案与沟通策略所需，医生与彼得的照顾组织进行了联系。

随着时间的推移，彼得的行为发生了改善。他的照顾人员报告说"他现在像换了一个人"。他常常带着他的个人健康档案参与定期复查。

参考文献与延伸阅读

[1] Bird S. Capacity to consent to treatment. Aust Fam Physician，2011，40（4）：249-250.

[2] Charles J，Harrison C，Britt H. Intellectual disabili-

ty. Aust Fam Physician, 2011, 40 (4): 187.

[3] Eastgate G, Lennox NG. Primary health care for adults with intellectual disability. Aust Fam Physician, 2003, 32 (5): 330-333.

[4] Emerson E, Baines S. Health inequalities & people with learning disabilities in the UK: 2010. Lancaster: IHAL, 2010.

[5] Iacono T, Johnson H. Patients with dis abilities and complex communication needs. The GP consultation. Aust Fam Physician, 2004, 33 (8): 585-589.

[6] Jaffe JS. Conscious sedation for the performance of gynecologic examination of individuals with intellectual disability. Conn Med, 2005, 69 (5): 267-269.

[7] Jansen DE, Krol B, Groothoff JW, Post D. People with intellectual disability and their health problems: a review of comparative studies. J Intellect Disabil Res, 2004, 48 (Pt 2): 93-102.

[8] Lennox N, Bain C, Rey-Conde T, Purdie D, Bush R, Pandeya N. Effects of a comprehensive health assessment programme for Australian adults with intellectual disability: a cluster randomized trial. Int J Epidemiol, 2007, 36 (1): 139-146.

[9] Lennox N, Bain C, Rey-Conde T, Taylor M, Boyle FM, Purdie DM, et al. Cluster randomized-controlled trial of interventions to improve health for adults with intellectual disability who live in private dwellings. J Appl Res Intellect Dis, 2010, 23 (4): 303-311.

[10] Lennox NG, Diggens JN, Ugoni AM. The general practice care of people with intellectual disability: bar-

riers and solutions. J Intellect Disabil Res，1997，41 (Pt 5)：380-390.

[11] Wullink M，Veldhuijzcn W，Lantman de Valk HM，Metsemakers JF，Dinant GJ. Doctor-patient communication with people with intellectual disability：a qualitative study. BMC Fam Pract，2009，10：82.

第5章

法律问题

本章主要介绍与发育障碍成人患者及患儿相关的法律问题。通常情况下，儿童问题由家事法庭审理，但是，发育障碍患儿通常由州法律和州法院处理相关问题。尽管法律术语不同，但大多数州的法律监护是一致的（包括医疗保健的代替同意）。对于具体的信息和建议，请联系法律顾问或州内适宜的组织（详见第47～51页）。

患儿的许多卫生保健、生活方式和财务决策均可以由其父母和其他照顾人员决定。但是一些决策（如某些类型的卫生行为、财务管理、法律行为）需要通过合法渠道来决定。根据情况，可以由家事法庭、州最高法院或国家监护机关当局决定。

5.1 为发育障碍儿童做决定

18岁以下儿童的父母自动持有代表他们作出决定的法定权利。但是如果孩子加入国家医保，他们的父母就不能够再为其做出医疗决定。医生应当确保他们明白，谁可以从儿童利益出发，为其健康作出决定。

如果一个孩子足够聪明和成熟，可以完全理解未成年医疗过程的性质和后果，那么他给出的知情同意是有效的。在这种情况下，家长及其监护人的同意变得不再重要。如果对孩子的能力有所怀疑，就应该考虑征得其父母的同意。

某些医疗干预措施需要法律授权，无论孩子是否有残疾。这种授权可能来自于家事法庭、州最高法院或（在一些州）监护法庭。下面这些授权是必要的：

- 特殊医疗程序（如绝育、器官捐献、实验性卫生保健、变性等）；
- 如果父母或监护人无法同意所提出的治疗；
- 如果父母或监护人拒绝被认为是必要的或者对于危险病情适宜的治疗。

比较重要的几点：

▫ 在一些州，在医疗急救中可能不需要授权。

▫ 州法律规定，父母不能拒绝孩子接受输血。

▫ 仅能在以下情况可以被授权：

—这是保护孩子利益的最佳选择；

—能找到的最少限制选择。

▫ 当绝育手术是为了治疗器质性病变时，不需要授权。

在某些情况下，临床医生可能会考虑一个未满 18 岁患者的治疗过程，因为该过程可能充满争议。临床医生可以考虑先联系有关部门，了解是否需要法律授权。

5.2 为能力受损的成年发育障碍患者做决定

对于有发育障碍的成年人来说，做医疗保健相关的决定是一个巨大的挑战。成年发育障碍患者通常由其照顾人员、家人或者朋友带来预约就诊。有时成年发育障碍患者有能力决定自己的医疗行为。例如，一些容易理解、无足轻重和没有争议的医疗决策。但是，在另外一些时候，他们可能需要别人〔替代决策者（substitute decision-maker）〕来替他们做医疗决定。能力缺乏的成年发育障碍患者在一些方面的决策将在下面讨论。

5.2.1 这些患者能否为自己做决定？

一般来讲，成年发育障碍患者可以自己决定自己的医疗行为。然而，有些成年发育障碍患者却不能，或者能力有限。目前，没有公认的标准来对医疗保健的决策能力进行评估。医生需要根据每个发育障碍患者的具体情况单独评估。一个患者能否独自决策，可以通过以下方面显示出来：

- 能够接收、理解、保留和回忆相关的信息；
- 整合接收到的信息，并将之与他们的现实情况相关联；
- 依据个人价值，权衡利弊；
- 选择一个选项，并给出令人信服的理由；
- 与他人沟通自己的选择；
- 坚持自己的选择，至少到决定采取行动为止。

前文提及的检查或治疗信息可能需要用简单的语句予以说明（详见第 20～22 页）。具体的例子和图表可能会有帮助。可以通过让患者解释这些信息来检查他们是否真的理解。如果他们不能充分理解，那么就需要一个替代决策者。

5.2.2　谁可以成为替代决策者?

当一个成年发育障碍患者不能对其医疗行为做出决断的时候，亲近的或者无偿照顾他们的人员，可以在没有正式授权的情况下，从患者利益出发，做出决定。这个人被称为责任人或法定健康律师。一个成年发育障碍患者（18 岁以上）的父母不能再为其医疗行为提供建议，也不再拥有自动为他们做决策的权利。相反，一旦孩子到达 18 岁，他们就由国家法律监护。虽然患者父母不再拥有为其做决策的自动授权，但他们仍然是最合适的责任人。有偿的照顾人员（如护工）不能为有障碍的成年患者做医疗决策。在不需要做决策时，他们可以帮助这个成年患者，以便他们获得医疗服务。

如果没有合适的责任人，需要指定监护人为发育障碍患者做医疗决策（详见第 43 页）。

5.2.2.1　隐私

医生和患者间的医疗信息是保密的。当建议治疗时，医生应给患者足够的信息让其做出明智的决断。替代决策者能够掌握到所有这些信息至关重要。同样重要的是，替代决策者只能接受相关信息。与患者治疗无关的其他信息不应该给替代决策者。

5.2.3 何时需要知情同意？

对于无法正常做决策的成年发育障碍患者，除了以下 2 种情况外，其他所有的医疗行为均需替代决策者（责任人或法定健康律师）同意。这两种情况是：

每个州获得知情同意的程序不同。如有疑问，请联系当地的监护部门。

- 当需要紧急医疗时

—遇到患者迫在眉睫的生命或健康风险；

—防止严重的疼痛或不适。

- 当医疗需求小，且没有异议的时候［如体格检查、血液检测、无创探查（如 X 线和超声）］，成年发育障碍患者对治疗没有语言或行为上的反抗。

当进行更多的侵袭性检查（如阴道检查）和侵袭性探查时，需要获得知情同意。应该向监护机构寻求关于法医学检查的建议。

对于儿童来说，责任人（包括监护人）没有权利同意某些高度侵袭性或者不可逆的治疗过程。这些过程包括终止妊娠、绝育、参与研究和为了移植去除非再生组织。这些决定需要由相关监护法庭来做。

一般来讲，涉及决策能力受损的成年发育障碍患者的临床试验需要监护法庭批准。但同意个人参与一个被批准的临床试验可以有由责任人、法定健康律师或监护人决定。

每个州获得知情同意的程序不同。如有疑问，请联系当地的监护部门。

所有州郡的法律规定，当需要依靠一个所谓权威的替代决策者同意时，法律应该保护对发育障碍患者进行治疗的医生。这种保护适用于医生不知道或不清楚这个替代决策者是否有权利决策时。

5.2.4　患者能拒绝治疗吗？

所有患者均有权利拒绝治疗，包括可以理解治疗内容或为什么需要治疗的成年发育障碍患者。但如果法律认为患者的拒绝可能不是基于一个明智的决定，患者的反对也许会被无视。

法律也允许使用最小的、必要和合理的手段来进行治疗，但有两个前提条件：

- 治疗的利大于弊；
- 与潜在疗效相比，潜在的不适程度最小。

替代决策者必须事前同意，除非情况紧急。

5.2.5　什么时候需要指定监护人？

所有州和地区监护人委员会或法庭提供监护人任命。这个任命可以授权给监护人来决定一些或者所有有关患者医疗保健和（或）生活方式（如患者住在哪儿，和谁一起住）。需要监护人的情况如下：

- 没有合适的责任人或法定健康律师做出医疗决定；
- 医疗保健提供方怀疑自称责任人或法定健康律师的真实性；
- 责任人或法定健康律师的决定似乎并不是最佳、最有利的选择；
- 治疗建议有争议（如患者和医生之间、亲人之间、医疗专业人员之间）；
- 治疗方案或程序有伦理问题。

5.2.6　怎样为成年发育障碍患者指定监护人？

每个州的监护法庭为成年发育障碍患者指定监护人（必

要时）。有时监护法庭也决定特定的治疗（详见第42页）。

初次听证会可能需要确认成年发育障碍患者做出明智决定的能力。无法做出明智决策的原因可能包括痴呆、头部创伤、智力残疾、沟通障碍及精神疾病。医学证据通常要求了解：

- 此人的状况或残疾的性质；
- 残疾情况对患者做出明智决策能力的影响程度。

该患者可以由全科医生或医疗专家给出他现在身体状况或残疾的证据。

监护法庭喜欢任命父母、亲属或亲密朋友作为成年发育障碍患者的监护人。如果没有这样的人，可以提名或者可考虑合适人选，也可以任命政府官员。在澳大利亚的州或领地，他们可以被称为"公众倡导者""公共监护人"或"成年监护人"。这些政府官员可以为这些成年发育障碍患者的医疗保健和生活方式做决定。这些公务人员是一个有用的信息和建议的来源。

监护人或者其他责任人需要为有发育障碍的患者做出最符合其利益的决定。如果有疑问，可以向监护法庭提出申请来检查其：

- 监护权任命；
- 决定。

5.3 虐待

发育障碍患者特别容易受到性虐待（男性和女性均如此）、精神虐待和身体虐待。虐待可能不明显，所以它对这类人及其治疗的影响也许会被遗漏。虐待可能发生在患者的学校、工作地点或者家中，并可能导致其精神或行为障碍的进一步恶化。尽管对疑似发育障碍患者被虐待的现象不要求强制上报，但应该认真地考虑这样去做。

5.3.1 性虐待和剥削

发育障碍患者容易受到性虐待和剥削，这通常是父母和其他照顾人员的一个主要担忧。发育障碍患者更容易遭受性虐待的原因是：

- 通常不理解自己身上正发生着什么；
- 不能保护自己；
- 不太可能报告这种虐待；
- 如果他们报告这种虐待，也不太可能被相信。

如果临床医生认为发育障碍患者可能受到性虐待或者剥削，他们应当考虑推荐一个机构给性虐待受害者，以便受害者能得到一些建议。一些州要求儿童疑似性虐待必须向有关当局汇报。条件许可的情况下，可以联系州内人道服务或卫生部门。

5.4 残疾人歧视

根据 1992 年《残疾歧视法》，患者因残疾而遭受不公平待遇是不合法的。公平待遇适用于各种情况，包括医疗和牙科服务。

歧视可以是直接的，也可以是间接的。直接歧视就是给残疾患者善意少于正常人（如由于残疾而拒绝给他们治疗）。当一个残疾患者，因其不能满足要求（如进行一项测试，填写一个表格）而被拒绝治疗时，容易出现间接歧视。

5.5 护理的职责

> 有障碍的人也有资格享受与其他人同样水平的护理和治疗。

医疗保健提供者的法律义务超出了本书的范围。适用于所有患者的护理原则同样适用于发育障碍患者。

当一个人有智力和身体障碍时，其医疗保健往往需要复杂的决策。这种情况包括沟通困难，以及需要与中介者（如家庭、照顾人员、保健机构）保持联络畅通。另外，认为患者本身生活质量低，并且未来也不会有所改善，就决定减少或者放弃治疗，会受到道德谴责和法律的责罚。

5.6　长期监护、长期委托、预先医疗指示

在澳大利亚的大多数州，当一个人变得没有能力自己做出决定时，可以授权别人来决定他们的医疗保健行为和生活方式。法律给这项权利命名为"长期监护"或"长期委托"。在不同的州，文件的名称不同。

一些州允许患者本人来制订预先医疗指示（advance health directive，AHD）。这种情况下，他们希望某些形式的治疗可以提供或避免，并且包括提供维持生命的治疗。

一个后天患发育障碍的成年人（如头部受伤或精神障碍），在其一生的治疗中，可能会遇到这些文件中的每一个。完成这些文书工作需要一定的知识能力，因此一个智力严重障碍的成年患者不太合适保存这些文书。

5.7　性犯罪行为

在发育障碍患者身上发生性犯罪行为［即性虐待和（或）性剥削］，与其他群体里发生的别无二样。多种社会因素的影响会促使一些人变成性罪犯分子，无论这些人是否有发育障碍。高性欲不是原因。

涉嫌虐待应向有关当局报告。涉嫌犯下性虐待罪的人应交由专科治疗，具体方式可访问国家残疾办公室网站。

为遏制性欲而开抗雄激素（如甲羟孕酮和环丙孕酮）是不恰当的。如果这些药物必须使用，但该患者无法签署知情同意，在大多数州，必须从监护部门获得许可。

5.8 法律资源

有关成年人相关法律需求信息可以从国家和领地监护当局获得。法律因州而异，尤其是有关生命终结的规定。一些监护部门（例如昆士兰成人监护）一天 24 小时都面临这个迫在眉睫的问题。

下面列出了获得法律资源的详细联系方式。每个州的残疾资源信息，详见第 369～374 页。

5.8.1 联系信息

以下是监护机构、法庭和其他相关组织的名单。一个成年人可以任命公共受托人代表决定他们的财务情况和财产利益。

澳大利亚首都领地

澳大利亚首都直辖区民事与行政法庭（ACAT）：

财产监护和管理

电话：（02）62071740

网址：www. acat. act. gov. au/guardianship/guardianship _ management _ of _ property

ACT 公共受托人

电话：（02）62079800

网址：www. publictrustee. act. gov. au

ACT 公共倡导者

电话：（02）62070707

网址：www. publicadvocate. act. gov. au

新南威尔士州

监护法庭

电话：（02）95567600

电话：1800463928

网址：www. gt. nsw. gov. au

新南威尔士州受托人 & 监护人

电话：1300364103（受托人服务）

电话：1300360466（客户管理）

网址：www. tag. nsw. gov. au

新南威尔士州公共监护人

电话：（02）86882650

电话：1800451510

网址：www. publicguardian. lawlink. nsw. gov. au

北领地

成人监管行政办公室

电话：（08）89227343（达尔文）

电话：（08）89516028（爱丽斯泉）

网址：www. health. nt. gov. au/Aged _ and _ Disability/ Adult _ Guardianship/index. aspx

公共监护人办公室

电话：（08）89227116（达尔文）

电话：（08）89516741（爱丽斯泉）

网址：www. health. nt. gov. au/Aged _ and _ Disability/ Adult _ Guardianship/index. aspx

公共受托人办公室

电话：（08）89997271

网址：www. nt. gov. au/justice/pubtrust

昆士兰州

昆士兰民事和行政法庭（QCAT）

电话：1300753228

网址：www. qcat. qld. gov. au

成人监护人办公室

电话：（07）32340870

电话：1300653187

网址：www.justice.qld.gov.au/justice-services/guardianship/adult-guardian

公共倡导人办公室

电话：（07）32247424

网址：www.justice.qld.gov.au/justice-services/guardianship/public-advocate

公共受托人

电话：（07）32139288

网址：www.pt.qld.gov.au

南澳大利亚州

监护人董事会

电话：（08）83685600

电话：1800800501

网址：www.guardianshipboard.sa.gov.au

公共倡导人办公室

电话：（08）83428200

电话：1800066969

网址：www.opa.sa.gov.au

公共受托人

电话：（08）82269200

电话：1800673119

网址：www.publictrustee.sa.gov.au

塔斯马尼亚州

监护和管理董事会

电话：（03）62333085

电话：1300799625

网址：www. guardianship. tas. gov. au

公共监护人办公室

电话：（03）62337608

网址：www. publicguardian. tas. gov. au

公共受托人

电话：（03）62337598

网址：www. publictrustee. tas. gov. au

维多利亚州

维多利亚民事和行政法庭（VCAT）：监管列表

电话：（03）96289911

电话：1800133055

网址：www. vcat. vic. gov. au/disputes/guardians-admin-istrators

公共倡导人办公室

电话：1300309337

TTY：（03）96039529

网址：www. publicadvocate. vic. gov. au

州法定受托人

电话：（03）96676466

电话：1300138672

网址：www. statetrustees. com. au

西澳大利亚州

州行政法庭（SAT）：监护和管理

电话：（08）92193111

电话：1300306017

网址：www. sat. justice. wa. gov. au/G/guardianshipAd-ministration. aspx

公共倡导人办公室

电话：1300858455

网址：www. publicadvocate. wa. gov. au

公共受托人

电话：1300746212

网址：www. publictrustee. wa. gov. au

第6章

告知家长他们孩子的发育障碍

一个孩子的发育障碍可能一出生就出现，但是通常是直到几个月或几年后才能做出诊断。父母们往往对告知他们孩子患有发育障碍的方式不满意。本章的建议基本上都是基于他们的反馈。大多数原则适用于任何年龄段的孩子。传递这个消息的人可能是产科医生、儿科医生或全科医生。

对于父母来说，生下一个患有发育障碍的孩子，可能会有相当长时间陷入悲伤，这一过程也许会伴随孩子的一生。让父母感到悲伤的情况包括：

- 孩子生病了；
- 注意到生长发育延迟；
- 另一个孩子的出生；
- 寻求进入各级学校（如幼儿园、小学、中学）；
- 出现其他家庭压力；
- 孩子青春期开始，并且有了性意识；
- 其他重要转变发生（如上学、离校）。

6.1 一般原则

当医生告知父母他们的孩子有发育障碍时（无论何时做出的诊断），应遵循以下一般原则。诊断时，针对孩子的年龄提供建议，详见第55~57页。

6.1.1 何时转达这个消息

父母经常意识到他们的孩子某些地方不太正常。医生对其隐瞒信息（即使当所有事实都不清

> 一旦怀疑孩子可能患发育障碍，医生应尽快告知其父母。

楚的时候）会延长他们的担忧。

父母不指望确切答案，但会感激医生告诉他们，孩子可能患有发育障碍及为什么有此怀疑。

6.1.2　场所和在场的人

在告知父母他们的孩子诊断为发育障碍前，需要做一些准备工作。选择一个不会被打扰的私密场所。创造一个能够帮助和支持父母表达他们感情和关注点的环境。排除不必要的人。可以在场的人包括：

- 父母双方（如果患儿是新生儿，可以在场）；
- 传达这个消息的有经验的员工（如果可能的话）；
- 在这次面谈过后，在数日或数月内仍继续帮助该家庭的人员（如护士、社会工作者、理疗师）；
- 某些在孩子长大后仍能在他们生活中扮演重要角色的人；
- 如果英语不是父母的母语，需要一个训练有素的翻译（避免依靠朋友或家人来翻译）。

告诉其他工作人员也应知晓上述交流，可以使这些工作人员能够给予患儿父母必要的支持，并对参与孩子情况的讨论有所准备。

正式评估年纪较大的发育迟缓孩子，可能需要联系各种服务机构［如早期干预机构和其他专业人士（例如语言病理学家）］。这些主要工作人员有以下基本知识至关重要：

- 评估都有哪些步骤；
- 如何应对父母的问题。

在这些对话中，有资源可以帮助工作人员，全科医生也可能发现该资源很有用[1]。

---

[1] "诊断时和父母的谈话：早期干预人员可用资源" 见 www.chw.edu.au/prof/services/dsu/conversations _ with _ parents.pdf，由新南威尔士州 Westmead 儿童医院残疾专家单位推荐。

6.1.3 告知消息的方式和内容

即便消息令人沮丧，大多数家长还是想尽可能多地了解孩子的病情（如原因、预后）。父母可能会有一系列的情绪。但如果某

> 说的细节很少被记住，但是说的方式或许永不会忘记。

位工作人员在告知这些信息时，注意到以下几点，患儿父母会不胜感激：

- 表示理解；
- 同情他们的痛苦；
- 随意让他们表达任何情绪。

确保有足够的时间来回答父母的所有问题以及关注点，说话时：

- 以直接和诚实的方式介绍信息；
- 提供一个合适的观点，让患儿父母了解发育障碍对孩子的未来意味着什么；
- 强调孩子积极方面的特征，避免消极的评价；
- 询问患儿父母主要的关注点，反复确认他们是否明白一直在说的内容；
- 如果一些问题你回答不了或者不能提供具体信息，那就坦白告诉他们。为了帮助他们，你可以把你的想法和原因告诉他们。

给希望留出空间。通常情况下，父母们想知道他们该如何帮助患病的孩子。你可以讨论一些可能有益以及让人安心的干预措施（如物理疗法、语言病理学疗法、特殊教育）。

6.1.4 持续的支持

父母会感激医生提供给他们的相关的、最新的诊断及治疗的书面材料和社区资源。给他们一个包含评估或诊断的书面报告。这里面应该包括孩子健康、能力和预后的积极方

面。提供一些相关网站。还可以提供给他们一些联系方式，以便他们能与相关照顾组织或其他发育障碍儿童的父母进行联系。

为了进一步讨论，可以预约下一次随访。

如果一个全科医生以积极的态度帮助患儿及其父母，对治疗会十分有益。产妇在产后会有一个过渡和调整期，在此期间常出现抑郁。全科医生应发动所有的人参与到孩子的保健当中。

6.2　残疾诊断年龄的具体建议

以下建议针对的是残疾诊断的年龄。同时建议应当遵循"一般原则"（详见第52～55页）。

6.2.1　出生时诊断

当一个孩子出生时就发现残疾，首先要告知其父母。其次这个家庭需要支持和信息。

> 尽可能快地通知父母孩子残疾的消息，除非母亲的状况不是很好。

6.2.1.1　出生后的最初几个小时

医护人员的最初反应可以对先天残疾婴儿的父母产生持久的影响。最重要的是，工作人员要感知孩子父母的需求，同时保持积极和不存偏见的态度。

核心问题是通过语言或者行为让父母承认：

- 他们的孩子是有价值的；
- 他们作为孩子的父母，是被尊重的。

父母和医疗及护理工作人员都应有机会与患儿互动。患儿应尽可能与其母亲待在一起。

当医务人员第一次与患儿父母讨论病情时，患儿应当在场。在告知信息时，用积极和关怀的方式对待患儿的问题，患儿的父母会非常感激。

儿科医生/产科医生应当理解父母。另外一些人（如护士、社会工作者）也应该理解患儿的父母，这些人能帮助他们理解和适应孩子残疾的消息。

下面是一个适宜的自我介绍：

你好，我是某医生，我刚刚为［孩子的名字］进行检查。我发现了一些特征使我怀疑［孩子的名字］有……您知道什么是……吗？

在这里面，最重要的是：

- 避免给出关于患儿消极的非语言上的信息；
- 解释在不久的将来会发生什么；
- 在 24 小时内安排一次会谈。

要准备好应对来自患儿父母一系列的反应。他们可能想独处，或立刻提出很多问题。

6.2.1.2 出生后的几天

注意这个家庭的情感需求和任何可能需要的附加信息。在这个时期，这个家庭和医生及其他工作人员的沟通交流十分重要。如果需要的话，将沟通信息多重复几次。为患儿家庭提供渠道，以便他们寻找医院、社会工作人员、照顾服务的信息以及任何必要的推荐。同样重要的是：

- 注意保密；
- 告诉上级医生，你与患儿父母沟通的内容；
- 确保其他工作人员知道患儿及其父母的需求和权利。

患儿父母可能想接触能提供信息和支持的有关机构。各种特定残疾的章节末尾都列有相关具体机构（如唐氏综合征协会，详见第 300 页）。

应该认识到，在这个时候患儿父母可能无法相互支持。

6.2.2 生命中的后期诊断

通常孩子的残疾在刚出生时并不明显，他们可能需要几个月或几年的时间进行重复的评估才能明确诊断。这可能导致他们家庭相当的担忧和不确定。

除了给出"一般原则"中的建议（详见第52～55页），还要在告知孩子父母最终残疾诊断时，考虑以下因素：

■ 父母更愿意从对孩子情况了解或有残疾方面知识的人那里获得消息。

■ 当孩子长大后，在讨论孩子的诊断时，父母可能想（或不想）孩子在场，这取决于一系列因素（如儿童理解水平、患儿父母可能出现的情绪反应），建议把孩子是否需要在场的选择权留给父母。

■ 当发育障碍或者预后不是很清楚时，尽可能提供对孩子残疾的描述性信息。以下信息比较恰当：

　　—大脑功能的信息；

　　—最受影响的部分或功能，以及受影响的程度；

　　—在孩子的生活中发育障碍可能造成的影响。

稍后可以考虑给患儿父母或其他相关人员一份书面报告。

参考文献与延伸阅读

[1]　Conversations with parents at the time of diagnosis: a resource for early intervention staff. Sydney, NSW: The Children's Hospital at Westmead, accessed June 2012. (1526kb) (www. chw. edu. au/prof/services/dsu/ conversations _ with _ parents. pdf)

[2]　Ahmann E. Review and commentary: two studies regarding giving "bad news". Pediatr Nurs, 1998, 24 (6): 554-556.

[3]　Australian Society for the Study of Intellectual Disability. Guidelines to follow when a child with a disability is

born. North Ryde, N. S. W. : Australian Society for Study of Intellectual Disability, 1984.

[4] Baird G, McConachie H, Scrutton D. Parents' perceptions of disclosure of the diagnosis of cerebral palsy. Arch Dis Child, 2000, 83 (6): 475-480.

[5] Cottrell DJ, Summers K. Communicating an evolutionary diagnosis of disability to parents. Child Care Health Dev, 1990, 16 (4): 211-218.

[6] Glaun DE, Cole KE, Reddihough DS. Mother-professional agreement about developmental delay in preschool children: a preliminary report. J Appl Res Intellect Dis, 1999, 12 (1): 69-76.

[7] Graungaard AH, Skov L. Why do we need a diagnosis? A qualitative study of parents' experiences, coping and needs, when the newborn child is severely disabled. Child Care Health Dev, 2007, 33 (3): 296-307.

[8] Hasnat MJ, Graves P. Disclosure of developmental disability: a study of parent satisfaction and the determinants of satisfaction. J Paediatr Child Health, 2000, 36 (1): 32-35.

[9] Hatton C, Akram Y, Robertson J, Shah R, Emerson E. The disclosure process and its impact on South Asian families with a child with severe intellectual disabilities. J Appl Res Intellect Dis, 2003, 16 (3): 177-188.

[10] Miller LJ, Hanft BE. Building positive alliances: partnerships with families as the cornerstone of developmental assessment. Infants Young Child, 1998, 11 (1): 49.

[11] Nissenbaum M, Tollefson N, Reese MR. The interpreta-

tive conference: Sharing a diagnosis of autism with families. Focus Autism Other Dev Disabl, 2002, 17: 30-43.

[12] Pearson D, Simms K, Ainsworth C, Hill S. Disclosing special needs to parents. Have we got it right yet? Child Care Health Dev, 1999, 25 (1): 3-13.

[13] Skotko BG, Kishnani PS, Capone GT. Prenatal diagnosis of Down syndrome: how best to deliver the news. Am J Med Genet A, 2009, 149A (11): 2361-2367.

第7章
评估发育迟缓和发育障碍

我不想听这个诊断，但是我知道这是事实（父母）。

一些孩子在出生时就确诊了，甚至之前就有很高的发育障碍风险（如唐氏综合征患儿）。然而，在大多数情况下，发育迟缓在生命中的最初几年比较明显。95％父母从他们的全科医生那里寻求建议。许多父母能正确认识到自己孩子有问题，但不知道具体问题或可以从哪里得到帮助。如果发现明显的发育性问题，应及时就诊和干预。

通常在孩子6岁前，发育障碍就能诊断出来。终身健康监测非常重要，它有助于评估功能改变及继发性健康问题。随着诊断技术的进步，病因可能会逐渐明确（甚至直到患者成年）。在儿童成长的任何阶段，如果发现儿童有行为、学习和智力问题，都要考虑是否是发育障碍。

所有发育障碍儿童都会长大、学习。他们的残疾程度决定了获取技能的程度和局限性。每个患儿都有自己的学习方式，可能各有优缺点（如语言能力很弱，但非语言技能会更强）。在一生中，他们的学习风格倾向于保持一致。当预测这些人的预后时，应当考虑疾病发展的速度。

对发育障碍进行评估已被越来越多地用于早期发现问题。这可能包括使用一些工具［如儿童发育进程家长评估表（PEDS）］，其次是二次筛查［如年龄与发育进程问卷（ASQ）或Brigance发育筛查工具］❶❷。如果可以确定孩子

---

❶ 有关选择最合适的儿童发育筛查仪器的咨询，见 www2. aap. org/ sections/dbpeds/screening. asp。

❷ PEDS 筛查信息，见 www. rch. org. au/ccch/resources. cfm? doc _ id = 10963。该网页还包括年龄与发育进程问卷（ASQ）和 Brigance 发育筛查工具。

发育有问题并能进行干预，那么筛查项目就是有效的。全科医生和早期儿童护士是参与评估、为进一步干预及发育筛查转诊的专业人士。

对于一个被诊断有发育障碍的人，发育障碍一定是在他们18岁之前出现的。但有时候，发育障碍患者可能无法规律地约见他的医生，或者与其年迈的父母过着相对隐居的生活。他们很可能没有一个发育障碍的正式诊断，也没有接受过任何帮助以使他们能够学习独立技能。同时，他们的健康状况可能也不明确。他们找全科医生看病的原因可能是某些功能状态的下降。

孩子的发育轨迹很重要。发育衰退的症状或体征是儿科详尽评估的指示器。评估应当包括对神经系统或代谢状况的评估。在任何年龄，如果一个人不能完成既有的技能或者做一些新的具有挑衅的行为，那么就非常有必要建立一套完整的功能和医学评估模式来对其进行测评。

7.1 造成发育迟缓和发育障碍的原因

大多数发育障碍是由分娩前的手术因素造成的，尤其是染色体和其他遗传异常。这些可能导致难以察觉的微妙的大脑发育和功能异常，即便通过神经影像，也可能难以发现。一系列神经功能受损可影响人的日常生活能力。常见的残疾类型包括：

- 运动功能（如脑性瘫痪）；
- 认知功能（如智力障碍）；
- 社会功能（如孤独症谱系障碍）；
- 感官功能（如视力或听力障碍）。

通常不止一个区域的功能受到影响。

了解一个人的残疾原因有几个好处，包括提供关于障碍是如何产生的信息。这对残疾人、他们的家庭及他们的医疗保健很重要。它可以：

- 显示未来可能的发育或健康问题；
- 预测再次生育发育障碍患儿的风险；
- 指导卫生保健提供者提供与这个人相关的特定医疗服务信息（如甲状腺功能不全的风险增加，唐氏综合征患者发生抑郁和老年性痴呆）；
- 使家庭找到符合自身情况的信息和援助群体。

高达50%的发育障碍儿童可能有明确的病因，特别是有：

- 更严重的残疾；
- 检查中异常的体征；
- 特定因素（如产妇感染、怀孕期间饮酒）。

严重的围生期问题与发育问题风险增加有关，也与孩子开始上学时学习问题有关。有时，出生期间婴儿的异常反映了婴儿神经已经受损，表7-1列出了一些发育障碍的原因。

表7-1　发育障碍的原因

分类		举例
	遗传	唐氏综合征、Angelman综合征、Prader-Willi综合征、X染色体易损综合征、结节性硬化症、苯丙酮尿、黏多糖贮积障碍、一些皮质发育畸形（如无脑回畸形、室旁结节性异位）
产前	获得性	
	·感染	先天性风疹、弓形体病、巨细胞病毒
	·毒物	胎儿酒精综合征
	·其他	缺碘
	未知	畸形综合征、单一畸形（如小头畸形）、多个轻微异常

分类	举例
围生期	缺氧缺血性脑病,感染(如脑膜炎、脑炎)
产后	感染、创伤、缺氧、中毒

7.2 发育迟缓和发育障碍的表现

发育正常的范围很宽。如果一个孩子在正常年纪里,无法达到发育的各项关键指标,可以怀疑其发育迟缓(儿童的正常发育详见表7-2)[1]。发育迟缓可影响大多数或所有技能,或主要影响某个领域(如语言)。"迟缓"这个词很常用,一些重度发育迟缓的孩子永远也赶不上他的同龄人。在这种情况下(即当临床医生十分确定孩子无法赶上他人时),使用"发育障碍"这个词更合适。

走路、说话、自我保健、联系其他人、看、听和学习都需要神经方面的技能。发育障碍患者可能会表现出一个或多个领域的发育迟缓(详见表7-3)。

有发育障碍的孩子经常有其他问题。例如,将近一半智力障碍患儿有心理问题。

表 7-2 儿童的正常发育

年龄	应有的技能
6个月	警惕并给予反应,适当的微笑和大笑,变得害怕陌生人 对声音有反应,并转向声源,用各种声音发声 通常视线能固定在一个物体上,并能跟着它转动180° 能够控制手掌捡起东西,自己吃手里的食物 坐起瞬间,他的背很直,并能够保持稳定

---

[1] 发育时间表的详细信息,请参阅美国疾病预防和控制中心网站(www.cdc.gov/ncbddd/actearly/milestones/index.html)。

年龄	应有的技能
12 个月	通过声音和手势表达自己的需求 至少能说两个有具体含义的词和模仿一定范围的语言 控制一个拇指捡起很小的物体，把玩具从一只手递到另一只手 独立地坐起、爬起 享受游戏
2 岁	经常反抗 用勺子吃饭，能脱掉一些衣服，开始发现并模仿父母的行动 说话时使用含两个单词的短语 乱写，可搭一个四面 2.5 厘米的立方形高楼 走路很稳，能跑和控制步伐 喜欢和其他孩子一起玩
3 岁半	越来越独立的个人照顾——自己刷牙（在稍稍帮助下），在衣服上佩戴其他饰品 善于交际并说出一个朋友的名字 说短句子，并且能说出、指出图片的名字 在纸上能画出直线，并能搭一个八面 2.5 厘米的立方形高楼 踢球和抛球 与其他孩子一起玩耍，模仿成人活动和言行举止，玩想象出来的和具有创造性的游戏
5 岁	独立穿、脱衣服 能讲清楚句子，理解一些介词和颜色的名称 能画圆圈和叉，画一个简单的人形 有良好的运动技能——可以跑、攀爬、跳跃、骑脚踏三轮车 相当娴熟的玩虚拟游戏，玩耍中有良好的沟通技能，可以玩简单的棋类游戏和纸牌游戏

表 7-3 发育迟缓的表现

被影响的发育区域	表现	可能的神经发育诊断
总体的	多区域发育迟缓	智力障碍,失聪,失明,脑性瘫痪
运动	走路晚,运动发育迟缓,持久的原始反射	脑性瘫痪,神经肌肉障碍
语言	说话晚,理解力有限,使用不寻常或不恰当的语言	特定语言障碍,听觉障碍,孤独症,智力残疾
行为	易激惹,活动增加或者减少,攻击行为,睡眠障碍,奇怪或者强迫性行为,有限的或者不寻常的游戏模式,人际交往困难,社会孤立	自闭症,注意力不集中,多动症,智力障碍

7.3 评估

在正式的评估中,一个综合全面的方法尤为重要,也与全科医生的发育监测过程相关。评估应该包括以下因素:

- 通过标准化的评估,评估发育和认知能力(详见第68页);
- 通过标准化的评估,评估适应能力或日常能力;
- 行为问题,特别是那些可以建议做表型检查的患者(如孤独症谱系障碍);
- 病因,重点进行遗传问题测试(详见第68页);
- 听力和视力;
- 慢性的、未被发现或治疗不足的一般健康状况(如癫痫);
- 社会心理因素(如经济原因导致家庭负担过重);
- 其他相关的家庭因素(如其他患智力障碍的家庭成员)。

7.3.1 在孩子评估过程中针对父母的策略

当评估一个疑似发育障碍或发育迟缓的孩子时，应考虑以下因素：

■ 给予足够的时间进行评估，与其父母/照顾人员讨论，并解决他们的问题。他们的儿子或女儿可能有什么问题最让他们焦虑——他们可能已经担心这种情况好几个月了，需要有时间来谈谈。

■ 意识到父母的"艰辛"，以及在正式诊断前专家和社区意见对他们的影响。

■ 预计患者父母可能会更加焦虑，尤其是在评估的时候。在他们了解并接受孩子患发育障碍期间，他们可能会经历一系列的情绪波动。

7.3.2 病史

在对一个患发育迟缓或发育障碍的孩子或成人进行评估时，重要的是要详细讨论父母的担忧，并获取一个全面的发育史（详见表7-4）。同样重要的是，要确定孩子在其他环境中（如幼儿园）是如何互动和展示技能的。可以从幼儿园或学校得到这些有价值的信息，但是有时候需要直接观察。

表 7-4   确立残疾的病因和发展模式的病史特点

分类		主题
产前	孕产史	自然流产、死胎、新生儿死亡
	产前出血	胎盘早剥、胎盘前置
	感染	风疹状态、皮疹、非特异性疾病、已知的暴露
	使用过药物	药物、酒精、尼古丁、违禁药物
	分娩和接生	妊娠期表现、分娩时情况、产科并发症和处理

分类		主题
新生儿	出生时或出生后不久的健康状况	Apgar 评分、有复苏需求、重量、长度、头围、先天性畸形、新生儿期健康
	黄疸	黄疸程度、治疗情况
	感染	感染部位、抗生素的使用情况
	喂养困难	持续时间、如何管理的
婴儿期	喂养情况	喂养困难、肌肉张力
	行为特点	易怒、睡眠模式
童年	行为特点	易怒、睡觉、吃饭
	玩耍	社交的兴趣和技巧(与同龄人相比)、装扮游戏、兴趣和活动的范围
	发育里程碑	微笑、坐、走路、第一次说话
	一般情况	父母对发育的关注、听力或视力、严重的头部外伤或精神系统问题(如癫痫、脑膜炎)
目前的能力	能力模式	教育、自我保护、语言、社会、运动、感觉、行为
家族史	一般情况	父母的教育程度、可能影响发育进程的家族史情况(发育、精神或基因)

7.3.3 检查

体检的目的是:

- 识别可能是残疾根本原因的信号 (如小头畸形);

- 识别可能导致更坏结果的情况 (如缺铁导致的苍白、听力差);

- 识别一定条件下可能出现的残疾 (如由于刷牙协调能力差而导致的牙科卫生问题);

- 提供一个非正式的发育技能评估。

当进行一般体格检查时，应检查：

- 身高、体重、头围（按年龄绘制图表）；
- 脸、手、脚、手指和脚趾的畸形特点（多个畸形特点更有可能代表某个潜在的综合征）；
- 耳、眼（包括视力）；
- 心肺区域；
- 腹部（包括青春期发育）；
- 皮肤（寻找苍白或色斑、神经皮肤症）。

作为体检的一部分，以下检查也很重要：

- 神经功能；
- 步态、四肢和颅神经异常。

7.3.3.1 发育和认知评估工具

常用的发育性评估工具包括：Bayley 婴幼儿发育量表和 Griffiths 精神发育量表。

常用的认知评估工具包括：韦氏智力量表（适用于学龄前儿童、年龄较大的儿童和成年人）和斯坦福-比奈智力量表。

要想确定一个评估工具是否有效，并可用于预测孩子的长期发育，应考虑以下问题：

- 其他时间看到的那些技能和正式评估的表现一致吗？
- 孩子能用流利的语言来进行测试吗？
- 孩子能看见或听到吗？
- 在进行评估时孩子状态好吗？
- 孩子有"正常"机会学习和发展吗（如进入幼儿园，与社区中的其他孩子玩，参与家庭职能）？
- 孩子多大了？
- 在您孩子的测试中，评估人员是否经验丰富？

7.3.4 调查

所有患智力障碍的儿童都应进行基因测试。一线调查包括微阵列比较基因组杂交（array-CGH）（全基因组微芯片）和 X 染色体易损综合征的 DNA 检测。如果有潜在体征信号，可以考虑其他特定的基因测试。

在基因测试前，需要详细解释测试结果对孩子及家庭可能产生的影响。这些测试包括亲子鉴定、确定癌症基因、发现可能无法解释的异常。

如果有特殊的指征，可以进行核磁共振成像（MRI）及脑电图（EEG）等检查。很多孩子做了其他常规检测（如甲状腺功能、肌酸激酶浓度、尿代谢筛查）。如果饮食不足（如食肉有限），可能会建议测定维生素或矿物质（如铁）浓度。

7.4 与父母讨论诊断结果

在与患儿父母讨论发育障碍的诊断时，讨论方式非常重要（详见第 52～59 页的建议）。他们可能需要机会重复提问、寻求说明和接受详细的解释。父母对这个诊断的讨论以及由此产生的忧虑可能会持续两个月之久。在生活的重大转折点，他们孩子残疾这个事实可能会更明显（如从学校生活过渡到成年生活）。

7.5 进一步的评估和转诊

当怀疑或确诊发育障碍时，可能需要适当的涉及这个领域的专家。对于孩子通常是一位儿科医生。其他相关的专家可能包括发育治疗师、神经学家、代谢医生、遗传学家、康复医师或指定的残疾管理小组。他们可以协助诊断测试，提出干预和治疗建议。表 7-5 列出了可供参考的有用信息。

全科医生需要坚持参与和了解这个人的健康和发育障碍，以确保连续和一定程度的护理。全科医生及其他参与者之间的有效沟通是良好管理的核心。

表 7-5 评估发育延迟和发育障碍时有用的会诊

会诊	目的
儿科专家	详细地评估发育和提供任何有关残疾的诊断、病因和并发症信息 持续参与制订计划、监测、咨询和审查服务信息
遗传学家	提供病因和遗传并发症的信息
心理学家	提供儿童智力功能水平、相对能力和困难程度的信息 帮助建立技巧 对挑衅行为的管理提出建议 帮助家庭成员管理发育障碍儿童随之而来的并发症
语言病理学家	评估讲话和语言 帮助建立沟通技巧 评估吞咽
医疗师	评估运动能力 帮助提升运动能力 对适当帮助和设备提出建议
职业治疗师	评估精细运动和自我保健的技能 帮助建立精细运动技能和自我保健 对适当帮助和设备提出建议
早期干预机构	获得一系列治疗师和其他专业人士的家庭支持、评估、实际援助、纳入主流服务的信息和支持

参考文献与延伸阅读

[1] Intellectual disability [internet fact sheet]. Melbourne：Better Health Channel，Victorian Department of Human Services，accessed June 2012.（www. betterhealth. vic. gov. au/ bhcv2/bhcarticles. nsf/pages/Intellectual _ disability）

[2] Cunningham CC，Morgan PA，McGucken RB. Down's syndrome：Is dissatisfaction with disclosure of diagnosis inevitable? Dev Med Child Neurol，1984，26（1）：

33-39.

[3] Einfeld SL, Piccinin AM, Mackinnon A, Hofer SM, Taffe J, Gray KM, et al. Psychopathology in young people with intellectual disability. JAMA, 2006, 296 (16): 1981-1989.

[4] Glascoe FP. Screening for developmental and behavioral problems. Ment Retard Dev Disabil Res Rev, 2005, 11 (3): 173-179.

[5] Herring S, Gray K, Taffe J, Tonge B, Sweeney D, Einfeld S. Behaviour and emotional problems in toddlers with pervasive developmental disorders and developmental delay: associations with parental mental health and family functioning. J Intellect Disabil Res, 2006, 50 (Pt 12): 874-882.

[6] Ho HH, Miller A, Armstrong RW. Parent-professional agreement on diagnosis and recommendations for children with developmental disorders. Child Health Care, 1994, 23 (2): 137-148.

[7] Jones KL. Minor anomalies as clues to more serious problems and toward the recognition of malformation syndromes. In: Smith's recognizable patterns of human malformation. 4th ed. Philadelphia: W. B. Saunders, 1988: 662-681.

[8] Matilainen R, Airaksinen E, Mononen T, Launiala K, Kaariainen R. A population-based study on the causes of mild and severe mental retardation. Acta Paediatr, 1995, 84 (3): 261-266.

[9] Palmer FB. The developmental history. In: Capute AJ, AACardo PJ, editors. Developmental disabilities in infancy and childhood. 2nd ed. Baltimore (MD): Paul H Brookes Publishing Co. , 1996: 271-282.

[10] Rydz D, Srour M, Oskoui M, Marget N, Shiller M, Birnbaum R, et al. Screening for developmental delay in the setting of a community pediatric clinic: a prospective assessment of parent-report questionnaires. Pediatrics, 2006, 118 (4): e1178-1186.

[11] Shevell M, Ashwal S, Donley D, Flint J, Gingold M, Hirtz D, et al. Practice parameter: evaluation of the child with global developmental delay: report of the Quality Standards Subcommittee of the American Academy of Neurology and The Practice Committee of the Child Neurology Society. Neurology, 2003, 60 (3): 367-380.

[12] Sloper P, Turner S. Determinants of parental satisfaction with disclosure of disability. Dev Med Child Neurol, 1993, 35 (9): 816-825.

[13] Stromme P. Aetiology in severe and mild mental retardation: A population-based study of Norwegian children. Dev Med Child Neurol, 2000, 42 (2): 76-86.

第8章

儿童发育障碍的管理

他不会做任何像你或我这样的事情……不过我们不排除任何事情……他可能永远都不可能做任何事情……我不想太远的未来……我们只希望他能快乐，和他的姐妹们交流，尽他所能去享受生活……能大笑和微笑（以上是对一个 3 岁发育障碍男孩父亲的采访）。

发育障碍患儿应在保健服务机构的帮助下，挖掘潜能。充分享受和正常儿童一样的人权和基本自由[1]。

> 应使发育障碍儿童的实力和能力最大化。

管理发育障碍儿童应遵循的一般原则有：

- "儿童优先"；
- 儿童和他们的家人一起生活，而且他们是社会的一部分；
- 在儿童长期发育过程中，对早期发育给予帮助。

儿童应该有机会：

- 生活在一个家庭中；
- 获得他们需要的帮助；
- 无论家里、家外，成长过程中，均能享受成人的呵护；
- 享受儿童的典型关系和友谊

---

[1] United Nations Enable. Convention on the rights of persons with disabilities. Children with disabilities〔article 7〕. New York，NY：UN Secretariat for the Convention on the Rights of Persons with Disabilities，2006.

—在社区的普通教育课堂，与正常同龄儿童一起学习；

—与正常儿童参加一样的活动；

—在社区娱乐活动中，与所有儿童一起玩耍。

- 全面参加宗教仪式、实践活动和家庭选择仪式❶。

发育障碍儿童应当和家人一起生活，父母最常作为照顾人员，必须尊重并邀请孩子参与健康护理。

发育障碍是一个长期状态，儿童的日常生活功能受损，但这个孩子可以有发育的过程。然而，他们的发育障碍模式通常不会改变，也不能改变他们相对于同龄人的能力。他们的优点应该受到鼓励，缺点应该得到妥善的解决。同时，根据发育障碍的程度，了解孩子能做什么非常重要。学习具体的技能（例如如厕）可能成为孩子家庭的目标。但获得这些技能有时需要付出可能更多，甚至不现实。父母需要了解什么样的技能是孩子可以完成的（例如赶上一个熟悉的公交车，独立穿衣）。

对于发育障碍的儿童，重要的是确定：

- 力量、能力和才华领域（通过建立自信，促进自尊、民主和积极性）；

- 损伤和发育障碍（尽量减少对功能的影响）。

8.1 干预

治疗师、心理学家、教师、设备技术人员、儿科医生及全科医生均参与干预服务。一些干预的例子见表8-1。

---

❶ Inclusion：joint position statement of AAIDD and The Arc. Washington, DC：American Association on Intellectual and Developmental Disabilities，2009.

表 8-1 减少发育问题的干预措施

发育问题	干预措施
行动障碍	提供夹板、拐杖、轮椅 给予治疗，以减少肌肉张力 教患者其他运动技能（例如：如何踢球、骑自行车） 训练使用开关（作为使用电动轮椅的先决条件）
交流障碍	鼓励努力沟通 教患者用符号、标志、图形〔如图片交换沟通系统（PECS）〕[①] 训练使用开关（作为使用计算机通讯援助的先决条件）
学习迟缓	把任务分成几个简单的部分 简化任务和指令 修改预期
特殊学习障碍 （例如能力不均衡）	修订方法以完成任务，专注于技能，克服（或绕开）弱点 使用口语教学技巧、录音书、计算器、笔记本电脑 提供口头而非书面考试，请人代写
人际交往困难	教授基本的人际关系技巧 对如何处理人际关系提供简单的书面建议 增加儿童的环境构架

① 有关使用 Social Stories 的信息，参见网址：www.thegraycenter.org/social-stories。

8.2 为儿童和家庭提供的服务

不同州之间，对于发育障碍儿童和他们的家庭提供的服务也不一样。然而，一些核心发育障碍服务是由州政府部门（通常是人类服务部门或者社区服务部，有时也称为"领导机构"）和政府资助下的代理机构提供。不同年龄段，提供给儿童的服务可能不同。每一项服务都有自己的资格标准，联邦和州的服务联系方式，见"残疾可用资源"章节（详见第 368～379 页）❶。

这一系列的服务对于新诊断为发育障碍儿童的家庭来说常常感到困惑，他们试图为他们的孩子做好每一件事情而去参加各种项目时，可能会感受到压力。父母现在能够接触到互联网，比过去了解更多的知识，他们需要得到充分的告知。他们可以根据财务成本、付出时间及可能的结果为孩子做出理性的决定。

儿童及其家庭的核心服务需求包括：

- 信息（关于服务和儿童情况的信息）；
- 咨询（持续的家庭需求；经常通过同伴交往、儿童相关的专业人士及专业顾问碰面）；
- 用户组及父母支持组（详见第 77 页）；
- 娱乐活动（服务包括定期计划的儿童，特殊群体）；
- 短期护理（以中心为基础、以家庭为基础、灵活的社区访问或组合）；
- 治疗和教育，使儿童的功能和技巧最大化。

实际援助是另外一个重要的服务领域，包括：

- 财政援助（对家庭额外费用和收入损失的补偿）；❷❸
- 设备（详见第 77 页）；
- 社区服务（补贴交通、停车优惠、汽车座椅、车辆改装）。

支持学习需要的服务领域包括：

---

❶ "抚养孩子网"为照顾孩子（从婴儿到青少年）的父母提供链接与服务，包括有特殊需要的儿童。网址：raisingchildren. net. au。

❷ 澳大利亚政府关于照顾者津贴和付款见 www. centrelink. gov. au/ internet/internet. nsf/payments/index. htm。

❸ 澳大利亚政府对残疾人的福利和付款见 www. fahcsia. gov. au/sa/disability/payments/Pages/default. aspx。

- 早期干预服务（学龄前儿童，详见下文）；
- 幼儿园、儿童保健、同伴交往、社会及教育经验；
- 学校（详见第 78 页）：

—孩子应该在限制最少的环境中接受教育；

—选项应当包括特殊学校、特殊班级和有帮助的主流班级。

- 职业培训（通过主流高等教育中心）。

8.2.1　用户组及父母支持组

用户组（例如特定诊断兴趣组、残疾宣传和支持组❶）致力于改变服务交付方式，他们为家庭和专业人士提供有用信息，是支持家庭的主要来源。用户组也与专业人士合作，促进教育、沟通和研究。

对于特定残疾儿童（及其家属）提供支持的组织，见相关章节（例如唐氏综合征、脑性瘫痪）。

8.2.2　特种设备和救助

一些儿童需要特殊的设备来克服困难，例如在姿势控制、行动、自我照顾和沟通方面。某些设备（电动轮椅、电子交流设备）比较昂贵，其他的（交流板、一些座位）则相对简单、廉价。根据对儿童的需求和可用设备的详细评估，选择设备。这需要从事专业工作、具备专业知识的人员作为管理儿童发育障碍的多学科小组中的一员。

有关残疾辅助工具、产品和设备的内容详见第 374 页。

8.2.3　早期干预服务

早期干预非常重要。年龄还小时是最好的改善时机。早

---

❶ 多文化倡导团体的一个例子是城市和内西部残疾倡导（City and Inner West Disability Advocacy），总部设在新南威尔士州悉尼，网址为 www.mdaa.org.au/ciwda/index.html。另一个支持小组是儿童与残疾儿童协会，总部设在维多利亚州，网址为 www.acd.org.au。

期干预服务也可帮助家庭更好地了解儿童的发育障碍及其受到的严重影响。兄弟姐妹和其他的家庭成员在这时会有重要的需求。

目前早期干预的方法集中于家庭和儿童。家庭日常生活中，继续使用在服务中心学习到的特殊技巧非常重要。家庭的功能可以通过尊重家庭成员的自主权、提供信息（关于儿童和残疾服务）和锻炼帮助来增强。另外，一个家庭成员还可以通过提供儿童自我照顾（例如吃饭、洗澡、学习）的想法来提供支持。帮助解决具有攻击性的行为非常重要，因为这可能会对家庭构成压力。

儿童早期干预往往侧重于具体、实用的援助（如辅助沟通、灵活性）及教授重要的技巧（如如何表达需求）。他们还通过对常规的儿童保健和学前教育提供附加服务为社区儿童提供便利。有时孩子学习需求是如此之高，以至于他们需要参加特别的中心。

8.2.4 沟通

沟通是人们在表达自己，做出选择，提出问题，维护权利，分享观点、感受和想法时必不可少的。干预的一个最重要的领域就是使儿童受损的沟通能力最大化。所有的父母都希望孩子可以学习说话，但有时候，他们的孩子并不能用语言来进行交流。他们或许可以用其他的方式进行交流，但通常是有限的。达到这些要求可能比较困难，复杂的沟通需求信息详见第 22～27 页。

8.2.5 学校

学校选择对于一个有发育障碍的儿童来说非常重要，可能对他们的父母来说也比较困难，因为他们常常收到相互矛盾的建议。他们希望自己的孩子被学校重视，在生活中有最好的开始，并成为当地社区的一部分。学习计划应根据实际学习目标个体化定制。

大多数发育障碍儿童进入当地的主流学校，这可能也有利于其他与发育障碍儿童接触的孩子。功效研究比较倾向于教育环境的整合。

8.3 健康问题

发育障碍儿童应当和其他孩子一样获得健康促进（如健康饮食、免疫接种、筛查，详见第 149～152 页）。发育障碍儿童在一些疾病有更高的发病风险，包括以下感官障碍：

- 听力（由于相关的神经性耳聋和中耳疾病）；
- 视力（屈光不正、白内障、视力缺陷及皮质缺陷）。

所有的感官障碍需要正式的评估。

另一种常见的状况是癫痫，这可能是儿童潜在缺陷产生的后果。

其他发育障碍儿童的健康问题包括：

- 口腔健康不佳［由于行为、家庭压力（如财政）使风险增加，限制对发育障碍儿童提供口腔服务，详见"口腔健康"章节，第 242～246 页］；
- 肌肉骨骼问题［特别是脑性瘫痪（详见第 282～285 页）和一些综合征］；
- 多重用药/药物不良反应（由于多种医疗问题造成风险增加，对那些可早期干预挑衅行为的卫生服务的获取有限，详见第 35 页）。

影响心肺功能的情况包括：

- 先天性心脏病［应排除有染色体异常和（或）有畸形综合征的患儿］；
- 反复胸腔感染（引流术、缺乏活动、畸形及免疫力降低均为影响因素）。

胃肠道功能紊乱在发育障碍儿童中更多见，包括：

- 口咽功能障碍（引起进食困难、反流、误吸）；

- 胃食管功能障碍（会导致反流、误吸、食管炎、胃炎）；

- 营养不良（营养缺乏和肥胖）；

- 便秘（由于饮食不良、肌肉无力、缺乏运动和液体摄入不足）。

内分泌失调也是一个问题，特别是甲状腺功能减退症。

行为障碍可能是潜在健康状况的一个直接或间接后果，需要给予足够的关注。有时孩子的行为形成一种模式（行为表型），是某些症状的典型表现。在通常情况下，这些行为会告诉我们孩子与周围环境的相互关系。仔细分析发生挑衅行为前后的事件是很重要的。对挑衅行为产生原因的详细探讨和评估，详见第 153～169 页。

儿童的特异性综合征可能与特定的健康问题相关（如 Rett 综合征中运动技能的损失）。

8.4 全科医生的角色

一个全科医生可以通过多种方法帮助发育障碍儿童（详见第 6～7 页）。对孩子来说，全科医生是一个强有力的倡导者。他们可以帮助其他人来理解孩子的能力和困难，以及困难对学习和生活产生的影响。对这一问题的误解可能会让孩子和周围人的生活更加困难。儿童和家庭的需求随着时间而改变，与此同时，医学科学发展迅速，由全科医生和关键专家（通常是儿科医生和遗传学家）进行定期审查是非常需要的。

参考文献与延伸阅读

[1] Inclusion：joint position statement of AAIDD and The Arc. Washington，DC：American Association on Intel-

lectual and Developmental Disabilities, 2009. (www. aaidd. org/content _ 161. cfm)

[2] Beresford B. Expert opinions. Bristol: Policy Press, 1995.

[3] Brown L, Long E, Udvari-Solner A, Davis L, Van Deventer P, Ahlgren C, et al. The home school: why students with severe intellectual disabilities must attend the schools of their brothers, sisters, friends, and neighbours. J Assoc Pers Sev Handicaps, 1989, 14 (1): 1-7.

[4] Capute AJ, AACardo PJ. A neurodevelopmental perspective on the continuum of developmental disabilities. In: Capute AJ, AACardo PJ, editors. Developmental disabilities in infancy and childhood. Baltimore: Paul H Brookes Publishing Co. , 1996: 1-24.

[5] Farran DC. Effects of intervention with disadvantaged and disabled children: a decade review. In: Meisels SJ, Shonkoff JP, editors. Handbook of early childhood intervention. Cambridge: Cambridge University Press, 1990: 501-539.

[6] Megarbane A, Ravel A, Mircher C, Sturtz F, Grattau Y, Rethore MO, et al. The 50th anniversary of the discovery of trisomy 21: the past, present, and future of research and treatment of Down syndrome. Genet Med, 2009, 11 (9): 611-616.

[7] Secretariat for the Convention on the Rights of Persons with Disabilities. Standard rules on the equalization of opportunities for persons with disabilities. New York: UN Enable, 1993.

[8] Shonkoff JP, Meisels SJ. Early childhood intervention:

the evolution of a concept. In: Meisels SJ, Shonkoff JP, editors. Handbook of early childhood intervention. Cambridge: Cambridge University Press, 1990: 3-32.

[9] Stainback S, Stainback W. Inclusive schooling. In: Stainback W, Stainback S, editors. Support networks for inclusive schooling. Baltimore, MD: Paul H Brookes Publishing Co. , 1990: 3-23.

[10] Udvari-Solner A. A process for adapting curriculum in inclusive classrooms. In: Villa RA, Thousand JS, editors. Creating an inclusive school. Alexandria (VA): Association for Supervision and Curriculum Development, 1996: 110-124.

[11] United Nations Enable. Convention on the rights of persons with disability. Children with disabilities [article 7]: UN Secretariat for the Convention on the Rights of Persons with Disabilities, 2006.

第9章
青少年发育障碍的管理

青春期是一个令人兴奋的生命阶段。当年轻人在他们的家庭和社区中扮演不同的角色时，他们的生理和心理会发生巨大变化。青少年们及其全科医生之间的关系也应发展，以反映这些变化。发育障碍青少年和正常孩子有相同的顾虑。在许多家庭中，青少年对独立和自主性的需要与父母的渴望保护和培养他们之间，可能会出现紧张关系。发育障碍青少年可能会有更多的顾虑，包括：

- 对身体的自我意识，特别是他们有身体上的差异；
- 很难找到男朋友或女朋友；
- 害怕他们的残疾会影响他们的性表现；
- 探索他们的性感觉和关系的私人时间和空间有限；
- 难于表达自己的独立性时会感到沮丧；
- 和其他青少年面对相同的生活经历而有障碍时会愤怒或悲伤。

9.1 全科医生的作用

发育障碍儿童通常是由儿科医生发起和协调他们的医疗保健。理想情况下，全科医生和儿科医生应积极主动分享对孩子和家庭幸福的整体分析。

处于青春末期和成年人早期时，儿科服务便不再合适。这一阶段，没有类似的治疗儿童发育障碍的儿科医生来治疗成人发育障碍。因此，全科医生应对他们的医疗保健负责任。新南威尔士州、昆士兰州、南澳大利亚州和维多利亚州有专门的学术中心，来改善发育障碍青少年的健康❶。这些中心提供不同的服务，但都由全科医生来完成。

全科医生在照顾发育障碍青少年中的作用包括：

- 在从熟悉的角色（儿童）到新的角色（成人）转变过程中，支持发育障碍青少年及其父母，并提供服务；
- 确保健康监测工作顺利开展，并协调转诊到合适的专科医生、保健辅助人员和社区服务；
- 与青少年建立信任关系，使他们更容易引起关注；
- 鼓励青少年积极参与他们的健康管理；
- 提供资料，并讨论青春期、性、生育、更安全的性行为、避孕等问题，以及其他对青少年重要的事情；
- 引导青少年及其家庭，帮助完成服务转换需要的文书工作；
- 帮助青少年和他们的家庭在社区内探索机会和支持（娱乐活动、社会活动、教育、就业）。

9.1.1 咨询焦点

父母通常会陪孩子去做医学咨询，并且常常替他们发言。随着青少年的成熟，咨询的重点应该转向他们。即使有时候他们需要父母和其他人的帮助，咨询也应该是在青少年和他们的医生之间进行。可以通过以下方式加强交流：

- 尊重他们，包括直接和他们谈话（无论他们是否有认知和其他的沟通困难）；

---

❶ 残疾研究中心（新南威尔士州）（www. cds. med. usyd. edu. au）；昆士兰州智力和发育障碍中心（www. som. uq. edu. au/research/research-centres/queensland-centre-for-intellectual-and-developmental-disability. aspx）；维多利亚州发育障碍健康中心（www. cddh. monash. org）；南澳大利亚州残疾健康中心（www. sa. gov. au/government/entity/1646/About＋us＋-＋Disability＋Services/What＋we＋do/List＋of＋our＋services/Centre＋for＋Disability＋Health）。

- 把他们作为咨询的独立个体（没有父母陪同）；
- 明确规定保密原则；
- 慎重对待他们的担忧和恐惧，并坦诚解释。

有关如何与发育障碍患者交流的内容，详见第16~28页。

9.2 健康和社会问题

发育障碍青少年和同龄人有同样的健康和社会问题，但是一些比较突出（见表9-1和随后的讨论）。

表9-1 发育障碍青少年健康和社会问题列表

健康或社会问题	青少年发育障碍可能的干预措施
健康促进和疾病干预 发育障碍青少年（特别是智力障碍）可能错过（或不完全理解）公共健康促进信息	• 确保年轻人得到健康饮食和体重、吸烟、酒精和药物使用、性行为、安全性行为和避孕等方面的教育、建议和支持 —注意：信息应是他们能理解的形式 • 建议定期运动和有计划健身（例如物理治疗师、当地的体育馆） • 按照《澳大利亚免疫手册》①接种标准疫苗 • 提供与一般人群一样的筛查、疾病预防和检测信息 • 求助适合青少年的支持和辅导（例如药物和酒精、人际关系）②
心理健康 发育障碍青少年（特别是智力障碍），由于一系列社会心理原因，患心理健康疾病的风险更大	• 考虑建立青少年适应能力的策略（例如发展社会关系、自主、独立、智慧和成绩） • 确定心理健康疾病的危险因素，并尽早发现症状 • 求助心理学家和精神科医师的建议
复杂的交流需要	• 通过以下方式促进沟通自信和成功： —与青少年直接对话 —学习并使用他们的沟通辅助设备 • 鼓励青少年在交流中为自己发声，使独立性达到最佳 • 如果青少年缺乏有效的沟通系统，可以向语言病理学家求助，以完成评估

健康或社会问题	青少年发育障碍可能的干预措施
运动能力 独立的运动能力对于独立和参与社会是非常重要的。发育障碍青少年的运动功能在青春期成长过程中可能恶化	• 评估、锻炼项目及合适的运动辅助设备（例如轮椅），可求助物理治疗师 • 去当地体育馆健身和进行力量训练 • 通过饮食（例如钙、维生素 D）和负重锻炼确保最佳骨强度 • 求助康复医生或者整形外科医生以管理痉挛状态（疼痛、痉挛等）或骨关节病（畸形、关节半脱位、脱位） • 按照建议，安排足部治疗
个人护理 个人护理对独立和社会参与非常重要	• 直接与青少年提出这一点，寻找他们困难的或关心的领域 • 如果需要，提供卫生、禁欲和经期管理的教育和建议（详见第 134 页） • 向职业治疗师求助个人护理技能 • 寻求其他人的帮助（例如残疾支持服务、人际关系顾问、青少年工作者和家庭成员）
视力和听力 有身体、智力和社交障碍的人比普通人群更容易患感官障碍	• 定期筛查视力和听力 • 应意识到技能丧失（运动能力、个人护理、独立活动）或自信丧失可能反映视力与听力的恶化 • 如果担心或不确定视力和听力是否丧失，可向听力学家和眼科医生求助
内分泌功能	• 在风险增加的情况下（如甲状腺功能减退症/唐氏综合征），常规检查内分泌功能 • 如果需要，求助内分泌学家
癫痫 相当高比例的发育障碍患者终生患癫痫。癫痫发作模式在青春期可能发生改变	• 向所有癫痫管理者和青少年照顾人员提供所有关于癫痫的信息 • 定期回顾癫痫发作频率、抗癫痫药使用情况［类型、剂量、不良反应、血清浓度（在适当的情况下）］ 　—注意：抗癫痫药需要根据身高、体重调整剂量 • 如果需要，可求助神经科医生

健康或社会问题	青少年发育障碍可能的干预措施
治疗药物评估	• 定期评价治疗药物(适应证、剂量、作用、不良反应,详见第150页) 注意:如果需要停药,应在严密监督下缓慢停药 • 确保青少年及其照顾人员有治疗方案,按时服用药物
社会需求和服务	• 询问青少年的生活方式(住房、社交生活、教育、就业、活动) • 考虑推荐:社交和休闲活动相关的一般社区服务和残疾服务;社交技能团体;支持团体;住宿、教育和就业服务;个案管理[②]

① Australian Technical Advisory Group on Immunisation. The Australian immunisation handbook. 9th ed. Canberra:NHMRC, 2008(www. health. gov. au/internet/immunise/publishing. nsf/Content/Handbook-home).

② 见"残疾可用资源",第368～379页。

9.2.1 青春期变化

发育障碍青少年的青春期改变和所有青少年同时发生,并且遵循相同的模式。青春期疾病可能与特殊的发育障碍或其他情况有关(见表9-2)。如果青春期发育不符合常规,应对性延迟或性早熟进行调查和说明(女孩青春期延迟详见第134页,男孩青春期延迟详见第145页)。

值得注意的是,如果青少年有明显的超重和体重不足,他们可能会出现性延迟或性早熟。

9.2.2 物质滥用

和其他正常青少年一样,药物使用和滥用,包括酒精、烟草和其他药物,都可能发生在发育障碍的青少年身上。智力障碍的青少年:

表 9-2　与发育障碍或其他情况有关的青春期疾病

青春期疾病	发育障碍或其他情况的诱发因素
性早熟	脑积水、颅内肿瘤、小头畸形、脑穿通畸形、脑后感染(脑膜炎、脑炎、弓形体病)、创伤后脑损伤、结节性硬化、甲状腺功能减退症
青春期缺失或延迟[①]	Prader-Willi 综合征、Klinefekter 综合征、特纳综合征、努南综合征
外生殖器小或外生殖器性别不清	Prader-Willi 综合征、Bardet-Biedl 综合征、Laurence-Moon 综合征、Klinefelter 综合征、唐氏综合征

① 隐睾在青春期延迟的男孩中更常见，需要处理（详见第 146 页）。

- 特别容易受到媒体和同龄人的影响；
- 对他们的行为后果理解能力弱。

发育障碍患者父母及其他照顾人员必须对药物滥用和其他人的操纵或利用的迹象保持警惕。

9.2.3　心理健康

一系列的生理、心理和社会因素会导致发育障碍患者更容易患心理障碍（详见表 17-1）。

这种风险在青春期更大，可能与以下因素相关：

- 大脑的变化（癫痫发作可能出现，或癫痫发作模式可能改变）；
- 身体和激素的变化；
- 人际关系复杂性的增加；
- 有受虐的经历；
- 对青少年和（或）其他人独立性期望逐渐增强；
- 和正常人相比，发育障碍患者的生活机会有差异。

9.2.3.1　虐待

智力障碍、孤独症谱系障碍或身体残疾（脑性瘫痪）的青少年被别人操纵、利用和虐待的可能性更大。交流的困难可能使他们难以或不可能报告他们的遭遇。行为改变可能是他们表达痛苦的唯一途径。

9.2.3.2　建立应对逆境的能力

强烈的认同感、社会联系、强大的自尊和足智多谋可以缓冲人对抗逆境的压力。这些品质可以通过鼓励青少年来完善：

- 建立信任关系作为支持、指导和帮助的基础；
- 专注于他们既有的优势和能力，并进一步发展它们；
- 探索体验独立、自主和成功的途径。

9.2.3.3　心理健康障碍的管理

同样的原则适用于管理所有青少年，无论有无心理健康障碍。当青少年有认知和（或）交流困难时，需要更多的时间来评估和管理。评估涉及家庭和一个人生活中其他重要的成人，包括学校和工作单位。这些关键的人通常在持续照顾、监控和管理中非常重要。

更多建议，详见第 190～210 页和 *eTG complete*。

9.2.4　家庭照顾

青春期对家庭来说是一个充满挑战的时期，尤其是当青少年还有发育障碍时。家庭可能需要信息和帮助，这些帮助可以由他们的全科医生直接提供，或者由以社区为基础的青年和残疾服务机构提供。支持应当包括：

- 关于青春期生理和心理变化的信息及其对发育障碍的影响（或被影响）；
- 要有机会讨论：

—青少年表达自己性能力的方式；

—如何支持青少年度过这一时期；

—关注青少年的脆弱性，以及如何平衡独立性和安全性。

● 将支持服务的信息（包括经济援助和缓解）提供给青少年和他们的家庭；

● 在青少年的行为管理中，提供建议和支持。

9.3 认知改变

在儿童典型发育过程中，思维过程最初是具体的。在青春期，形成更复杂和抽象的认知能力。大多数成人可以处理抽象概念，计划、发起、解决问题以及适应不断变化的环境。

智力障碍青少年的认知技能发展迟缓和（或）受损。他们学习比较慢，对抽象概念和将学到的技能转化到新的环境中有困难。然而，和其他人一样，他们的学习能力和发展能力在他们的一生中一直持续着（除非他们有退行性疾病）。应该鼓励和支持他们继续学习，并且充分利用他们的技能和能力。

9.4 社会心理改变

青春期具有挑战性，需要一个人去：

● 调整以适应生理和心理状态的改变；

● 处理别人不断变化的期望；

● 培养一种属于同伴群体的感觉；

● 在人际关系中获得一种责任感和互惠感；

● 理解和管理性感觉与需求；

● 从他们的父母处实现独立的身份、价值体系和生活方向。

发育障碍青少年可能在以下这些任务中会面临额外的挑战。包括：

● 他们身体外表和（或）功能的不同；

● 他人的期望（不适当的低或高）；

- 由于交流或社交困难及交通障碍，难以开始和维持友谊；
- 学习、探索性受到限制（详见下文）；
- 对家庭及付费照顾人员持续的身体和（或）社会依赖，独立的机会受到限制。

建立相互信任的关系，能够识别和使用社区的支持资源非常重要。他们可以帮助青少年建立机智、能力、自主和适应能力。

9.4.1 友谊

认同同龄群体对于青少年的健康和自尊感很重要。它有助于建立一个独立于他们家庭的身份。发展友谊和有独立的社交活动对一个发育障碍青少年可能更困难。他们可能需要指导和支持，从而找到可以发展友谊的活动，并且发起和培养这些关系。

9.4.2 性表达

青春期对性行为的不断认识和表达是成熟的一部分。智力发育障碍青少年和社区其他人一样有同样的性需求。然而，一系列的因素可能限制他们正常性表达和形成健康性关系的机会。这些包括：

- 难以理解社会关系的复杂性；
- 学习与同龄人建立和锻炼社交技能的机会有限；
- 监管力度增加使其缺乏隐私。

其他的与残疾相关的因素可能使一些人更难表达他们的性。如果他们有孤独症谱系障碍，他们可能难于理解社交活动中的基本尊重。如果他们有身体残疾，他们可能面临额外的障碍（例如对他人的身体依赖、禁欲问题）。最后，这些青少年可能遭遇到关于其性冲动和欲望的无知和消极的态度。

大多数青少年从同龄人、电子媒介和阅读材料获得性知识。通过这些渠道获取相关性资料，对有智力障碍的青少年来说可能有难度。原因如下：

- 识字能力有限；
- 与他人分享信息和经验的机会少（由于沟通困难以及知识水平比同龄人低）。

由于学校的性教育课程可能不是依据个人的知识水平、理解能力及处理信息的能力来设定的，因此，这些因素都可能导致他们难以理解应该在哪里、何时、如何和与谁表达自己的性。这可能会导致他们在社会上以不恰当的方式表达自己的性感觉。

随着社交和生理成熟，亲密关系和性关系（无论是真实的，还是期望得到的）对年轻人来说越来越重要。所有的年轻男性和女性（包括智力障碍者）都需要学习人际关系中的权利和责任（和其他人），获得相应的信息和指导。全科医生在提供以下内容时作用重大：

- 提供信息；
- 提供一个私密的地方来问问题，尤其是与冒险、性活动、更安全的性行为及避孕等相关的问题。❶

推荐给青少年健康与人类关系顾问可能会在某些情况下有用。

更多发育障碍患者的性表达讨论见第 247~252 页，避孕的讨论见第 250 页与第 135~138 页（女性）。

9.4.3　独立

随着一个青少年逐渐成熟，他们的家庭可能：

- 优先保护他们安全，而不是鼓励他们独立；

---

❶ 每一个州的性教育服务链接见澳大利亚性健康和计划生育（www.shfpa.org.au）。

- 考虑到患者的脆弱性，给他们提供一个独立的环境时发现，提供一个机会让他们建立独立的生活方式比较困难。

全科医生可能在帮助青少年和（或）他们的家庭探究潜在的伤害与独立之间的平衡时发挥作用。所有人都应该清楚，通过决策和独立行动机会来完善自己的能力建设和适应性非常重要。

9.4.4　身份

为了获得成人的身份，青少年试图寻找各种方式从家庭中分开。以下是重要的方式：

- 做出选择；
- 参加独立活动；
- 测试极限度和能力；
- 同龄人归属；
- 找到一种方向感和生活的意义。

一个青少年的认知和身体障碍，以及父母对他们保护的渴望，可能会引起青少年紧张。全科医生可以帮助他们解决这些问题。

9.5　挑衅行为

有沟通障碍的人通常通过自己的行为来表达他们的想法。但这些行为有时会让人担忧，可能被认为是"挑衅性"或"有问题"的行为。孤独症谱系障碍、智力障碍和（或）有复杂沟通需要的青少年更容易有这样的风险。这是因为他们表达自己想法时难度更大。

导致沟通行为让人担忧的影响因素包括青少年的：

- 身材改变；
- 更多独立和自主的渴望；
- 性意识和兴趣增强。

9.5.1 起因

青少年相关的挑衅行为起因包括：

▪ 社会心理变化：行为性困难可能会作为青少年表达沮丧和对自主的渴望的一种表现出现。

▪ 身体改变和认知的增长：对于一个儿童的行为管理策略可能对青少年的发展并不合适或有效。

▪ 其他人预期或特定环境（例如高水平噪音）可能会导致困惑和焦虑。

▪ 癫痫：可能在青春期第一次出现，或癫痫发作模式改变。先兆症状、癫痫发作和癫痫发作后状态可能与行为变化有关。

▪ 精神疾病：有发育障碍的人精神障碍的风险增加，这些通常在青春期或成人早期出现。

▪ 性虐待和身体虐待或其他情况。

关于挑衅行为其他原因的讨论详见第 154～157 页。

9.5.2 治疗

任何具有挑衅行为的生理、心理和社会因素都应仔细评估。挑衅行为的触发物应当尽快确定

> 当环境因素是导致挑衅行为的原因时，改变环境。不要使用精神药物。

和解决。青少年及其父母需要学习新的技巧来应对紧张的情绪和由此导致的后果。管理挑衅行为的讨论（包括评估）详见第 153～169 页。

几乎没有证据支持使用精神药物来治疗发育障碍青少年的挑衅行为。何时使用精神药物合适的讨论详见第 170 页。

9.6 学校

有些发育障碍青少年会上主流学校，有些上特殊学校，或者是两个都去。无论环境如何，学校的责任是保证教育内

容能够满足学生的学习需要，这可能是学术课程、社会和生活技能功能的联结点。所有学生（包括残疾人）的教育计划中一部分是确保他们能够：

- 在社区有归属感和存在价值感；
- 获得技能和发展能力。

学校可能要求医生提供学生的医学信息和相关建议，这样学校员工就可以：

- 了解学生的需求；
- 适当地支持学生的医学和教育需求；
- 便于为学生或其家庭提供资助、支持和服务。

9.7 从学校过渡

对于任何一个学生来说，离开学校后，前景充满挑战。一个有发育障碍的学生及其父母可能特别担忧在社区能得到什么样的支持和机会。在学校的最后几年，学校工作人员、年轻学生及其家庭成员应该经常讨论这个问题。离开学校后的选择包括：

- 公开就业或支持性（辅助）就业；
- 进一步接受教育（例如大学、职业技术教育学院、职前培训项目、注册培训机构）；
- 在活动当日对参与者提供个性化帮扶，这可能是：

—教育、社会、健康或兴趣相关的；

—基于残疾服务机构或社区提供的。

身患残疾（发育障碍）的学生离开学校后，他们的服务提供从教育转变到社区服务。如果年轻人需要残疾服务，他们必须向服务提供者注册残疾状态。注册是一次性要求，包括对他们资格的评估。等候名单可能会很长，所以应当提前注册。

许多发育障碍儿童在他们上学时接受治疗服务（例如物

理治疗、语言疗法、职业疗法）。在离开学校前，必须对他们的治疗需求进行评估，如果需要，还应联系服务机构，以便将来更好地进行治疗。毕业后，选择治疗服务包括一般服务（如社区健康中心、私人治疗服务机构和以医院为基础的服务）和特定的残疾人士服务❶。在每个州和领地，相关残疾服务部门提供本地服务信息。

离开学校会破坏青少年现有的社交网络，但是带来了在成人环境下形成新友谊的机会（如工作、学习、体育、兴趣爱好小组）。许多青少年发现发起和安排这些活动比较困难，他们需要家庭、朋友和服务提供者的支持。青少年病例主管人员可以帮助识别，组织适当支持，并提供社交娱乐活动的机会。

需要给予医学报告，以确保发育障碍患者的健康需求在他们成年服务业转型中得到满足。

9.8 离开家庭

在青春期和成年早期，许多年轻人搬出父母家。有些人可独立完成，有些需要帮助。在每个州和地区，相关残疾服务部门可以帮助有智力和身体障碍的年轻人确定合适的住宿场所。等候帮助的住宿名单往往很长。年轻人在他们的住宿环境中如果需要工作人员的帮助，应当提前调查他们的选择。

参考文献与延伸阅读

[1] Blum RW. Improving transition for adolescents with

---

❶ 新南威尔士州的青少年治疗服务和法案可通过脑性瘫痪联盟访问（www.cerebralpalsy.org.au/our-services/children-and-teenagers）。维多利亚州的治疗服务范围可以查阅 Scope（www.scopevic.org.au）或 Yooralla（www.yooralla.com.au）。

special health care needs from pediatric to adult-centered health care [introduction]. Pediatrics, 2002, 110 (6 Pt 2): 1301-1303.

[2] Eastgate G. Sex and intellectual disability: dealing with sexual health issues. Aust Fam Physician, 2011, 40 (4): 188-191.

[3] Grotberg E. Countering depression with the five building blocks of resilience. Reaching Today's Youth, 1999, 4: 66-72.

[4] Reddihough D. Cerebral palsy in childhood. Aust Fam Physician, 2011, 40 (4): 192-196.

[5] Scal P. Transition for youth with chronic conditions: Primary care physicians' approaches. Pediatrics, 2002, 110 (6 Pt 2): 1315-1321.

[6] Tonge B, Brereton A. Autism spectrum disorders. Aust Fam Physician, 2011, 40 (9): 672-677.

[7] Tracy J. Australians with Down syndrome: health matters. Aust Fam Physician, 2011, 40 (4): 202-208.

[8] Tracy J. People with disabilities: a rewarding challenge in general practice. Aust Fam Physician, 2011, 40 (4): 181.

[9] Tracy J, Henderson D. Children and adolescents with developmental disabilities. The GP's role. Aust Fam Physician, 2004, 33 (8): 591-597.

[10] Woods R. Behavioural concerns: assessment and management of people with intellectual disability. Aust Fam Physician, 2011, 40 (4): 198-200.

第 10 章

成人健康保健

发育障碍成人和普通人群有一系列相同的健康保健问题。不同的是，这些问题更普遍、无法识别或管理不善。此外，这些人患有与他们的残疾原因有关的疾病。

不能充分表达症状的成年患者，他们的疾病负担会增加。例如，发育障碍患者的疼痛和感染往往不容易确认。唯一能识别的可能是他们行为的改变（如哭泣、退缩、攻击性、易怒）。照顾人员和医生可能首先察觉这些行为改变，而没有注意潜在的身体状况。

有发育障碍的人更常见或是更容易遗漏的状况是：

- 视力和听力损伤；
- 药物不良反应；
- 呼吸系统疾病

—胸部感染，尤其是吸气导致的；

—异物；

- 胃肠道系统疾病

—牙科疾病；

—吞咽困难；

—胃食管反流病；

—幽门螺杆菌感染；

—便秘；

—肠梗阻；

- 隐睾；
- 腹股沟疝；
- 骨质疏松症；

- 癫痫；
- 精神障碍（包括焦虑、抑郁和精神病）；
- 挑衅行为；
- 肌肉骨骼和关节问题（包括未发现的骨折或髋关节半脱位和慢性疼痛）；
- 皮肤病。

10.1 遗传评估

成人发育障碍的原因往往在他们儿童时期就已经被调查过。如果原因不明，临床遗传学家应当对他们进行评估。这个评估可能有助于他们持续的医疗护理。在有一个明确诊断之前，他们应该每 5 年被评估一次。任何有发育障碍的人，如果他的遗传疾病没有得到充分的评估的话，都应该通过微阵列比较基因组杂交（array-CGH）（全基因组微芯片）进行染色体分析。这项技术几乎可以检测所有的导致发育障碍的遗传因素，X 染色体易损综合征除外。

10.2 药物不良反应

有发育障碍的人的药物不良反应讨论详见第 35 页。

10.3 日常保健

有发育障碍的成年人需要有一个普通的全科医生来：
- 提供日常保健；
- 执行全面的健康评估，包括健康促进和疾病预防。

推荐的健康检查见表 10-1。医疗保险项目需要健康评估，并可能与这组患者的保健计划相关。

理想的全科医生可以：
- 监测和调查患者行为变化，这可能是潜在健康问题的线索；

• 为了患者的利益，促进多学科的保健方式。

本章讨论了成人发育障碍常见的一系列健康状况。对女性和男性健康的具体建议，分别见第133～144页和第145～148页。

表 10-1　成人发育障碍的健康检查列表①

健康问题	评估频率	实施者
总体健康情况		
血压	每年	全科医生
口腔健康(牙齿、牙龈和口腔)	每6个月	牙医
听力		
• 评估	• 唐氏综合征:每2～3年 • 非唐氏综合征:每3～5年	听力学家
• 助听器的正确使用	常规	全科医生或听力学家
• 耳镜检查	适时	全科医生
视力		
• 评估	• 唐氏综合征:每2～3年 • 非唐氏综合征:每3～5年	验光师/眼科医生
• 眼镜的正确使用	常规	全科医生或验光师/眼科医生
药物治疗评估	至少每6～12个月	药物治疗评估药师
甲状腺功能	• 唐氏综合征:每年 • 非唐氏综合征:每年或更长时间(根据病因)	全科医生
血脂异常	常规①	全科医生
糖尿病	空腹血糖 • 唐氏综合征:每年 • 非唐氏综合征:至少每3年(如果服用抗抑郁药,应该更频繁)	全科医生
皮肤检查	每年	全科医生

健康问题	评估频率	实施者
生活方式		
酗酒	每年	全科医生
吸烟	每年	全科医生
营养	每年	全科医生
体重	每年	全科医生
体育活动	每年	全科医生
女性健康		
乳腺癌		
• 乳腺检查	常规评估(频率不定)	全科医生
• 乳房 X 线照相术	50～69 岁,每 2 年	放射科技师
宫颈癌 (宫颈脱落细胞巴氏涂片)	如果患者性活跃,18 ～ 69 岁,每 2 年	全科医生
男性健康		
睾丸检查	在首次检查后,每年 1 次	全科医生
前列腺癌筛查	参照临床评估(暂时不推荐 常规筛查)	全科医生
免疫接种	参照《澳大利亚免疫手册》 要求②	全科医生
其他		
癫痫	随时意识到癫痫带来的风险 如果服用抗癫痫药,考虑补 充维生素 D(见第 217 页)	全科医生
尿失禁	持续(第 108 页)	全科医生
运动	持续	全科医生/保健 辅助人员
问题行为(生理的/心理的/ 社会的)	适时,如果观察到	全科医生/心理 学家

健康问题	评估频率	实施者
抑郁症[尤其是高风险患者（例如之前诊断精神障碍）]	对抑郁症的高风险人群保持高度警惕 适时筛查	全科医生
痴呆（35 岁以后的唐氏综合征患者）	临床提高警惕 适时询问记忆和功能	全科医生/心理学家/精神科医生
性健康（避孕、安全性行为、性传播疾病建议）	适时，如果观察到	全科医生
骨健康	● 唐氏综合征：测量骨密度 —在成人早期； —更年期女性； —大约 40 多岁男性性功能减退时期 ● 非唐氏综合征：适时询问危险因素	全科医生 全科医生

① 大多数建议和一般人群相同。Royal Australian College of General Practitioners. Guidelines for preventive activities in general practice［The red book］. 7th ed. South Melbourne，Vic.：Royal Australian College of General Practitioners，2009.（www. racgp. org. au/guidelines/redbook）

② Australian Technical Advisory Group on Immunisation. The Australian immunisation handbook. 9th ed. Canberra：NHMRC，2008.（www. health. gov. au/internet/immunise/publishing. nsf/Content/Handbook-home）

10.4 特殊感觉

在发育障碍的人群中，视力和听力障碍比一般人群更常见，而且通常难以辨别或充分治疗。

有发育障碍的人可能不知道他们有感觉障碍，或无法报告。此外，他们可能不会意识到这些缺失正在影响他们能力的发挥，照顾人员往往也不知道发育障碍患者有感觉损伤。

他们可能把这些损伤错误地归咎于对行为缺乏响应（例如固执）。

筛查视力障碍（例如使用表或图表）和听力障碍（例如在0.6米处测试耳语）可以在以下人群中准确地进行：

- 所有患轻度发育障碍的人；
- 许多有中度发育障碍的人。

严重发育障碍患者通常难以完成这些测试，听力学家和眼科医生应该定期为他们检查。测试结果尚无定论的人也应该由专家进行评估。

检查眼镜和助听器的正确使用。家庭成员和其他照顾人员可以改变环境来增加发育障碍患者的感知和理解。重要的一点是，让有发育障碍的人使用眼镜和助听器不切实际。

听力可以通过以下方式改善：

- 与人交谈时，关掉收音机和电视机；
- 说话清楚。

进一步的建议来自 Australian Hearing❶（由听力学家或语言病理学家组成）。

改善视力的方法有：

- 消除眩光；
- 增加亮度；
- 提供对照物。

进一步建议可由一个低视力诊所提供。

对发育障碍患者来说，重要的是他们的全科医生：

- 每年或更频繁的进行耳镜检查（尤其是寻找助听器

---

❶ Australian Hearing，网址：www.hearing.com.au/communication-tips。

使用者的耳垢堆积）；

- 检查助听器或眼镜是否正确使用；
- 每 3～5 年筛查听力和视力（唐氏综合征每 2～3 年）。

10.5　心血管系统

发育障碍人群的心血管系统疾病讨论详见第 119 页。

唐氏综合征与先天性心脏病的发生率显著相关。心脏检查应该成为这些患者日常保健的一部分。必要时做超声心动检查，并寻求心脏病专家的意见。

10.6　呼吸系统

呼吸障碍是发育障碍人群中最常见的死亡原因之一。它们是严重智力障碍患者死亡的主要原因。

有发育障碍的人有误吸的风险（慢性吞咽困难所致）。这可能会导致不断地出现呼吸道感染，常被误诊为哮喘。在吃饭和喝水时有呛咳史的人，对吸气要高度关注。更多信息见"吞咽困难"章节（详见第 232～241 页）。

吸入性肺炎和肺气肿应当完全按照 *eTG complete* 处理。慢性严重呼吸疾病［包括慢性阻塞性肺疾病（COPD）］是转诊到呼吸科的一个标志。

吸入异物、鼻内异物或吞食异物可能导致不典型表现。

哮喘的治疗和一般人群相同（见 *eTG complete*）。但有发育障碍的人可能无法完全遵循哮喘管理计划。

睡眠呼吸暂停在肥胖患者中很常见。持续气道正压通气（continuous positive airways pressure，CPAP）是最有效的治疗方法（见 *eTG complete*）。

全科医生很容易为发育障碍的患者制订策略来减少呼吸系统疾病的死亡率。策略包括：

- 每年进行一次健康体检；

- 确保免疫接种及时、完整；
- 促进戒烟；
- 讨论体重管理问题；
- 考虑对哮喘和鼻窦炎患者进行过敏试验。

10.7　胃肠道系统

胃肠道疾病在发育障碍人群中较常见，包括牙科疾病、胃食管反流病、幽门螺杆菌感染、便秘、吞咽困难和营养问题（包括体重问题）。

10.7.1　口腔和牙齿健康

全科医生应当鼓励他们的患者每 6 个月去做一次牙齿评估，作为维持良好健康的一部分。关于发育障碍人群的口腔和牙齿健康的特定问题，详见第 242～246 页。

10.7.2　胃食管反流病

偶尔的胃食管反流症状（例如烧心和反流）在普通人群中比较常见（15％～20％的成人至少每周经历过一次）。如果这些症状明显降低生活质量，依据他们发作的频率（一周两次或更多），这个人就被认为患有胃食管反流病（gastro-oesophageal reflux disease，GORD）。

GORD 在发育障碍人群中较常见。脊柱侧弯、脑性瘫痪、唐氏综合征、IQ 过低（低于 35）、服用抗癫痫药或苯二氮䓬类药物的人最容易得 GORD。GORD 通常很严重。这些患者可能无法表述他们的症状，医生需要对此保持高度的警惕，并且根据以下情况考虑这个诊断：

- 挑衅行为（例如情绪激动，无论对自己还是他人）；
- 反复呕吐和误吸；
- 咳嗽或吃饭时呛咳；
- 贫血；

- 体重减轻；

- 口腔糜烂；

- 睡眠障碍。

对于没有预警症状的患者，数周的质子泵抑制药试验疗法是必要的。如果有效，这个治疗必须持续。如果有预警症状（如吞咽疼痛、吞咽困难、体重减轻、贫血、呕血和/或黑粪、呕吐），应进行内镜检查。GORD 的并发症包括食管溃疡、食管狭窄、Barrett 食管和食管癌。治疗应根据疾病的严重程度而定。对于无法正常表述症状的患者，可用行为图进行评价：

- 症状的严重程度；

- 治疗有效性。

关于 GORD 的更多信息，包括治疗期间推荐药物剂量，见 *eTG complete*。

10.7.3 幽门螺杆菌感染

30％的澳大利亚成人有幽门螺杆菌（Hp）感染，但是在人群中分布并不均匀。在曾参加家庭护理（包括机构、团体住房和临时看护中心）或日间照顾中心的发育障碍人群中发病率较高。这些人，以及不能够抱怨消化不良的患者，都应该进行 Hp 筛查。大多数 Hp 没有症状，感染导致 15％～20％发生消化性溃疡和 2％胃癌的终生发病风险。

利用尿素呼气实验、粪便抗原实验或血清学检查确诊感染。尿素呼气实验更具有特异性，但并不总是和粪便抗原检查一样可行。

感染幽门螺杆菌的发育障碍患者需要根治治疗，和一般人群相同（见 *eTG complete*）。

10.7.4 便秘

便秘很常见，但值得大力研究和治疗。在问诊时常被全科医生忽略，也有可能是发育障碍患者（或者是他的照顾人员）忽略。然而，便秘很痛苦，其不适可以表现为挑衅行为。严重的慢性便秘可导致反复住院、肠梗阻或扭转（肠扭曲）及死亡。

发育障碍人群便秘危险因素包括：

- 食物和（或）液体摄入不足，尤其是吞咽有困难的人（例如吞咽困难）；
- 运动量不够（例如有重大身体残疾的人）；
- 严重的智力障碍；
- 低纤维饮食；
- 某些药物（例如抗精神病药）。

更多便秘治疗建议，见 *eTG complete*。

10.7.5 吞咽困难

随着年龄增长，一些发育障碍患者在 30 岁以后出现吞咽能力恶化。定期评价他们的吞咽能力和经口摄入情况十分重要。

更多吞咽困难信息，详见第 232～241 页。

10.7.6 营养

更多关于营养的信息，包括体重过轻或肥胖及营养不良（如铁、维生素 D）的评估和治疗，详见第 221～231 页。

10.8 泌尿生殖系统

泌尿生殖系统疾病可能在发育障碍人中无法识别和诊断。为此，卫生专业人员需要保持高度警惕。

10.8.1 尿路感染

一些发育障碍患者患尿路感染的风险可能更大。其影响因素包括神经性膀胱功能障碍、肾解剖变异、留置导尿管及大便失禁。更多诊断和治疗信息见 *eTG complete*。

10.8.2 尿失禁

发育障碍患者的原发性尿失禁通常是由他们的发育障碍引起的。继发性尿失禁和原发性尿失禁恶化，通常是由发育障碍以外的因素造成的。

所有的尿失禁病例都需要仔细评估，包括：

- 原发性的，还是继发性的；
- 相关的症状和诱发因素；
- 如厕遇到困难；
- 沟通困难；
- 精神因素（如以前受过虐待、大小便失禁困扰）。

尿失禁的诊断和治疗与正常人群相同，可以参考正常人群的评估和建议。参与尿失禁评估和建议的人可以是失禁医生（通常是老年病学家，不论患者是何年龄）、失禁护理顾问、泌尿科医生或泌尿妇科医生。

澳大利亚禁欲基金会❶有当地资源信息。

10.8.3 男性下尿路症状

男性下尿路症状和正常人相同。可采用药物或手术进行治疗。

10.8.4 隐睾和腹股沟疝

隐睾在发育障碍（尤其是脑性瘫痪）的男性中较常见，并且经常不被识别，关于隐睾的讨论见第146页。

腹股沟疝可能是发育障碍男性腹股沟疼痛和腹部疼痛不能确诊的原因。健康专家必须牢记，患者是有行为改变还仅仅是非特异疼痛行为。绞窄性疝是外科急症。

10.9 中枢神经系统

智力障碍人群的癫痫发病率（18％～25％）高于普通人

❶ 澳大利亚禁欲基金会，电话：1800330066；网址：www.continence.org.au.

群（1%），有关讨论详见第 211～220 页。

10.10 心理健康

智力障碍人群的精神障碍发生率（如焦虑、心境障碍、精神分裂症及相关精神病）是普通人的 2～3 倍。有关评估，详见第 179～189 页，治疗详见第 190～210 页。

10.11 内分泌系统

一些内分泌失调在发育障碍人群中更常见，包括骨质疏松、骨软化症、甲状腺疾病和糖尿病。

10.11.1 骨质疏松症

骨质疏松症及其治疗的详细讨论见 *eTG complete*。有证据显示，骨密度降低、骨量减少和骨质疏松症在发育障碍人群中患病率更高。患病率因研究的人群和使用方法的不同而异。

10.11.1.1 危险因素

以下因素可增加发育障碍人群骨质疏松和骨折的发病风险，包括：

- 生活方式和营养
—体力活动减少或固化；
—钙摄入不足；
—维生素 D 缺乏；
- 使用抗癫痫药和抗精神病药；
- 性激素缺乏（女性和男性）；
- 内分泌失调（如甲状腺功能亢进症）；
- 唐氏综合征；
- 由于长期使用孕激素或过早绝经手术导致的闭经。

如果骨质疏松的风险因素已确定，应考虑骨密度测量。

预防骨质疏松的策略包括：服用维生素 D 和补充钙、保证足够的负重运动和保持正常体重指数。有发育障碍的人如果不经常晒太阳，应每年检测血清 25-OH-维生素 D 水平。更多关于骨质疏松和骨折危险因素评估的讨论以及预防策略，见 *eTG complete*。

10.11.1.2　治疗

发育障碍人群的骨质疏松治疗和正常人相同（见 *eTG complete*）。发育障碍人群口服双膦酸盐类药物的潜在严重不良反应更大（如消化道溃疡、下颌骨坏死）。这是由于其吞咽困难和胃食管反流病的发病率增加，以及需要更大侵入性的牙科治疗。排除和治疗任何潜在性的疾病非常重要（例如唐氏综合征的乳糜泻、性激素缺乏）。

10.11.1.3　预防跌倒

有发育障碍的人很少抱怨骨质疏松的症状，但比其他人更容易跌倒。跌倒风险增加的因素包括：

- 运动能力、协调能力、平衡能力及力量受损；
- 癫痫；
- 服用具有降压和镇静作用的药物（尤其是抗精神病药）；
- 视力障碍。

骨折的体征和症状容易被遗漏。因此，这些人预防跌倒非常重要，他们骨折发病率更高。有关骨质疏松症患者跌倒和骨折预防及恢复运动的建议，见 *eTG complete*。

10.11.2　骨软化症

骨软化症（儿童称为佝偻病）是发育障碍人群骨脆性的常见原因。维生素 D 缺乏是大部分肾功能正常或肾功能接近正常的骨软化症和佝偻病的主要原因。大部分时间在室内生活，或正在进行抗癫痫治疗的人，需要进行常规维生素 D

缺乏筛查。骨软化症和佝偻病的更多讨论和维生素补充建议，见 *eTG complete*。

10.11.3　甲状腺疾病

甲状腺疾病可以发生在任何年龄，并且在一般人群中很常见。在一些唐氏综合征和有遗传疾病的人中更常见。甲状腺功能减退是常见表现，患有唐氏综合征的人应每年进行筛查。

甲状腺功能亢进可表现为行为障碍和体重减轻，应考虑转诊到专科治疗。

甲状腺疾病更详细的讨论和治疗，见 *eTG complete*。

10.11.4　糖尿病

发育障碍人群的糖尿病发病率不详。然而，这些人肥胖程度更高，比其他人运动更少。因此糖尿病可能更常见，也可能漏诊。糖尿病在特定状态下比较常见（如 Prader-Willi 综合征，控制比较困难）。一些抗精神病药（如氯氮平）会使血糖升高。有或无唐氏综合征的患者检查频率建议见表 10-1。

胰岛素依赖型糖尿病患者需要转诊到专科治疗。

糖尿病的治疗往往复杂，因为很难：

* 维持足够的活动量；
* 坚持饮食控制；
* 实施血糖监测（特别是独立生活或有洁癖的人）。

糖尿病的详细讨论和治疗，见 *eTG complete*。有提供给患发育障碍和糖尿病的人（或他们的照顾人员）的特定信息❶。

---

❶ 昆士兰州智力和发育障碍中心有一个网站，为智力残疾者和他们的照顾人员提供糖尿病信息，网址：www. som. uq. edu. au/research/research-centres/queensland-centre-for-intellectual-and-developmentaldisability/re-sources/diabetes-to-the-point. aspx。

10.11.5 月经周期

关于月经周期处理和疾病的讨论，见"女性健康"章节（第 133～144 页）和 *eTG complete*。

10.12 肌肉骨骼肌系统

发育障碍人群中发现的肌肉骨骼系统疾病有脊柱侧弯、先天性髋关节脱位和关节挛缩。

关于脑性瘫痪对肌肉骨骼影响的讨论，见第 282～285 页。骨关节炎治疗，见 *eTG complete*。

10.13 皮肤

在发育障碍人群中，皮肤问题常见，并且常常被忽视。特殊皮肤疾病讨论见 *eTG complete*。

参考文献与延伸阅读

[1]　Australian Technical Advisory Group on Immunisation. The Australian immunisation handbook. 9th ed. Canberra：NHM-RC，2008.

[2]　Beange H，McElduff A，Baker W. Medical disorders of adults with mental retardation：a population study. Am J Ment Retard，1995，99（6）：595-604.

[3]　Bohmer CJ，Klinkenberg-Knol EC，Kuipers EJ，Niezen-de Boer MC，Schreuder H，Schuckink-Kool F，et al. The prevalence of Helicobacter pylori infection among inhabitants and healthy employees of institutes for the intellectually disabled. Am J Gastroenterol，1997，92（6）：1000-1004.

[4]　Bohmer CJM，Klinkenberg-Knol EC，Niezen-De Boer MC. Prevalence，diagnosis and treatment of gastro-oe-sophageal reflux disease in institutionalised persons with

an intellectual disability. J Intellect Dev Disabil, 2002, 27 (2): 92-105.

[5] Durvasula S, Beange H, Baker W. Mortality of people with intellectual disability in northern Sydney. J Intellect Dev Disabil, 2002, 27: 255-264.

[6] Eastgate G, Lennox NG. Primary health care for adults with intellectual disability. Aust Fam Physician, 2003, 32 (5): 330-303.

[7] Lennox N, Bain C, Rey-Conde T, Purdie D, Bush R, Pandeya N. Effects of a comprehensive health assessment programme for Australian adults with intellectual disability: a cluster randomized trial. Int J Epidemiol, 2007, 36 (1): 139-146.

[8] Lennox N, Bain C, Rey-Conde T, Taylor M, Boyle FM, Purdie DM, et al. Cluster randomized-controlled trial of interventions to improve health for adults with intellectual disability who live in private dwellings. J Appl Res Intellect Dis, 2010, 23 (4): 303-311.

[9] Royal Australian College of General Practitioners. Guidelines for preventive activities in general practice [The red book]. 7th ed. South Melbourne, Vic. : Royal Australian College of General Practitioners, 2009.

[10] Srikanth R, Cassidy G, Joiner C, Teeluckdharry S. Osteoporosis in people with intellectual disabilities: a review and a brief study of risk factors for osteoporosis in a community sample of people with intellectual disabilities. J Intellect Disabil Res, 2011, 55 (1): 53-62.

[11] Wallace RA, Schluter P. Audit of cardiovascular disease

risk factors among supported adults with intellectual disability attending an ageing clinic. J Intellect Dev Disabil, 2008, 33 (1): 48-58.

[12] Warburg M. Visual impairment among people with developmental delay. J Intellect Disabil Res, 1994, 38 (Pt 4): 423-432.

[13] Whitfield M, Langan J, Russell O. Assessing general practitioners' care of adult patients with learning disability: Case-control study. Qual Health Care, 1996, 5 (1): 31-35.

第 11 章

老年护理

越来越多的智力障碍人士，尤其是女性，正在迈入老年阶段。幸存人群往往有轻度智力障碍、并发症较少及适应能力很强。这些人的预期寿命接近（在某些情况下超过）一般正常人的预期寿命。唐氏综合征患者的预期寿命已经取得巨大进步。在发达国家，20 世纪 40 年代是 12 岁，现在是60 岁。

有智力障碍的老年人的绝对数量较少。然而，这个群体的规模预计将在接下来的 20 年里翻倍，这是由于预期寿命增加和 1946～1964 年间出生人口的老龄化（"婴儿潮一代"）。

11.1 临床评估

发育障碍老年人和其他老年人有同样的健康问题和生活方式

> 鼓励发育障碍人群建立个人健康档案。

问题（如锻炼、饮食、主动和被动吸烟、药物和酒精滥用），他们需要从医生那里获得类似的服务。然而，他们的临床治疗往往很复杂。家庭成员往往意识不到老龄化过程中的变化。他们可能会把问题归因于人的残疾或行为，而不是由于衰老导致的健康变化。照顾人员可能对老龄化认识有限——他们通常年轻并且未接受过训练。他们也可能对要照顾的人了解有限。发育障碍老年人可能频繁变换照顾人员和居住地，健康档案往往不完善。这可能需要一段时间将一个准确的健康状态图拼凑完整。如果还没有个人健康档案（详见第 33 页），鼓励他们（或他们的照顾人员）创建一个。

由于年龄，发育障碍老年人群全面综合的临床评估需要更多的时间和考量。生理问题和心理问题会影响机体功能。年龄相关的疾病混杂在智力障碍人群的潜在问题中，以至于对他们进行功能和社会方面的评估变得尤为重要。可以从多种渠道获取信息，包括家庭、朋友和正式照顾人员。听力和视力障碍在老年人中更常见。面对面谈话和良好的光线可以促进语言交流。

体格检查时，应特别关注心血管系统、神经系统和肌肉骨骼系统。定期评估功能状态（尤其是个人的自我照顾能力）。社会和财务需求必须建立。

11.1.1　虚弱

虚弱对发育障碍老年人来说是一个重要的概念。它已经被定义为"多系统储备功能下降导致

> 有发育障碍的老年人应定期见家庭医生。

的一种状态或综合征，一些生理系统接近或超过临床衰竭的阈值。"[1]虚弱的人即使在很小的外部压力下，生病和死亡的风险也会增加。常见的医疗问题对他们健康和功能的伤害可能超过预期。发育障碍老年人既有老龄化带来的问题，也有发育障碍本身产生的问题，因此，有必要对他们进行综合评估，以治疗虚弱和保持最佳的功能。

11.2　健康筛查与预防保健

健康筛查和预防保健在发育障碍人群中往往被忽略。随着年龄的增长，持续关注他们的健康及生活方式非常重要。

---

[1] Campbell AJ，Buchner DM. Unstable disability and the fluctuation of frailty. Age Ageing，1997，26（4）：315-318.

女性乳腺癌和子宫颈癌的筛查应持续到 69 岁❶。流感和肺炎链球菌疫苗可用于所有 65 岁以上老年人❷。

锻炼，对所有老年人来说都很重要，有利于保持他们的心血管健康、功能状态和总体健康。规律、安全的身体锻炼应当是日常生活的一部分。模拟日常生活进行锻炼（如重复坐立、走路）更容易接受，也更有益。初级保健中的简单建议对增加老年活动非常有效。智力障碍老年人的照顾人员和其他人员应该促成活动计划的实施。这些计划应该成为老年人日常生活的一部分，并记录在他们的保健计划中。

更多信息见"预防保健和健康促进"章节（详见第149～152 页）。

11.3 衰老和发育障碍综合征

发育障碍老年人有与引起他们残疾原因及相关状态有关的健康问题。在一些发育障碍综合征及疾病中，与年龄相关的健康问题在年轻时就出现了［如脑性瘫痪的骨骼系统肌肉撕裂与物理磨损（见第 285 页）、唐氏综合征的早期老龄化和阿尔茨海默病（见第 121 页）］。

11.4 用药评估

所有老年人的用药不良反应风险均会增加，住院患者达到20％。发育障碍老年人应当进行常规用药评估（详见第 150 页）。

11.5 健康问题

发育障碍老年人与一般人群有相同的健康问题，但有些

---

❶ Royal Australian College of General Practitioners. Guidelines for preventive activities in general practice（The red book）. 7th ed. South Melbourne，Vic.：Royal Australian College of General Practitioners，2009.

❷ Australian Technical Advisory Group on Immunisation. The Australian immunisation handbook. 9th ed. Canberra：NHMRC，2008.

情况更为常见。这些发育障碍老年人有更大的未查出的健康风险。常见的疾病见框 11-1。

框 11-1　发育障碍老年人常见疾病①

特殊感官
　视力和听力障碍
心血管系统
　脑血管疾病
　血脂异常
　血压升高
呼吸系统
　心肺疾病
胃肠道系统
　慢性便秘
　吞咽困难
　胃食管反流病
　牙龈炎和难以确诊的口腔病变
泌尿生殖系统
　尿失禁
　尿路感染
中枢神经系统
　帕金森病
精神健康
　慢性精神障碍
　精神错乱
　痴呆
　抑郁
内分泌系统
　糖尿病
　甲状腺功能减退症
　骨质疏松症
肌肉骨骼系统
　跌倒和骨折
　运动障碍
　骨关节炎
皮肤
　皮肤和保温

---

①肿瘤比较常见，并且可以影响身体的任何系统。

大部分疾病在"成人健康保健"章节讨论过（详见第98~114页）。下面的内容主要针对发育障碍老年人。

11.5.1　视力和听力障碍

视力和听力下降在发育障碍老年人中很常见。这种改变通常不被重视。他们的照顾人员往往意识不到这种障碍或认识不到这种障碍对沟通和行为的影响。感觉缺失会导致社会孤立、困惑和明显的技能缺失。视力障碍可能增加跌倒风险。听力和视力缺失患者的帮助策略，详见第102~104页。以下情况，需要一位语言病理学家：

- 感官缺失导致沟通障碍；
- 如果一个人有视力障碍或使用辅助沟通工具。

11.5.2　心血管系统疾病

心血管系统和脑血管系统疾病在发育障碍人群（唐氏综合征患者除外）和一般人群一样常见。大多数研究表明，这些人有更高的心血管疾病危险因素（如肥胖、饮食不良、缺乏锻炼）。发育障碍人群可能不接触公共预防性健康运动。此外，他们不太可能自己提出评价和管理血管危险因素。因此，他们的全科医生在这方面积极主动就显得非常重要。他们应该教育发育障碍患者、他们的家人及其照顾人员健康生活方式、健康饮食和锻炼计划。一些抗精神药（如氯丙嗪）的长期低压效应应当引起重视。

唐氏综合征患者与正常人相比，有较低的动脉粥样硬化发生率和较低的平均收缩压和舒张压。然而，他们更容易肥胖。同样，他们也可能有未确诊的心脏异常（包括瓣膜和传导缺陷），这些可能在以后的生活中导致心力衰竭和其他心脏并发症。

发育障碍老年人群定期检测血压和血脂浓度非常重要。心血管系统疾病的危险因素评估和治疗见 *eTG complete*。

11.5.3 便秘

慢性便秘在发育障碍老年人中较常见，尤其对于不能走路的人来说，这是一个严重问题。严重的便秘可导致身体和行为问题。关于便秘治疗的建议（包括老年人）见 *eTG complete*。发育障碍人群便秘危险因素的讨论详见第 106 页。

11.5.4 吞咽苦难

作为老龄化进程的一部分，吞咽技能在发育障碍人群 30 岁以后开始减退。定期检查吞咽能力和经口摄入情况是很重要的。

吞咽困难的更多信息详见第 232~241 页。

11.5.5 胃食管反流病

胃食管反流病的讨论详见第 105 页。

11.5.6 尿失禁

尿失禁在发育障碍老年人中常见，但不是正常老化的一部分。通常它被误认为是一个行为问题或为了寻求关注。然而，尿失禁通常是由可以治疗的医学问题（如尿路感染或其他泌尿系统疾病）引起的。老年人尿失禁的其他因素包括：

- 老年痴呆，使人在定位或识别厕所方面有困难；
- 协调困难（运动协调能力丧失），如不能解开拉链或纽扣而使人感到尴尬。

由于存在沟通困难、活动问题及认知问题，尿失禁的治疗变得比较复杂。尿失禁的有效治疗很重要，以免过早地将老年人送到护理之家。

关于发育障碍人群尿失禁的更多讨论详见第 108 页。

11.5.7 尿路感染

尿路感染的讨论详见第 107 页。

11.5.8　帕金森病

帕金森病的治疗建议见 *eTG complete*。如果发育障碍人群开始进行药物治疗，应关注其不良反应，不良反应的症状可能会以意想不到的方式出现。

11.5.9　精神健康

发育障碍老年人主要精神疾病有慢性精神障碍、精神错乱、痴呆和抑郁。

11.5.9.1　慢性精神障碍

发育障碍老年人可能患有未确诊或误诊的慢性精神障碍。他们的抗精神药可能好多年没有被评估过，最初的症状可能已经被遗忘。对抗精神病药常规评估非常重要（详见第150页）。对精神障碍的讨论，详见第 179～189 页（评估）和第 190～210 页（治疗）。

11.5.9.2　精神错乱

精神错乱有很多原因。其中，包括急性疾病（常见呼吸道和尿路感染）、代谢紊乱、药物毒性、撤药以及癫痫发作。精神错乱的详细讨论见 *eTG complete*。

发育障碍人群的功能状态、自理能力或行为的任何改变都应该认真对待。和所有老年人一样，精神错乱会掩盖严重疾病的症状，以至于容易治疗的疾病往往容易被错过。照顾人员可能把精神错乱误认为是行为出了问题。精确诊断精神错乱的起因非常重要，如果在社区内不能确定，建议转诊住院。

11.5.9.3　痴呆

痴呆（包括阿尔茨海默病）的详细讨论见 *eTG complete*。

到了 40 岁，患有唐氏综合征的人会有阿尔茨海默病的典型神经病理学变化。老年痴呆的平均临床确诊年龄为50～55 岁。其他智力障碍人的痴呆发病率也高于一般人群。

智力障碍人群的痴呆可能难以诊断。标准的诊断工具 ［如简易精神状态检查表（Mini-Mental State Examination, MMSE）］在这一人群中的使用没有经过验证。然而，对于轻度智力残疾水平的人，MMSE 可以提供以时间为基准的比较。

记录发育障碍人群功能基础信息是很重要的，尤其是 30 多岁至 40 岁早期的唐氏综合征患者。这些资料应该由他们的长期护理人员准备。基础信息可以包括：

- 标准测试（如 Vineland 适应行为量表）；
- 详细记录该人的日常生活能力

—手写的笔记；

—艺术作品；

—绘画（如"画人测试"）；

—患者参加活动的照片；

—录音或录像带。

有了这个基础信息意味着将来功能下降的性质和程度可以更可靠地评估。同时，当诊断老年痴呆的时候，一个重要依据是在至少 6 个月内表现出明显的恶化（不是由于其他原因）。病史回顾很重要，但不一定可靠或有效。

如果怀疑患痴呆，诊断程序和一般人群相同。功能下降可能是由很多常见原因引起的（如唐氏综合征，见表 11-1）。这意味着应仔细收集病史，同时进行彻底的医疗评估和感官筛查。应该在排除这些情况和充分检测后，才能得出痴呆的正式诊断。

阿尔茨海默病在唐氏综合征中的表现和其他一般人群相同（见 eTG complete）。这类患者可能会出现：

- 短期记忆及其他认知功能受损；

- 日常生活活动下降；
- 痴呆的行为和心理症状（包括行为、个性及情绪的改变）。

表 11-1　唐氏综合征功能下降的鉴别诊断

潜在病因	具体表现
精神或心理障碍	焦虑
	精神错乱
	痴呆
	抑郁(包括适应障碍)
	悲伤
	精神病
感官障碍	听力
	视力
身体状况	贫血
	关节炎
	心力衰竭
	甲状腺功能减退症
	感染
	呼吸暂停综合征
	其他
药物不良反应	由以下药物造成混乱、头晕、恶心：
	• 抗胆碱药
	• 精神药物
	• 复方用药

记忆障碍的指标包括：
- 反复询问（如关于谁是下一个轮班）；
- 忘记名字；
- 翻箱倒柜，到处找东西。

在不用语言表达的人群中，评估他们的短期记忆损伤可能会有困难。一个方法是在他们面前把三个物品藏在房间里，然后看他们是否记得放在哪里。

语言的逐渐下降（包括词汇、句子的复杂性和沟通的自然丢失）是阿尔茨海默病的特征性表现。其他的证据包括：

- 日常生活能力下降；
- 在熟悉的地方迷路。

试图完成一项任务（或者可能无法完成）与缺乏动机之间的区别，有助于把阿尔茨海默病从其他功能下降原因（如社会剥夺、抑郁、慢性精神病）中区分出来。一个人以前折叠衣服整齐，但是现在把衣服卷起来，可能是运动障碍的表现。

协调困难可以通过以下观察来发现：

- 完成穿衣任务（如脱下或穿上夹克，解开或系上纽扣，系鞋带）；
- 摆弄一副刀叉。

视觉和空间技能的损害可通过对鉴赏艺术品复杂性和技巧能力的下降表现出来。

胆碱酯酶抑制药对轻度痴呆的阿尔茨海默病患者有益（推荐剂量见 *eTG complete*）。唐氏综合征患者可能会有心脏问题，胆碱酯酶抑制药可能有心脏不良反应。如果一个人既患唐氏综合征，又有阿尔茨海默病，他们可能无法报告这些药物的任何不良反应。

同患唐氏综合征及阿尔茨海默病的人应尽量待在他们目前的住宿和职业环境（可适当改变）中。他们的全科医生可以帮助他们。

澳大利亚阿尔茨海默病热线可为痴呆症患者提供信息和服务❶。"唐氏综合征和阿尔茨海默病"小册子可以从维多利

---

❶ 澳大利亚阿尔茨海默病全国痴呆热线，电话：1800100500；网址：www. fightdementia. org. au。

亚州发育障碍健康中心获得❶。

11.5.9.4　抑郁、丧亲之痛和悲伤

抑郁症更常见于有发育障碍的老年人，尤其是唐氏综合征患者。这些人的抑郁症可能与阿尔茨海默病有关。抑郁可能造成动机丧失及沟通和功能的下降。区分抑郁症和痴呆可能比较困难。在对患者的认知和日常功能评估后，推荐用抗抑郁药进行治疗。评估及治疗抑郁症的建议，分别详见第184页和第199~202页。

与正常人一样，老年正是发育障碍人群丧亲之痛的时期。智力障碍人群的悲伤经常被忽略，这可能导致有智力障碍的老年人在一年或更长的时间里出现严重行为紊乱和精神疾病。帮助智力障碍老年人克服悲伤的方法包括：

- 提供照顾；
- 培养他们了解周围的环境和人；
- 抒发感情；
- 参加成人礼；
- 怀念（如看照片、拜访和参加扫墓）。

持续的神经疾病及抑郁应该治疗。

11.5.10　糖尿病

关于糖尿病的讨论，详见第111页。

11.5.11　甲状腺功能减退症

随着年纪的增长，发育障碍老年人可能在各方面的功能均有轻微的下降。甲状腺疾病非特异的症状与起病隐匿的特点，导致该病容易漏诊，因此，有必要通过评估排除甲状腺疾病。甲状腺功能减退症的讨论，见 *eTG complete*。

----

❶ "唐氏综合征和阿尔茨海默病"的小册子可以从维多利亚州发育障碍健康中心网站下载（www. cddh. monash. org/products-resources. html）。

11.5.12　肌肉骨骼系统疾病

医生应该意识到发育障碍老年人更容易出现跌倒、骨折、骨质疏松及骨关节炎。

11.5.12.1　跌倒、骨折和骨质疏松

与正常人相比，发育障碍老年人行动不便更常见，这一因素及其他因素导致患病老年人跌倒的风险增加（详见第110页）。这群人骨质疏松的风险也更高（详见第109页）。跌倒风险与骨质疏松风险的叠加，增加了骨折的风险。社区居住的发育障碍老年人也存在较高的跌倒风险，但他们可以从预防干预中获益。

有关骨质疏松治疗、跌到和骨折预防，以及运动恢复的建议见 *eTG complete*。

11.5.12.2　骨关节炎

骨关节炎在发育障碍患者步入老年后，变得更加常见。这个时候，他们的肌肉和关节更容易得病（特别是脑性瘫痪的人），治疗因以下因素变得复杂起来：

- 合并症增加；
- 更复杂的肌肉和关节问题；
- 缺少定期规律的运动。

膝关节骨性关节炎的治疗方法包括小腿力量锻炼和有氧运动。坚持进行这种治疗可能对发育障碍的人更困难。治疗骨关节炎的更多讨论，见 *eTG complete*。

11.5.13　皮肤和保温

老年人的皮肤变得苍白，更容易受到阳光的伤害，伤口愈合也变得非常缓慢。发育障碍成年人可能不知道：

- 涂抹防晒霜非常重要；
- 一些药物（如某些抗精神病药）可能使他们更容易晒伤。

他们应当知道如何使用防晒霜，并且不要在日光下长时间曝晒。

由于汗腺数量减少，老年人较难散热。因为皮下组织更薄、皮下脂肪减少及柔软皮肤变少，老年人更容易患感冒，这些都会影响皮肤保温。患病老年人可能不会说出他们的不适，也不能纠正自己的状况。照顾人员一定要意识到：

- 监测老年人体温；
- 避免老年人在阳光或阴凉处无人看管；
- 检查老年人穿着是否保暖和凉爽（合适的）。

根据需要，增减他们的衣物（如从阳台进入屋内）。

老年人很少口渴，脱水和热休克的风险会增加。以下两个因素可进一步增加发育障碍老年人的上述风险：

- 饮水困难；
- 为了治疗失禁，避免饮水。

老年人和他们的照顾人员应该了解温暖天气里足够液体摄入的重要性。

11.6 原居安老

"原居安老"（ageing in place）在澳大利亚是主流做法。有许多服务提供给老年人，以使他们尽可能长时间留在家里。

州政府负责残疾人服务，联邦政府负责老年人照顾。老龄残疾人的家庭护理因提供服务的机构不同而存在有效性和质量的差异。更复杂的是有些发育障碍患者，在 65 岁之前，会有年龄相关的疾病（如唐氏综合征和阿尔茨海默病患者）。这可能让人困惑，他们是否有享受老年护理服务的资格。让每个人找到最好的护理需要宣传、跨部门合作、创造性和灵活性。服务提供商因残疾而歧视属于违法行为（详见第45页）。

机构（如澳大利亚阿尔茨海默病热线）对残疾人家庭的直接护理人员提供培训。主流服务（如皇家护理服务）提供护理保健。这可能有助于患病的人留在社区的家中，而不是搬到老年人护理社区。管理好失禁也可以使一个人很好地继续遵循他们目前的生活安排。

一些老年人可能在家会感到被孤立。转诊到其他机构为老年人提供志愿服务或"朋友"服务可以减轻这种感觉。社会工作者可以促进日间照顾中心的安置。运输服务包括补贴出租车。

照顾发育障碍老年人的人，压力会比较大。一些"非正式"照顾人员很有可能也是老年人。应确定压力增加的原因。发育障碍老年人可以转到暂托服务（如白天和夜间暂托，短期住家安置）。照顾人员可以居家提供老年护理援助；也可以是职业治疗师——评估老年人在日常活动中的功能及任何设备需求。

11.6.1　环境改变

职业治疗师和物理治疗师可以提供改善环境的建议，以便患者在家里的功能最大化。全科医生也可以给出建议。

老年人需要更多的光线，但他们也更容易受到炫光的影响。利用百叶窗和窗帘产生的漫射光可能有帮助。应当避免光亮剂和油漆，尤其是厨房和浴室。

背景噪音可能是一个问题，尤其是保健设施聚集地或合租的房子。如果老年人有听力障碍，应避免在嘈杂环境中对话（如音乐和电器的噪音）。

发育障碍人群增强视力和听力的建议详见第102～104页。

环境改造和简单的安全措施［如卫生间的门向外打开、坡道和栏杆、设备（如轮椅、滑板车）］意味着一个人可以待在家里，而不是转移到老年护理社区。

11.6.2 动手能力

任何动手能力的下降可能会使开瓶子、罐子和门有困难。年龄增长的照顾人员和发育障碍老年人都会有这样的问题。为了避免那些开启儿童安全瓶或罩板包装的问题，医生可以要求将药物按服用剂量包装［如单剂量小药盒、韦伯斯特包（Webster pack）］。

11.7 老年护理设施的安置

一些发育障碍老年人体弱多病或提前患有老年痴呆，安置在一个护理之家比较合适。这群人更容易被社会孤立，并且因财政收入和个人资源有限，使他们难以进入老年护理机构。

一些发育障碍老年人从来没有接触过残疾服务。他们的家庭提供了所有的照顾。这些人未来计划和年迈的父母一起居住，这一点很重要但是有困难，因为有限的住宿选择。父母通常不愿意将他们的孩子放在住宅区照顾。

当家庭成员不能再照顾老年人的时候，通常会把他们安置在养老机构里。这种情况有时候会提前，因为家庭照顾人员的健康状况下降或死亡。而发育障碍的人可能没有任何年龄相关的身体或精神状态的下降。在一个不符合他们社交、情感和活动的需求环境中，他们会感到悲伤。这可能会导致其行为具有挑衅性。重要的是不要用精神治疗药物来缓解社会问题。

宿舍安置可能会出现问题。残疾人士可能能独立地自我照顾，但是不能应对相对非结构化的旅社环境。这可能会导致挑衅行为的发生和安置居所的损坏。如果宿舍不能提供更多的结构化照顾，该人应该安置在残疾组家庭。

参考文献与延伸阅读

[1] Australian Technical Advisory Group on Immunisation. The Australian immunisation handbook. 9th ed. Canberra: NHMRC, 2008.

[2] Bittles AH, Bower C, Hussain R, Glasson EJ. The four ages of Down syndrome. Eur J Public Health, 2007, 17 (2): 221-225.

[3] Bittles AH, Petterson BA, Sullivan SG, Hussain R, Glasson EJ, Montgomery PD. The influence of intellectual disability on life expectancy. J Gerontol A Biol Sci Med Sci, 2002, 57 (7): M470-472.

[4] Campbell AJ, Buchner DM. Unstable disability and the fluctuations of frailty. Age Ageing, 1997, 26 (4): 315-318.

[5] Cooper SA. Clinical study of the effects of age on the physical health of adults with mental retardation. Am J Ment Retard, 1998, 102 (6): 582-589.

[6] Cooper SA. Epidemiology of psychiatric disorders in elderly compared with younger adults with learning disabilities. Br J Psychiatry, 1997, 170: 375-380.

[7] Cooper SA. High prevalence of dementia among people with learning disabilities not attributable to Down's syndrome. Psychol Med, 1997, 27 (3): 609-616.

[8] de Winter CF, Magilsen KW, van Alfen JC, Penning C, Evenhuis HM. Prevalence of cardiovascular risk factors in older people with intellectual disability. Am J In-

tellect Dev Disabil, 2009, 114 (6): 427-436.

[9] Draheim CC. Cardiovascular disease prevalence and risk factors of persons with mental retardation. Ment Retard Dev Disabil Res Rev, 2006, 12 (1): 3-12.

[10] Haveman M, Heller T, Lee L, Maaskant M, Shooshtari S, Strydom A. Major health risks in aging persons with intellectual disabilities: an overview of recent studies. J Policy Pract Intellect Disabil, 2010, 7 (1): 59-69.

[11] Haveman M, Perry J, Salvador-Carulla L, Walsh PN, Kerr M, Van Schrojenstein Lantman-de Valk H, et al. Ageing and health status in adults with intellectual disabilities: results of the European PO-MONA II study. J Intellect Dev Disabil, 2011, 36 (1): 49-60.

[12] Janicki MP, Dalton AJ, Henderson CM, Davidson PW. Mortality and morbidity among older adults with intellectual disability: health services considerations. Disabil Rehabil, 1999, 21 (5-6): 284-294.

[13] Patja K, Iivanainen M, Vesala H, Oksanen H, Ruoppila I. Life expectancy of people with intellectual disability: a 35-year follow-up study. J Intellect Disabil Res, 2000, 44 (Pt 5): 591-599.

[14] Royal Australian College of General Practitioners. Guidelines for preventive activities in general practice [The red book]. 7th ed. South Melbourne, Vic.: Royal Australian College of General Practitioners, 2009.

[15] Sohler N, Lubetkin E, Levy J, Soghomonian C, Rimmerman A. Factors associated with obesity and coronary heart disease in people with intellectual disabilities. Soc Work Health Care, 2009, 48（1）: 76-89.

[16] Torr J, Strydom A, Patti P, Jokinen N. Aging in Down syndrome: morbidity and mortality. Journal of Policy and Practice in Intellectual Disabilities, 2010, 7（1）: 70-81.

第12章
女性健康

发育障碍女性和所有女性一样具有相同的健康问题，应以同样的方式加以管理。要做出适当的管理决策，以下事项是至关重要的：

- 了解女性残疾的程度；
- 重视她自我照顾的能力；
- 了解她的活动和生活环境。

对一个年轻的残疾女性来说，即使适度的月经也可能严重降低她的生活质量。在月经期间可能会：

- 为照顾她的月经卫生保健，而影响她的个人空间感；
- 由于需要卫生垫，不能参加体育活动（如游泳的天数）。

生活在社会环境监管下的青少年可能很少需要避孕，而友好交际的青少年可能"陌生人意识"不强。

性表达是生活的正常部分。然而，重要的是考虑一个女性有同意性关系的能力。

必须考虑潜在的生殖健康问题，包括：

- 需要避孕/怀孕的风险；
- 性虐待的风险；
- 月经相关症状（疼痛、沉闷、循环生理和情绪症状、月经性癫痫）。

管理应遵循以下原则：

- 发育障碍的女性有权享受目前的护理标准和全方位的管理方案。如果没有残疾的女性经过月经管理可以改善她们的生活质量，那残疾女性也可以；

- 女性的最佳利益优先，而不是其他利益；
- 每一次努力都必须克服女性的身体、认知和沟通困难；
- 教育策略是最不受限制的、连续性的、第一阶段的替代方案。

12.1 青春期开始

智力障碍女生通常和其他人一样身体成熟，开始有性意识。这意味着她们应该在正常的年纪被教授性和人际关系（详见第91～92页）。

如果在 13 岁还没有性成熟的标志（如乳房发育），就应考虑是青春期延迟。青春期延迟很少与造成发育障碍的原因有关。相反，它可能是与发育障碍引起的低体重和营养不良有关。其他原因也可能造成青春期延迟，需要调查。女孩青春期延迟讨论，见 *eTG complete*。

12.2 月经教育

一个有发育障碍女性的月经管理和所有女性相同。她需要以一种健康和社会能接受的方式了解和管

> 自我护理技能是培养自尊心的关键。

理这种身体正常功能，必要时，其他人可以帮助。许多学校提供青春期、月经和月经卫生教育。一些有智力障碍的女性会发现：

- 出现在她们内衣上的血迹让人苦恼；
- 用卫生垫别扭或不舒服。

因此，在进入青春期之前引入这些话题是有帮助的。当谈论这些话题的时候，可以鼓励家庭和学校使用带有插画的书籍。一些组织提供资源和计划来教发育障碍女生和妇女管理她们的月经。资源也可以来自照顾人员，包括全

科医生❶。当地计划生育诊所可能会有帮助，有时她们有工作人员专门从事残疾人教育。获得这些自我保健技能，并确定与其他女性一样，是发展自尊必不可少的。

负责确保有发育障碍的女孩了解月经的人应涉及以下几个话题：

- 给出月经的直接解释（如所有妇女每个月都会有血从两腿之间的洞中流出），并定期重复这个说法；
- 传授卫生垫的管理（最好在她身上演示，也可通过模仿或示范使用解剖正确的娃娃）；
- 如果她不能忍受卫生垫，可向她展示如何使用尿失禁产品；
- 教授她月经是隐私的。

经过教育后，大多数智力障碍女性可以管理她们的月经（有或无监督）。对于严重智力障碍女性，鼓励她们参与月经管理，或至少要接受帮助。

12.3 避孕

全面的避孕方法可提供给智力障碍女性。然而选择何种避孕方法可能会因以下原因受到限制：

- 智力障碍（与性伙伴的能力相关）；
- 实际操作技能（与性伙伴的能力相关）；
- 社交技能（如讨论如何使用避孕套）；
- 疾病、身体残疾、药物治疗。

决定避孕前应考虑的事项讨论详见第 250 页。有耐心、理解和适当的辅导，有助于评估女性的避孕需求，教她如何

---

❶ 教授月经管理的资源可以从维多利亚州发育障碍健康中心（www.cddh. monash. org/products-resources. html）（支持女性）和维多利亚家庭计划（www.fpv. org. au/disability）获得。

使用所选择的避孕方法。这种方法应该是最好的，却不是最容易提供的。安全期避孕法和屏障法对智力障碍女性来说并不适用。

避孕减少了怀孕的可能，却可能会增加性侵犯或性传播疾病的风险。

12.3.1　激素避孕

避孕选择的讨论见 *eTG complete*。可考虑口服、注射或宫内用激素避孕药。如果不能坚持，可选择：

- 左炔诺孕酮缓释宫内节育器（intrauterine contraceptive device，IUCD）；
- 依托孕烯皮下埋植剂；
- 长效醋酸甲羟孕酮（depot medroxyprogesterone acetate，DMPA）。

口服避孕药的可靠性会因为服用使酶活性降低的抗癫痫药而降低。DMPA 或 IUCD 可提供有效的避孕。如果一位女性想继续使用口服避孕药，可选用复方口服避孕药（combined oral contraceptive pill，COCP），内含雌二醇 $50\mu g$。更多讨论见 *eTG complete*。

12.3.1.1　口服避孕药

口服避孕药的疗效取决于是否坚持使用。许多发育障碍的女性是可靠的口服药使用者，或者可以由她们的照顾人员进行帮助和监督。

复方口服避孕药在 *eTG complete* 有讨论，包括对患者开处方前的建议。多重障碍（coincident disabilities）可能是禁忌证（如无法动弹、既往的心血管事件和深静脉血栓）。

越来越多的单相 COCPs 被连续使用，没有证据显示有撤药出血。某种单相 COCP 可连续使用长达几个月，直到开始出血，然后停药 4 天。连续长期服药有时很难实现，但似乎是一种有效的策略。

临床经验表明，如果癫痫发作与月经周期相关，连续使用单相 COCP，会有助于癫痫发作的治疗。控制良好的癫痫并不禁忌使用 COCP。然而，应该意识到 COCP 与抗癫痫药潜在的相互作用（癫痫者的避孕见 *eTG complete*）。

如果雌激素禁忌使用，**孕激素口服避孕药**也是有效和有价值的。但要坚持服用。更多信息见 *eTG complete*。在服用抗癫痫药的妇女中，这种避孕方式不可靠。

12.3.1.2　注射激素避孕药

如果定期服药有困难，DMPA 是一种有用的选择。DMPA 的优势有：

- 提供长期有效的避孕，不良反应发生率较低，且无药物相互作用；
- 防止盆腔炎、子宫内膜癌及卵巢癌；
- 产生闭经；
- 创建一个稳定的激素环境，可能有助于月经性癫痫的预防和治疗。

DMPA 的更多信息（包括不良反应），见 *eTG complete*。女性在不知情的情况下，可能会造成性交时滥用 DMPA。使用之前，必须与负责女性护理的人谨慎讨论 DMPA 的使用。

如果不能保证坚持服药，皮下植入依托孕烯（*eTG complete* 中有描述）是另外一种有效和方便的避孕形式。然而，如果出现不规则出血，女性又不能忍受，这就是个问题。抗癫痫药会使依托孕烯的疗效降低。

12.3.1.3　阴道避孕环

成本和使用难度限制了阴道避孕环在发育障碍女性中的使用。

12.3.1.4 宫内节育器 (IUCD)

对发育障碍女性来讲，左炔诺孕酮缓释 IUCD 也是一种避孕选择。IUCD 不仅可以可靠避孕，还可以保护子宫内膜，减少月经损失和痛经。然而，IUCD 对月经性癫痫无效。同样，IUCD 也不一定能减少由激素变化导致的循环的情绪症状。对 IUCD 的更多讨论，见 *eTG complete*。

不管女性有无发育障碍，铜制 IUCDs 很少使用。

12.3.2 绝育术

在考虑输卵管结扎之前，应建议使用左炔诺孕酮缓释 IUCD。这是一个同样可靠的避孕方法，只需要一个微创手术，并且有额外的好处（见上文）。

绝育术可能是避孕的一种最终选择，但只有在以下情况选择：

- 女性利益最大化；
- 其他较少限制性的避孕方法不能使用，或是不能令人满意。

> 严格的法律管理绝育术。

法律规定，以下 2 种情况禁止行绝育术：

- 18 岁以下；
- 一个没有能力做出决定的成年人。

对一个孩子来说，澳大利亚家庭法院可以提供授权。在昆士兰州，无论是澳大利亚家庭法院或昆士兰民事及行政法庭均可提供授权。

对于缺乏能力的成年人，每个州的监护机构均可提供授权。联系信息，详见第 47～51 页。

12.4 紧急（性交后）避孕

紧急（性交后）避孕，使用左炔诺孕酮，详见 *eTG*

complete。

临床医生应考虑女性是否需要避孕，并评估患性传播疾病的风险。

12.5 健康筛查

对发育障碍女性来讲，生殖健康筛查的原则和操作［如乳房 X 线检查、阴道检查、宫颈巴氏涂片（Pap）］与所有其他女性一样，全科医生应定期实施表 10-1 所示筛检（详见第 100 页）。

为避免检查带来的困难，检查前，医生应进行安慰、解释和适当的辅助教育。关于体检的建议，详见第 33 页。在澳大利亚，常规阴道检查很少使用镇静药或麻醉药。如果女性觉得检查痛苦或困难，可考虑巴氏涂片法。

发育障碍的人性虐待的发生率很高。报告怀疑成人遭虐待不是强制的。然而，如果医生或者照顾人员怀疑一个女性被虐待，他们应该认真考虑上报（详见第 44 页）。

12.6 妇科疾病.

诊断发育障碍女性的妇科疾病是有困难的。询问病史时，病史细节可能不容易从她或照顾人员那里获得。盆腔检查可能难以执行或解释，或是没有麻醉的情况下不能实施。超声有助于阐述临床症状，但是通常仅限于腹部超声检查。如果没有超声而不能进行满意的检查，在麻醉情况下，病理学检查可能提示症状。

12.7 月经失调

临床经验表明，发育障碍女性的月经失调和一般人群一样。处理这些问题的建议，见 *eTG complete*。

月经不规律、月经过多（经血过多）和痛经在青春期女性常见，可能在以后的生活中还会出现。月经周期相关的行为异常可能是由于经前期综合征或痛经造成的。对于发育障碍女性，这可能与自残有关。行为异常、经前期综合征和月经周期需要绘制三个周期表（如使用 *eTG complete* 中的经前期综合征症状图），这可以确定行为改变是否与经前期综合征或其他因素相关。

月经过少（月经不稳定）在智力障碍女性中常见，尤其是体重过轻或过重女性，往往与其他疾病或药物相关。

癫痫常与发育障碍有关。月经不规律、多囊卵巢综合征和雄激素过多在女性癫痫患者中更常见。

抗精神病药可引起高催乳素血症和继发性闭经。血清催乳素浓度为正常上限的 2～3 倍与此有关。治疗高催乳素血症，见 *eTG complete*。

12.8 月经抑制

月经抑制是利用药物或手术，暂时性或永久性中断月经。有时候，为解决医疗和行为问题，月经抑制对女性最有利。然而，月经抑制只在其他非限制性选择尝试失败的情况下考虑使用。许多正常女性由于各种原因（如缓解症状、改善生活质量、方便）使用单相 COCP 选择跳过月经周期。这个选择也可以提供给发育障碍女性。

合适的月经抑制条件和情况可能包括：

• 妇科状况（如月经过多、子宫内膜异位症、经前期综合征）；

• 月经性（月经相关的）癫痫或者其他与月经周期相关的症状（如呕吐）；

• 女性的知情决策或要求；

• 女性有自我伤害倾向或其他；

• 可以改善女性生活质量。

完全因为行为问题而决定使用药物抑制月经，是有争议的。这样的决定最好由多学科小组及女性照顾人员共同做出。参考监护机构或其他同等机构的要求（详见"法律问题"章节，第39～51页）。

12.8.1　药物

月经周期及其相关症状和问题可以通过周期使用激素或维持一个恒定的激素水平而减少。

周期孕激素（如每日服用醋酸甲羟孕酮或炔诺酮21天或28天）或周期COCPs可使周期性疼痛减轻、更少。这些药物的使用可降低子宫内膜癌的发病风险。

一个稳定的激素环境可以减少周期症状，并可能导致闭经。这种恒定的激素水平可以通过以下药物实现：

- 长效醋酸甲羟孕酮（DMPA）；
- 连续单相COCP（详见第136页）；
- 连续口服孕激素（如炔诺酮10mg/d或醋酸甲羟孕酮20～30mg/d）。

DMPA使用12个月后，57%的女性产生闭经。还有报道称，DMPA能减少月经性癫痫发作频率。大多数研究证实，DMPA对血脂无不良影响。DMPA可能对骨矿物质密度有一个小的、长期的不良影响，停药后可恢复。

长期使用孕激素可能出现不良反应，一种解决方法是治疗6个月后测量BMD，给出一个基线值。如果女性的BMD未达标，可以探究其他因素（详见第109页）。女性的BMD可18个月后再次测量（如治疗2年后），以确认是否在减少。如果BMD降低，可以考虑用雌激素（持续）来预防骨质流失。

12.8.2　手术

发育障碍女性很少用手术来治疗月经。手术只在所有侵入性选择均失败的情况下才予考虑。

子宫内膜去除术可使不到50%的女性闭经，30%的女性月经减少。月经周期经常再次出现，30%的女性在5年内需要进一步手术。子宫内膜去除术不能避孕。

利用子宫切除术来消除月经周期极其不合适，并且在月经初潮前也不合理。0.5%～1%的女性，在子宫切除而保留卵巢的6个月内，出现更年期症状。这大概是由卵巢血流量改变引起的。如果女性的卵巢在子宫切除时被切除，更年期会突然发生。症状往往令人沮丧。长期来看，这类女性冠状动脉疾病和骨质疏松的风险会增加。

子宫内膜去除术或全子宫切除术需要法律授权（详见第138页）。

12.9　妊娠

发育障碍女性妊娠可能是由于双方自愿性交的结果。医生还应该考虑到妊娠也有可能是性虐待的结果，包括乱伦，如果发现应通知相关部门。这些女性通常在妊娠后需要较高水平的照顾。

在某些情况下，终止妊娠对某些女性来说可能受益最大。这需要相关监护机构的合法授权，因为这是一个特殊的医疗程序（详见"法律问题"章节，第39～51页）。

智力障碍女性的父母往往被社会孤立，得不到社区和个人网络的支持。养育能力不应当被推定是不够的。在这样的家庭中，加强社交支持系统是很重要的。

12.10　更年期

发育障碍女性麻烦的更年期症状可能不易被报告或发现。更年期女性心血管系统疾病和骨质疏松的发病风险增加。这种风险在发育障碍女性更高，因为她们同时有多种风险因素。

更年期及其相应处理，以及防止骨质疏松所采取措施的详细讨论，见 *eTG complete*。

参考文献与延伸阅读

［1］ Center JR，McElduff A，Beange H. Osteoporosis in groups with intellectual disability. Aust NZ J Dev Disabil，1994；19：251-258.

［2］ Goldstein H. Menarche，menstruation，sexual relations and contraception of adolescent females with Down syndrome. Eur J Obstet Gynecol Reprod Biol，1988，27（4）：343-349.

［3］ Grover SR. Gynaecological issues in adolescents with disability. J Paediatr Child Health，2011，47（9）：610-613.

［4］ Grover SR. Menstrual and contraceptive management in women with an intellectual disability. Med J Aust，2002，176（3）：108-110.

［5］ Parker Jones K，Douglass J. Gynecologic problems. In：Rubin IL，Crocker AC，editors. Developmental disabilities：delivery of medical care for children and adults. Philadelphia：Lea & Febiger，1987.

［6］ Quint EH，Elkins TE，Sorg CA，Kope S. The treatment of cyclical behavioral changes in women with mental disabilities. J Pediatr Adolesc Gynecol，1999，12（3）：139-142.

［7］ Richman GS，Reiss ML，Bauman KE，Bailey JS. Teaching menstrual care to mentally retarded women：Acquisition，generalization，and maintenance. J Appl

Behav Anal, 1984, 17 (4): 441-451.

[8] Savasi I, Spitzer RF, Allen LM, Ornstein MP. Menstrual suppression for adolescents with developmental disabilities. J Pediatr Adolesc Gynecol, 2009, 22 (3): 143-149.

[9] Tymchuk AJ, Llewellyn G, Feldman M. Parenting by persons with intellectual disabilities: a timely international perspective. J Intellect Dev Disabil, 1999, 24 (1): 3-6.

[10] Zacharin M, Savasi I, Grover S. The impact of menstruation in adolescents with disabilities related to cerebral palsy. Arch Dis Child, 2010, 95 (7): 526-530.

第13章
男性健康

发育障碍男性应与普通男性享有同等的医疗保健。如果有背离上述原则的任何明确理由均应记录下来。许多内分泌疾病（如雄激素缺乏症）伴随临床症状而非体征。如果男性有语言交流困难，那么他可能表现不典型。需要临床高度怀疑并定期监测。

在发育障碍男性中，腹股沟疝（第108页）通常无法确诊。

13.1 青春期延迟和雄激素缺乏症

过去，如果一个发育障碍男孩出现青春期延迟，一般不予处理。这样的处理方式可能引起发育障碍青少年出现某些处理不当或不可接受的行为困难（如公共场合手淫，详见第248页）。然而，青春期发育障碍会产生重大影响，包括缺乏适当的生长和发育及成年后的骨质疏松。发育障碍男孩的青春期延迟需要与一般人平等对待（见 *eTG complete*），使用谨慎、缓慢的方法来处理。产生不良社会后果的行为（如公共场合手淫、青少年攻击性）需要监控。

据报道，雄激素缺乏症在发育障碍男性中更普遍（如唐氏综合征、Prader-Willi 综合征等其他综合征）。不幸的是，这些人群中的雄激素缺乏症不易被识别和确诊。未经治疗的雄激素缺乏症患者会出现生活质量降低、肌肉发育不良、脂肪量增加及骨质疏松。发育障碍男性发生骨质疏松的其他危险因素有缺乏运动（尤其是坐轮椅）、服用抗癫痫药、维生素 D 缺乏（有关骨质疏松的讨论，见 *eTG complete*）。发育障碍者雄激素缺乏症的治疗与普通人群一样（见 *eTG complete*），要重视年轻患者的监测，以防（上述）不良社会后果的发生。

13.2 隐睾

与性腺正常发育的男性相比，隐睾（睾丸未降或睾丸不在阴囊）更易发生在性腺功能低下的男性人群中。隐睾还与几种智力障碍的综合征有关。腹股沟隐睾者在其生命周期内发生睾丸癌的风险要增加 4 倍。腹腔内睾丸者风险更高。现已证实，严重智力障碍患者的睾丸癌患病风险更高。

在临床实践中，如果有一侧（或两侧）睾丸无法识别，则应考虑寻找隐睾。超声波检查通常是首选检测手段。如果可能，隐睾应纳入阴囊（最好在青春期前）以便定期监测。睾丸固定术无法放置的腹内睾丸应当切除。

13.3 睾丸监测

推荐将睾丸监测作为年轻男性的日常保健项目。发育障碍男性每年应进行包含睾丸触诊的体检。这对既往有隐睾史的患者来说尤为重要，无论睾丸固定术是否已经完成。发育障碍患者即使感觉到有肿块也可能不会表达，照顾人员应当意识到这些。睾丸检查也提供了以下机会：

- 为割包皮男性评估阴茎的卫生；
- 提供教育，以防止包皮过长和包茎嵌顿。

13.4 勃起功能障碍

勃起功能障碍很常见，发生率在 40 岁以后增加。65 岁的男性中 25％～45％有显著的勃起困难临床表现。

具有轻度发育障碍的男性有时会主诉勃起功能障碍。任何患有发育障碍主诉勃起功能障碍的男性都应该受到与没有发育障碍患者同样的尊重与待遇，包括评估可能的影响因素（如心血管病危险因素或雄激素缺乏症）。勃起功能障碍的详细讨论详见 *eTG complete*。

参考文献与延伸阅读

[1] Center J，Beange H，McElduff A. People with mental retardation have an increased prevalence of osteoporosis：a population study. Am J Ment Retard，1998，103（1）：19-28.

[2] Cortada X，Kousseff BG. Cryptorchidism in mental retardation. J Urol，1984，131（4）：674-676.

[3] McElduff A. Endocrinological issues. In：Prasher VP，Janicki MP，editors. Physical health of adults with intellectual disabilities. Oxford：Blackwell Publishing，2002：160-180.

[4] McElduff A，Beange H. Men's health and well-being：testosterone deficiency. J Intellect Dev Disabil，2003，28（2）：211-213.

[5] McElduff A，Center J，Beange H. Hypogonadism in men with intellectual disabilities：a population study. J Intellect Dev Disabil，2003，28：163-170.

[6] Patja K，Eero P，Iivanainen M. Cancer incidence among people with intellectual disability. J Intellect Disabil Res，2001，45（Pt 4）：300-307.

[7] Sullivan WF，Berg JM，Bradley E，Cheetham T，Denton R，Heng J，et al. Primary care of adults with developmental disabilities：Canadian consensus guidelines. Can Fam Physician，2011，57（5）：541-553，

e154-168.

[8] Wilson NJ, Cumella S, Parmenter TR, Stancliffe RJ, Shuttleworth RP. Penile hygiene: puberty, paraphimosis and personal care for men and boys with an intellectual disability. J Intellect Disabil Res, 2009, 53 (2): 106-114.

第 14 章

预防保健和健康促进

预防保健对残疾人群很重要。发育障碍患者往往沟通不畅且不经常抱怨。他们很少要求接种疫苗，或主动要求检测血胆固醇或血糖，照顾人员也不愿意建议做一些检测。一项由全科医师组成的年度全面体检可促进健康、预防疾病和发现疾病。医疗保险项目适于健康评估，并可能与患者的护理计划相关。

常规筛查应按照与一般人相同的适应证和禁忌证进行（详见表10-1，第100页）。有关发育障碍人群的体格检查建议，详见第33页。

有遗传病家族史者（如结肠癌、家族性高胆固醇血症、青光眼）提示做特殊筛查试验。如果可能，应从家族亲戚中获取遗传病的细节信息，因为本人可能无从知晓。

14.1 锻炼

对于可以走动的发育障碍患者，应执行日常的身体锻炼的建议和指导原则。对于卧床患者，推荐一个保健辅助人员（如物理治疗师）辅助完成改进过的运动计划是非常有价值的。

14.2 免疫接种

所有发育障碍患者均应按照标准程序接受免疫接种❶。除了日常的常规疫苗，可能还需适当接种流感、肺炎球菌

---

❶ 国家免疫计划（NIP）时间表，见 www.immunise.health.gov.au/internet/immunise/publishing.nsf/Content/nips2。

病、甲型肝炎及乙型肝炎疫苗。建议见《澳大利亚免疫手册》[❶]。

发育障碍儿童及（特别是）成人，可能没有免疫接种记录。老年人及有过几次搬迁的人，通常缺乏完整的（或任何的）健康档案。当记录缺乏时，强化疫苗接种非常重要[❷]。

14.3 用药评估

对于发育障碍者来讲，定期进行用药评估很重要，这是因为：

- 多重用药很常见；
- 药物治疗方案可能好多年没有调整或评估；
- 有的药物疗效可能不再明显；
- 有疗效更好、不良反应更少的药物出现；
- 药物剂量可能需要调整（通常来说，剂量没必要那么高）；
- 给药途径可能并不适宜（如肌内给药，但被用来口服）。

通常，由于难于获得既往史，可能无法得知某些药物最初应用的原因。如果目前该药物没有明确的用药指征，应谨慎撤药。

随着发育障碍者年龄的增长，他们很可能会出现需要额外治疗问题。同时，他们代谢和排泄药物的能力在下降。随

---

❶ Australian Technical Advisory Group on Immunisation. The Australian immunisation handbook. 9th ed. Canberra：NHMRC，2008.（www. health. gov. au/internet/immunise/ publishing. nsf/Content/Handbookhome）

❷ 关于强化免疫接种的信息，见 www. immunise. health. gov. au/internet/immunise/publishing. nsf/Content/Handbook-catchup。7 岁以下儿童强化免疫接种的计算器，可在 www. health. sa. gov. au/immunisationcalculator 获得。

着药物血药浓度的增加，可能会产生许多潜在药物-药物相互作用及不良反应。因此，用药指征及剂量是否合适，应至少每 6～12 个月评估一次。

14.4　营养

相比一般人群，发育障碍人群的体重问题（肥胖和体重不足）更普遍。因为在一般人群中，这两个情况都有显著的健康后果。因而不应被看作是发育障碍的固有后果。关于体重问题的管理建议，见"营养失调"章节（详见第 221～231 页）。

其他营养问题包含维生素和矿物质缺乏（详见第 229 页）。

14.5　吸烟

相对于普通人群，吸烟是发育障碍人群的一个主要健康问题，应该引起重视。戒烟相关的建议、支持和教育非常重要。如果同时合并心理障碍，那么戒烟的治疗可能需要与其心理医生一同讨论。

参考文献与延伸阅读

[1]　Australian Technical Advisory Group on Immunisation. The Australian immunisation handbook. 9th ed. Canberra：NHMRC，2008.

[2]　Beange H，Lennox N，Parmenter TR. Health targets for people with an intellectual disability. J Intellect Dev Disabil，1999，24（4）：283-297.

[3]　Beange H，McElduff A，Baker W. Medical disorders of adults with mental retardation：a population study. Am J Ment Retard，1995，99（6）：595-604.

[4] Lennox N, Bain C, Rey-Conde T, Purdie D, Bush R, Pandeya N. Effects of a comprehensive health assessment programme for Australian adults with intellectual disability: a cluster randomized trial. Int J Epidemiol, 2007, 36 (1): 139-146.

[5] Lennox N, Bain C, Rey-Conde T, Taylor M, Boyle FM, Purdie DM, et al. Cluster randomized-controlled trial of interventions to improve health for adults with intellectual disability who live in private dwellings. J Appl Res Intellect Dis, 2010, 23 (4): 303-311.

[6] Royal Australian College of General Practitioners. Guidelines for preventive activities in general practice [The red book] . 7th ed. South Melbourne, Vic. : Royal Australian College of General Practitioners, 2009.

第 15 章

挑衅行为：评估和管理

挑衅行为（challenging behaviours）在发育（包括智力）障碍的人群的发生率很高。表现出挑衅行为的人的某些后果是社会孤立、技能障碍、贫苦及有限的居住与就业机会。他们的照顾人员（包括家庭成员、朋友和工作人员）会有压力，并遭受生理上的伤害。为此，需要提高工作人员的比例。挑衅行为限制了发育障碍者享有完整和快乐的生活。

挑衅行为被定义为"具有强度、频度或持续时间的行为，对本人或他人的安全构成严重威胁，或者可能会严重限制或拒绝使用普通社区设施的行为"[1]。

挑衅行为可能是针对自身的或者是对外的。针对自身的行为包括：

- 自我伤害；
- 退缩行为；
- 重复（刻板）行为。

对外的行为包括：

- 激动（如踱步）；
- 攻击（如破坏财产、猛打行为）；
- 社会不当行为（如公共场合下的性行为）；
- 违规（如不遵守指示）。

---

[1] Emerson E, Cummings R, Barrett S, Hughes H, McCool C, Toogood A. Challenging behaviour and community services 2. Who are the people who challenge services? J Brit Inst Ment Handicap, 1988, 16 (1): 16-19.

普通挑衅行为的例子有：

• 一个有严重智力障碍的人打伤了自己的面部和头部，造成擦伤和开放性伤口；

• 一个有轻度智力障碍的人会变得不合作及谩骂照顾人员；

• 一个患有孤独症谱系障碍和重度智力障碍的人会拒绝去公共场所，如果被带去公共场所，他也许会变得有攻击性并逃离照顾人员；

• 一个有智力障碍的人会变得沉默寡言、昏昏欲睡。存在轻度智障时，他们有时也会抱怨胃痛和恶心。

15.1 原因

发育障碍者挑衅行为的发作或加重可能有许多原因，包括：

• 沟通困难，产生的原因有：

—患者的沟通障碍；

—照顾人员的沟通模糊或不一致；

• 引起疼痛和不适的躯体疾病；

• 药物治疗（详见第 195 页）；

• 精神障碍；

• 虐待（身体和心理）；

• 患者日常惯例被打破；

• 身体和社会环境的改变。

> 发育障碍者的挑衅行为通常有许多原因。

发育障碍本身不应该认为是导致一个人挑衅行为的原因。然而，这可能是一个诱发因素。例如，如果患严重智力障碍的人不能讲话，挑衅行为则可能成为他唯一的表达方式。

15.1.1 生理因素

对一个身患残疾的人来说，任何健康问题都可能导致疼痛和不适，并且可能以一种不典型的方式呈现。初始阶段，可能没有证据提示潜在的疾病。当其表现出技能的丧失，就要排除潜在的器质性因素了。

> Terry 是一位 58 岁的男性，患有不明原因的中度智力障碍，具有孤独症倾向。自幼患有癫痫，服用 2 种抗癫痫药。Terry 不会讲话，通过肢体语言表达某些需求。出于隐私，他独立如厕，并在如厕后自己放水冲洗马桶。Terry 曾有 3 周时间没有食欲，有记录显示，他那时候更频繁地敲击自己的头部。他还在自己的卧室里大喊大叫，这是不寻常的。

Terry 的挑衅行为有许多生理原因。

生理问题在发育障碍人群中更加普遍，包括骨骼肌或牙痛、无法识别的感染、便秘和肠梗阻以及胃食管反流病（GORD）。口腔问题和 GORD 可导致进食相关的疼痛，进而造成自残。尿路感染引发的中耳炎、慢性鼻窦炎、便秘和恶心等不适可以造成食欲丧失和体重减轻。这些问题同样可能诱发或延迟令人困扰的行为。

长期抗癫痫治疗和缺乏运动可导致骨质疏松。未确诊的骨折或关节/肌肉损伤可引起不适及食欲减退。

甚至，一个人没有基本症状（如咳嗽），也可能患有肺炎。

有关医疗评估的建议，见第 159～161 页。有关这些生理问题的讨论，见"成人健康保健"章节（详见第 98～114 页）。

15.1.2 环境因素

有发育障碍的人与家庭成员、工作人员或其他人之间的相互交流可能会引起挑衅行为。例如，一个人可能为了引人注意或避免做被要求的事而出现挑衅行为。在评估行为改变时，居所照顾人员或室友的变化应被视为可能的原因。

一个没有残疾的人很可能会表达相当的不满，如果他们：

- 与不喜欢的人共用一个房间；
- 每天被打扰几个小时。

有发育障碍的人也同样如此。有时，照顾人员可能会引起发育障碍者的挑衅行为，因为他们：

- 不理解低智力的局限性；
- 对任何形式的性行为难以容忍；
- 有压力。

一些发育障碍的人几乎无法控制自己的生活，他们依赖熟悉的面孔和日常安排。对于某些人来讲，这种依赖是从小刻板生活造成的。另外有一类人（如孤独症谱系障碍）需要一个可预料的环境，破坏他们的外部环境可能会导致重大的情绪和心理困扰。有时候，挑衅行为是他们表达这种苦恼的唯一方式。他们的压力也可能是因为受到虐待（心理、生理、性别或财务）。

发育障碍患者和他的家庭及其他照顾人员形成亲密的依存关系（和正常人一样）。失去其长期照顾人员就像家庭成员去世一样。除非能预料，否则，这种悲伤很难被认识到。同样，停止最喜爱的活动或期待已久的事可以产生失落感。对于无法用语言表达的人，只能通过挑衅行为来表达。

15.1.3 精神因素

精神障碍在智力障碍中更普遍，需要考虑作为挑衅行为的潜在因素（详见"精神障碍：评估"章节，第179～189页）。

15.1.4 行为表现型

某些行为可能与特定综合征有关（行为表现型）。例如，皮肤发红与一些综合征有关。典型的行为加重确实需要进行调查，而不仅仅简单地归咎于综合征。

15.2 管理

挑衅行为通常有一些影响因素。有效的管理包括采取团队方式以及医生对系统方法学的使用。在管理的早期，应考虑转诊的选择，如转诊到行为支持小组❶或熟悉积极行为支持的心理学家❷。备选方案可能很多，这可能需要一段时间才能找到最好的选择。表 15-1 对挑衅行为的评估有用。

表 15-1 挑衅行为的评估与管理

步骤
1. 评估发育障碍患者及其周围生活、工作人员的安全性
2. 描述挑衅行为(包括频率、持续时间、背景及严重程度)
3. 必要时，考虑将周围环境作为挑衅行为和挑衅情况触发的根源
4. 评估医学和精神状态，并继续收集信息
5. 整合其他信息与评估
6. 回顾和计划干预
7. 管理和转诊
8. 监测和回顾

15.2.1 安全性

在管理挑衅行为的过程中，最先考虑的是安全性。这适用于发育障碍患者与和他们一起生活和工作的人。这可能要

---

❶ 行为支持小组可接洽政府残疾部门（参见"残疾可用资源"章节，第 368～379 页）。

❷ 要找一位有行为支持训练经验的心理学家，请参见澳大利亚心理学会网站"寻找一位心理学家"栏目（www.psychology.org.au）。

花几周或数月去理解挑衅行为的原因。与此同时，每个人都需要（和感觉到）安全。

15.2.1.1 临时控制、约束和镇静

为了应对一个困难的情况，发育障碍的人可能需要在短时间内受限制和（或）镇静。重要的是这些都是临时的措施，并且不会长久（例如：处方中的镇静药，通常是抗精神病药）。任何形式的限制可能会牵涉法律，不同州情形大不相同，应视情况而定。行为急症的用药建议，详见第 173 页及 *eTG complete*。

15.2.1.2 保护

有发育障碍的人更容易受伤和受虐待。当他们表现出挑衅行为时这种风险更大。他们可能需要保护以免受别人伤害（如有压力的照顾人员、困惑和担心的室友）。

15.2.1.3 应急计划

照顾人员和家庭成员需要有一个应急计划或危机干预计划。这个计划包括当环境不安全时怎么做和给谁打电话。计划可以提高安全感。照顾人员和家庭成员应该在别人的帮助下开发一个应急计划，并就其内容与其同事和其他家庭成员达成一致。在行为照顾小组或者一个有积极行为照顾经验的心理学家的支持和帮助下，这个计划才能顺利实施。

15.2.2 描述挑衅行为

有许多术语可以描述人的挑衅行为（如激动的、不适当的、不安分的等），但是这些术语对于实际行为所提供的信息来说有限。清楚的描述挑衅行为是综合评价的起点。描述应该包括频率、环境、持续时间和严重程度。例如：

行为概述：攻击性（用拳头打人）。

频率：最近 5 天中有 3 天（每天发作 2 次）。

环境：日间照顾中心。

持续时间：10 分钟。

严重程度：5 分中的最高分（5）。有其他人受伤（如擦伤）。

15.2.3　评估医学和精神状态，并继续收集信息

由于有认知和沟通障碍，医学问题在发育障碍人群中表现不同。当他们正在挑衅时，非常有必要做一套完整的医学评估，以便识别：

- 潜在的原因；
- 行为延续的原因；
- 可能产生的相关健康问题和风险。

在对发育障碍患者的挑衅行为进行医学和精神评估之前，临床医生应该记录和考虑他们的行为史。

15.2.3.1　行为史

详细的行为史可以协助诊断或为指导进一步的调查提供信息。使用标准化的评估表（如功能性行为评估访谈表❶，或表 15-2 列出的有用的问题）。

临床医生也可以询问是否已经进行了一些干预，如果是这样，这些干预是否有效。

应对发育障碍患者的一般行为史进行详细的系统性回顾，主要集中在已明确的相关领域。癫痫症状应特别关注。如果这个人有癫痫发作史，应该确定癫痫发作的频率和对行为的影响。

15.2.3.2　医疗评估

医生必须彻底地检查患者。有时很难对发育障碍的人进

---

❶ 堪萨斯积极行为支持研究所的功能性行为评估访谈表（156kb）可从以下网址获得：www.kipbs.org/new ＿ kipbs/fsi/files/Functional％20Assessment％20Interview. pdf。

表 15-2 评估挑衅行为史的问题

一般行为问题	进一步提示
什么时候最可能发生？	何时开始？ 与吃饭时间是什么关系？ 是否在夜间更严重？
在这之前刚发生了什么？	患者在什么地方？ 他们在做什么？ 其他人在做什么？
任何的活动或事件是否使挑衅行为更有可能发生？	运动更可能吗？ 是在吃某些食物之后吗？
挑衅行为的长期病史是什么？	挑衅行为是否伴随着某些医疗事件？ 挑衅行为的发生与特定的医疗问题有联系吗？ 挑衅行为的发生与撤药或开始使用某种药物有一定的联系吗？ 挑衅行为一直都在,但没有现在严重吗？
挑衅行为有一个医学原因吗？	患者发育障碍的根本原因是什么？ 患者过去的病史是什么？ 是否有相关疾病可以解释他们的行为？

行全面检查。建议进行体格检查和调查研究，详见第 33 页。

医生应该有高度的警觉性并降低进一步检查的限制。应该进行调查研究（如尿分析、血液检查、X 射线检查及内镜检查），除非可能对患者产生压力。这之后，可以进行适当的诊断和治疗。

(1) 系统化方法

当考虑挑衅行为的医疗因素时，通常建议使用系统化方法。Murtagh 提出的诊断模型是一个有用的工具❶。

---

❶ Murtagh J. A safe diagnostic strategy. In：John Murtagh's general practice. 5th ed. North Ryde, NSW：McGraw-Hill Education，2011：150-157.

发生在特定年龄的常见问题可能提示诊断。例如：

- 一名 20 岁的男子出现孤独症，表现出敲头，可能是有一颗受影响的智齿；
- 一名发育障碍的 35 岁女性，在月经期之前会脾气暴躁，可能会是痛经；
- 一名患唐氏综合征、易激动、55 岁的人可能有老年痴呆。

严重的健康情况可能是挑衅行为的潜在病因，如恶性肿瘤、严重的感染和心脑血管疾病。心血管症状可能出现较晚。从事体力劳动或运动的老年患者应该考虑心脑血管疾病因素（如一名有心脑血管疾病家族史的 45 岁肥胖男人，在日常活动中拒绝外出散步）。

通常被忽视的问题有药物不良反应、家庭暴力、癫痫、排便困难、尿路感染、偏头痛、食管炎及更年期症状等。这些都是发育障碍患者相对较常见的。但在沟通和认知困难的情况下很难诊断（非常容易被忽略）出来。

挑衅行为的性质和内容应该被关注。挑衅可能暗示一个特定的健康问题（如在吃饭时激动，可能意味着吞咽困难、误吸入支气管或反酸）或暗示患者存在其他问题或身体状态的假象。最常见的是抑郁、内分泌紊乱（包括糖尿病和甲状腺疾病）、药物的不良反应及贫血。所有这些原因均可能导致发育障碍患者行为改变。

全面体检对于识别可能导致（或引起）挑衅行为的损伤至关重要。

15.2.3.3　精神病学评估

挑衅行为可能与精神障碍有关，这在发育障碍人群中更为常见。这样的行为也可能是环境和社会因素造成的。准确的诊断和适当的精神疾病治疗，通常有利于挑衅行为的有效管理。

抑郁和焦虑比精神疾病更常见，它们可能表现为挑衅行为，但常被误解成精神疾病的症状。孤独症谱系障碍常与智力障碍共存，但可能不容易发现。孤独症谱系障碍可以造成挑衅行为并影响其治疗。

精神障碍评估的建议，详见第 179～189 页。

15.2.3.4 信息收集

在评估期间，继续收集挑衅行为的信息是一个很好的方法（即在进行假设的同时，实施治疗计划）。其他参与的人也可以提供信息。忽视所收集的信息是各种困惑最常见的原因，这些困惑包括：

- 挑衅行为的根本原因是什么；
- 挑衅行为是否有所改善或变得更糟；
- 干预的效果如何。

（1）现存数据

许多机构会保留患者多年的信息，以便追溯。这些资料可能会有价值，回顾这些信息非常重要。

在许多环节可定期收集信息〔如临时用药记录、职工受伤索赔、事故记录、排便图（bowel charts）、癫痫发作记录〕。临床医生应该关注这些信息，或者要求照顾人员做一个总结。必要时，用药的应用频率图可能为挑衅行为发生频次和严重程度提供依据。

（2）正在进行的数据收集

全科医生可以建议家庭成员或照顾人员，使用个性化数据表或标准的量表，对挑衅行为进行监控。这些信息均可以收集。睡眠模式、体重变化及情绪波动是最重要的健康状态指标。

数据表是专门为发育障碍人群和他们的情况编写的。这些数据表基于为什么出现挑衅行为的假设。挑衅行为的数据被记录下来后，可以作为进一步监测的基础。表 15-3 是数据表的一个例子。在这个例子中，假设大卫的自我伤害行为与进餐时间有关。员工或家庭成员记录每餐发生自我伤害行为的次数。

表 15-3　挑衅行为个性化监测表（举例）

姓名：大卫

挑衅行为：自我伤害（敲击头部）

家庭/员工姓名	日期	用手敲击头部（次数）			
		早饭	午饭	晚饭	日总和
本	8月3日	12	10	13	35

临床医生可以使用标准化的量表，包括异常行为检查表[1]、语境评估量表[2]和发育行为量表[3]。

15.2.4　整合其他信息与评估

有时，有发育障碍的人在其一生中大部分时间会出现挑衅行为。其他专业人士对他们可能已进行过评估。这些评估（如来自学校、语言病理学家、心理学家、儿科医生等）对临床医生来说均是有用的。对发育障碍患者的服务可能包括行为支持小组对挑衅行为进行评估和治疗。这些小组经常使

---

[1] Aman MG，Singh NN. Aberrant behavior checklist：ABC. New York，NY：Slosson Educational Publications，1986.

[2] McAtee M，Carr EG，Schulte C，Dunlap G. A contextual assessment inventory for problem behavior initial development. J Posit Behav Interv，2004，6（3）：148-165（a copy of the inventory is in the appendix to the article）.

[3] 发育行为量表的信息见 www. med. monash. edu. au/spppm/research/devpsych/dbc. html。

用应用行为分析（applied behaviour analysis，ABA）[1]。ABA 使用观察和实验策略来识别一项"功能"或引起行为强化的原因。这些信息可用来开发行为干预计划。干预策略针对五个方面：

- 挑衅行为发生的环境；
- 出现挑衅行为之前发生的事情；
- 照顾人员对挑衅行为及技能培训的反应（可能因他们照顾经验不足而造成挑衅行为）；
- 行为的后果；
- 应急程序（详见第 158 页）。

行为支持小组应该认识到经常做医学评估是很有必要的。他们可以提议将患者转诊到全科医生或精神病学家，以便评估是否遗漏了潜在的未确诊的医学或心理健康问题。行为支持小组可以改变发育障碍人群的环境，也可以改变挑衅行为的表现。如果必要的话，他们还可以支持采取任何医学或精神干预，以减少挑衅行为的发生。

应该将行为支持小组的信息和临床医生的信息进行整合。

15.2.5 回顾和计划干预

临床医生可以调阅已经完成的发育障碍患者的健康和精神评估结果及其他可利用的信息。通过回顾信息，医生可以对挑衅行为最可能的原因进行鉴别诊断。他们能鉴别出引发挑衅行为的根源。

临床医生应该记录以下信息：

- 挑衅行为的描述；
- 照顾人员所关心的；

---

[1] 应用行为分析的信息，见应用行为分析研究所的网站（www. ia-ba. com \\ iaba _ dw _ website \\ iaba _ faq. html）。

- 安全考虑；
- 健康与精神问题；
- 挑衅行为的客观评价。

临床医生也应该知道相关机构能为发育障碍患者提供什么服务。根据所有这些信息，他们可以讨论和制订最有效的管理策略和转诊选择。在做出这些决策时，需要考虑的因素包括：

- 权衡每个选择的利弊；
- 资源的可用性；
- 对发育障碍患者的长期和短期的影响。

15.2.6　管理和转诊

管理发育障碍患者挑衅行为的措施包括：
- 转诊给合适的医生和服务提供者；
- 提高教育和技能培训；
- 改变环境；
- 改善沟通。

在某些情况下，临床医生可能在发育障碍患者管理中起主导作用。例如，如果挑衅行为的根本原因主要是医疗问题，那么临床医生就应该发挥主要作用。同样，如果行为主要原因是学习，则行为支持小组或心理学家就应该发挥主导作用。

一般来讲，更专业的医疗和精神问题的评估需要转诊到相应专科。常见的问题（如抑郁、痛经）可以由全科医生治疗。管理挑衅行为的方法不尽相同，这要取决于当地的支持服务机构及其配置。

在某些情况下，药物治疗非常有必要（详见第 170～178 页）。无论采取什么样的管理策略，对于一个完整的评估和有效的管理，专业人士和服务提供者之间的良好沟通是很重要的。

15.2.6.1 环境

人们所处的环境至关重要。要保持心理健康，所有的人均需要一个环境有：

- 合适的生活条件；
- 求职机会；
- 能给予帮助的社交网络；
- 有意义的休闲时间。

发育障碍患者的常见问题有：

- 过度刺激或刺激不足的环境；
- 混乱或不合逻辑的沟通；
- 社会孤立；
- 处在苛刻的环境；
- 对他们的能力不切实际的期望。

对发育障碍患者来讲，改变他们的生活环境是最好的方式，这样可以避免使用药物。例如：对预期环境有强烈要求的人对环境的结构和一致性反应良好；不喜欢与某些室友或员工住在一起的残疾人员，会从不同的生活安排中受益。临床医生可以主张这一点。

有几个策略可以帮助照顾人员减少发育障碍患者的挑衅行为。这些策略包括：

- 协调管理发育障碍患者所有的照顾人员（一致的做法对各方有利）；
- 对发育障碍患者和他们的照顾人员的临时看护；
- 对照顾人员健康诉求和生活问题的关注；
- 对照顾人员进行教育，以便：

—他们对发育障碍患者的期望现实一些；

—他们熟悉（并遵守）法律（在适当的时候）；

—他们具有一定的压力自我调节能力。

（1）教育和技能培训

学习更多的技能可以帮助发育障碍患者应付环境。学习新技能可以帮助他们融入社会，对他们的自尊心和应对能力也会有所帮助。

一个例子是通过提高他们的社交能力，学习更适当地与他人沟通。另一个例子是通过教他们在等人时如何娱乐自己，学会如何等待。他们可以学习休闲技能（如解谜）或如何用 CD 或 MP3 播放器听音乐。

（2）沟通

发育障碍患者通过与朋友、家人、其他照顾人员（包括员工）或专家（如语言病理学家、心理学家）的沟通，可以改善他们的沟通能力。他们能够对沟通策略、辅助和替代沟通技巧（如签字、写日记）提供建议。与发育障碍患者沟通的讨论见第 16～28 页。

15.2.7 监控和回顾

在确定挑衅行为的原因和制订管理计划后，定期审查实施进度是很重要的。继续进行数据收集也非常需要。观察一段时间后，患者对干预的反应可能提示一个新的诊断和更有效的策略。

参考文献与延伸阅读

[1] Aman MG，Singh NN. Aberrant behavior checklist：ABC. New York，NY：Slosson Educational Publications，1986.

[2] Davis R，Radler G. Behaviour intervention. Aust Fam Physician，1993，22（8）：1457-1460，1462，1464.

[3] Davis R，Thurecht R. Care planning and case conferencing. Building effective multidisciplinary teams. Aust Fam Physician，2001，30（1）：78-81.

[4] Donnellan AM. Progress without punishment: effective approaches for learners with behavior problems. New York: Teachers College Press, 1988.

[5] Emerson E, Cummings R, Barrett S, Hughes H, McCool C, Toogood A. Challenging behaviour and community services 2. Who are the people who challenge services? J Brit Inst Ment Handicap, 1988, 16 (1): 16-19.

[6] Gourash LF. Assessing and managing medical factors. In: Barrett RP, editor. Severe behavior disorders in the mentally retarded: nondrug approaches to treatment. New York: Plenum Press, 1986.

[7] Kansas Institute for Positive Behavior Support. Functional behavioral assessment interview form (156kb). Lawrence, KS: KIPBS, accessed May 2012. (www.kipbs.org/new_kipbs/fsi/files/Functional%20Assessment%20Interview.pdf)

[8] Lucyshyn JM, Albin RW. Comprehensive support to families of children with disabilities and behavior problems: keeping it "friendly". In: Singer GHS, Powers L, editors. Families, disability, and empowerment: active coping skills and strategies for family interventions. Baltimore: Brooks, 1993: 365-407.

[9] McAtee M, Carr EG, Schulte C, Dunlap G. A contextual assessment inventory for problem behavior initial development. J Posit Behav Interv, 2004, 6 (3): 148-165.

[10] Murtagh J. A safe diagnostic strategy. In: John Murtagh's general practice. 5th ed. North Ryde, NSW: McGraw-Hill Education, 2011: 150-157.

[11] Oberlander TF, Symons FJ. Pain in children and adults with developmental disabilities. Baltimore, Md.; London: Paul H. Brookes Pub., 2006.

[12] O'Brien G. Behavioural phenotypes in adulthood. In: Understanding Intellectual Disability & Health (website). London: St George's, University of London, 2003.

[13] O'Neill RE. Functional assessment and program development for problem behavior: a practical handbook. 2nd ed. Pacific Grove; London: Brooks/Cole Pub., 1997.

[14] Richdale A, Francis A, Gavidia-Payne S, Cotton S. Stress, behaviour, and sleep problems in children with an intellectual disability. J Intellect Dev Disabil, 2000, 25 (2): 147-161.

[15] Ryan R, Sunada K. Medical evaluation of persons with mental retardation referred for psychiatric assessment. Gen Hosp Psychiatry, 1997, 19 (4): 274-280.

第 16 章

挑衅行为：药物

有时候，精神药物可用于治疗发育障碍患者的挑衅行为。医生常常会被问及何时决定让发育障碍患者开始、调整或持续使用精神药物。这种做法往往证据有限。同时，当药物用于治疗环境因素（而非生物因素）导致的挑衅行为时，伦理问题就会出现。许多发育障碍患者在高剂量的药物和（或）多种药物治疗下，有时并没有明确的理由。

很多因素会导致挑衅行为。在考虑将精神药物作为治疗计划的一部分前，应该尽可能明确引起挑衅行为的关键性原因（详见第 153～169 页）。有一种紧急情况——当患者和其他人的身体面临挑衅行为带来的风险时——是一个例外。可能需要紧急处置（详见第 158 页和第 173 页）。他们挑衅行为的原因仍需调查。

16.1 选择是否需要开药

在决定是否处方精神药物来治疗发育障碍患者的挑衅行为之前，应首先考虑框 16-1 中的问题。

药物本身可能导致或加剧挑衅性行为（见第 195 页）。减少或停止一些药物可能会有积极的效果。

有时候，即使挑衅行为缺乏传统的精神或医疗诊断，药物治疗仍有可能被认为是适合发育障碍患者的。

一般来说，药物可能需要调整，当患者的挑衅行为：

- 持续时间过长；
- 超过了一般情况；
- 发作频繁；

- 另一种情况可能更严重，因为它：
—可能伤害到自己或其他人；
—危及到他们的健康；
—他们感到痛苦；
—导致居所和日间照顾中心损坏；
—限制了他们的活动和社交。

获得同意是必需的。如果该人没有能力决定是否同意，替代决策者可能需要代他们做决定。不同的安排适用于不同的阶段。监护部门联系人的详细信息，详见第 47～51 页。

某些精神药物对特定的行为问题是有益的。一些药物可以帮助患者更好地进行非药物治疗（如通过提升他们的情绪或减少他们的焦虑，来更好地运用放松技巧）。然而，由于药物的镇静作用，精神药物本身也可能干扰新的学习。这可能会影响到其他的治疗方法。

长期使用精神药物治疗挑衅行为时，需要定期监测疗效和不良反应。监测像锂这样的药物可能是一个问题（详见第 176 页）。

16.2　药物治疗方案

在探究了框 16-1 中的问题之后，临床医生可以考虑给有挑衅行为的患者以适合的药物。为此，医生应该准备一个遵循下面步骤的治疗计划。在此期间，可以向发育障碍患者（在可能的情况下）、他们的家庭及其他照顾人员咨询。

首先，对涉及挑衅行为的患者，临床医生应该：

- 明确界定治疗目标以及用于衡量治疗目标的技术提纲；
- 做一个可靠的基线测量；
- 针对病因，提出一种假设；
- 制订一个治疗准则（这可能包括减少或停用当前精神药物）。

在选择药物时，临床医生应该：

- 评估对目标行为影响的最佳证据；
- 确保它是最好的选择；
- 确保其潜在的利益大于风险。

在精神药物处方之前的注意事项在第 195 页进行讨论。

治疗结果需要明确定义。重要的是要有足够的信息来监控：

- 挑衅行为发生的频率和严重程度；
- 药物的疗效和不良反应。

根据预先确定的治疗结果，定期进行评估。这必须由参与治疗的各方同意。

医生必须告诉患者药物潜在益处和不良反应。必须在患者同意后，才可实施治疗。

药物治疗应该从低剂量开始。给发育障碍患者处方药物的一般原则是"从低剂量开始，剂量递增速度要放缓"。谨慎起见，一些人的推荐剂量可为正常人推荐剂量的一半。

> 当治疗发育障碍患者时，任何药物都应从低剂量开始，慢慢增加剂量。

在任何剂量增加前均应对患者进行评估，这有助于使用药物的最低有效剂量。连续的药物治疗应基于：

- 对患者挑衅行为的疗效；
- 不良反应。

最后，应持续进行评估。

评估特定药物的疗效是一个动态的过程。这取决于挑衅行为界定和观察技术的准确性和可靠性。在许多情况下，临床医生可能无法满足上述所有步骤。危害-效益分析可以决定如何在这种情况下进行。在这一领域，临床医生可能需要与一个精神病学家、心理学家或（最好是）一个多学科小组一起协作。

16.3　行为急症

以下关于发育障碍患者的信息应结合 *eTG complete* 中的"行为急症"（behavioural emergency）去读。

面对行为急症，发育障碍患者通常自行解决。有时候，在可怕的情况下，陌生环境（如住院）会触发行为急症。重要的是要从患者角度出发，并努力减轻他们的焦虑和恐惧。最好的措施可能是确保他们是安全的，并等他们自己解决。

有时危险程度较高，需要镇静药。对于有挑衅行为的发育障碍患者来说，药物的安全剂量尚缺乏足够的证据。*eTG complete* 推荐的镇静药剂量上限对其中的一些人可能是过量的。

> 镇静药剂量上限对发育障碍患者是危险的。

呼吸系统并发症（包括吸入性肺炎）是导致发育障碍患者过早死亡的主要原因。当人处于麻醉状态时，护理或医务人员必须强制检查他们的生命体征，并保护气道。这可能意味着这个人必须转移到医院。

等患者情况稳定后，临床医生应该重新评估，寻找他们挑衅行为产生的原因（详见第 154～157 页）。

16.4 自主行为和外在行为

识别一个人的问题行为主要针对自身（即自主）还是其他人（即外在）是十分有益的。

16.4.1 自主行为

常见的类型包括自我伤害和刻板行为，需要药物治疗。

16.4.1.1 自我伤害

发育障碍患者自我伤害行为主要表现为相对无害的撞击和抓挠。然而，随着伤害范围扩大，可能会造成严重身体伤害甚至死亡。这种行为与行为治疗计划有冲突。如果情况严重，即可用药物治疗。

抗精神病药主要通过抗焦虑作用，减少刻板行为导致的自我伤害（详见第 175 页和 *eTG complete*）。

持续自我伤害的一个机制是可以诱导内源性阿片类物质或 β-内啡肽。内源性阿片类物质或 β-内啡肽是调节疼痛和产生兴奋感觉的物质。纳曲酮是一种麻醉药拮抗剂，仅用于治疗严重的强迫性的非自愿的自我伤害行为。

16.4.1.2 刻板行为

刻板行为是没有自适应功能的重复行为，具有高度异质性和个人发作形式的固定性。如摇摆身体、用手拍打或摇头等动作，是发育障碍患者中常见的行为。许多研究表明，抗精神病药（特别是低剂量利培酮）可以减轻刻板行为（详见第 175～176 页和 *eTG complete*）。

16.4.2 外在行为

常见类型有攻击行为和焦躁不安，需要药物治疗。

16.4.2.1 攻击行为

攻击行为包括身体暴力、口头威胁、虐待和破坏财产。

精神障碍（如躁狂）是需要考虑的一个病因。

有时药物可以治疗发育障碍患者的攻击行为，例如，当：

- 持续对自己或周围的人有危险；
- 对行为管理或非药物方案无效。

环境和行为干预可以更有效地减少攻击行为。

攻击行为往往是间歇性的，原因是当受到挑衅时，冲动控制性变差。增加常规药物的剂量通常并不一定有效。更合适的选择是短期镇静。在这里，常用药物的选择顺序是：

- 选择性 5-羟色胺再摄取抑制药（selective serotonin reuptake inhibitors，SSRIs）；
- 抗精神病药；
- 卡马西平、丙戊酸钠（用于控制情绪）；
- 其他药物（如 β 受体阻滞药、锂）。

(1) 选择性 5-羟色胺再摄取抑制药

抑郁症在发育障碍患者中比较常见，可能表现为急躁情绪和攻击行为。抑郁症经常漏诊。

已经有证据表明，有时 SSRIs 可以缓和无抑郁症状患者的攻击行为。SSRIs 疗效主要来自于抗抑郁和抗焦虑作用。由于 SSRIs 耐受性良好、不良反应相对较少，值得进行试验。使用 SSRIs，发育障碍患者比普通人更容易发生常见不良反应。他们可能变得激动或躁狂。同时，SSRIs 降低癫痫发作阈值，这在癫痫易发作人群中成为一个问题。建议起始治疗剂量为标准推荐剂量的一半，以后按照半剂量滴定。

(2) 抗精神病药（以抗焦虑药为主的镇定药）

抗精神病药用于治疗挑衅行为时，通常是利用其抗焦虑作用。所有类型的抗精神病药（第一代和第二代）均可用来减少攻击行为。药物的选择取决于不良反应。发育障碍患者经常有肥胖、便秘、不良口腔健康和行动问题。最好不给他们会使这些问题变得更糟的药物。即使是在低剂量时，抗精神病药也可以通过镇静作用，导致功能障碍。

利培酮是一种最常见的减少攻击行为的抗精神病药。其优点是低剂量（0.5～1.0mg/d）即可表现出抗焦虑作用。并且它可以做成片剂、注射剂或可溶片（soluble wafer）。

(3) 卡马西平、丙戊酸钠

使用卡马西平、丙戊酸钠控制攻击行为的证据有限，但它们被广泛使用。由于它们对控制情绪有效，所以使用频次增加。剂量与临床反应相关，而不是血药浓度。更多信息，见 *eTG complete* 对躁狂（急性）治疗的建议。

(4) 其他药物

β受体阻滞药（如普萘洛尔）已被证明对焦躁不安有作用，尤其是爆发性攻击行为。β受体阻滞药与其他药物相比，镇静效果不明显。哮喘患者或严重周围性血管疾病患者禁忌使用β受体阻滞药。

有很强的证据表明，锂对激进行为有效。然而，它的治疗窗较窄，需要常规血液检查（监测血药浓度），这限制了它在人群中的使用。锂治疗是一个长期的治疗。由孤独症和多动症引起的攻击行为可以考虑使用锂制剂。更多信息，请参见 *eTG complete* 对躁狂（急性）治疗的建议。

锂的有效血药浓度为 0.8～1mmol/L。

16.4.2.2 焦躁不安

有时一个人的焦虑和不安可能被误解。重要的是，它可能是正在服用的某种抗精神病药的不良反应（如静坐不能，详见第 195 页）。

(1) 选择性 5-羟色胺再摄取抑制药（SSRIs）和抗精神病药

SSRIs 或抗精神病药可用于治疗有潜在焦虑的焦躁不安。没有明确的证据显示哪些药物是可取的，但在严重的情况下，大多数医生会使用抗精神病药。合适的剂量，见 *eTG complete*。

（2）其他药物

氯米帕明对类似于强迫症的焦躁不安行为已被证明是有效的。即使在这种情况下，它的使用也是有限的，大多数临床医生会选择 SSRIs 药物治疗。氯米帕明常见的抗胆碱能不良反应（如出汗、潮热、心动过速）可能使患者痛苦。嗜睡、混乱和定向障碍也可能是一个问题。合适的剂量，见 *eTG complete* 对强迫症的建议。

锂的治疗过程是长期的。微创治疗（低侵入性治疗）失败后可考虑使用锂剂治疗。治疗同攻击行为（详见第176页）。

参考文献与延伸阅读

[1] Expert Consensus Guideline Series: Treatment of psychiatric and behavioral problems in mental retardation. Am J Ment Retard，2000，105（3）：159-226.

[2] Baumeister AA，Todd ME，Sevin JA. Efficacy and specificity of pharmacological therapies for behavioral disorders in persons with mental retardation. Clin Neuropharmacol，1993，16（4）：271-294.

[3] Bouras N，editor. Psychiatric and behaviour disorders in developmental disabilities and mental retardation. Cambridge：Cambridge University Press，1999.

[4] Fraser WI，Kerr M，editors. Seminars in the psychiatry of learning disabilities. 2nd ed. London：Gaskell，2003.

[5] Khreim I，Mikkelsen E. Anxiety disorders in adults with mental retardation. Psychiatr Ann，1997，27（3）：175-181.

[6] Luchins DJ，Dojka D. Lithium and propranolol in ag-

gression and self-injurious behavior in the mentally retarded. Psychopharmacol Bull, 1989, 25（3）: 372-375.

[7] O'Brien G. Pharmacological interventions. In: O'Brien G, editor. Behavioural phenotypes in clinical practice. London: Mac Keith, 2002.

[8] O'Brien G. Psychopharmacology in women with learning disabilities. In: Kohen D, editor. Oxford textbook of women and mental health. Oxford: Oxford University Press, 2010.

[9] O'Brien G, Pearson J, Berney T, Barnard L. Measuring behaviour in developmental disability: a review of existing schedules. Dev Med Child Neurol Suppl, 2001, 87: 1-72.

[10] Tyrer P, Oliver-Africano PC, Ahmed Z, Bouras N, Cooray S, Deb S, et al. Risperidone, haloperidol, and placebo in the treatment of aggressive challenging behaviour in patients with intellectual disability: a randomised controlled trial. Lancet, 2008, 371（9606）: 57-63.

第 17 章

精神障碍：评估

　　智力障碍患者的精神障碍发病率是正常人的 2～3 倍。根据样本选择、精神障碍的定义、诊断标准和临床医生的技能和经验，估计患病率的差别很大。

　　很多因素使发育障碍患者更容易患精神疾病（见表 17-1）。这些因素也可能导致疾病发作或使临床表现复杂化。

表 17-1　发育障碍患者发生精神障碍的危险因素

生物学 因素	潜在的大脑神经发育异常
	遗传疾病/行为表型（如 X 染色体易损综合征/社交焦虑症，唐氏综合征/抑郁，腭心面综合征/精神疾病）
	精神障碍的家族病史
	癫痫
	其他合并症（如甲状腺功能减退症）
	药物（如糖皮质激素、β 受体阻滞药、精神药物的不良反应）
心理学 因素	认知能力受损
	不健全的应对策略
	对生活环境的控制减少
	容易重复失去或分离
	沟通障碍
	缺少社会、娱乐和人际关系技巧
	失败、排斥和生理上差异导致的自卑
社会 因素	身体、性和情感受到虐待和忽视的风险较高
	缺乏社会支持，导致社会孤立
	不良生活事件（包括虐待）
	排斥、侮辱、歧视
	在家、残疾组家庭、工作场所或日间安置场所发生冲突
	照顾人员的压力

17.1 诊断标准

患轻度发育障碍并且有良好沟通能力的人，表现出的精神障碍与普通人相仿。通常应用标准诊断标准（如 DSM-IV-TR[1]，ICD-10[2]）。这些标准依赖个人能口头报告主观体验。这些诊断标准对更严重的智力障碍和（或）有效沟通障碍并不适用。这些诊断标准也未考虑发育障碍患者精神疾病的行为表现或非典型特征。

诊断标准已被改编以适用于发展障碍患者。《诊断手册——智力障碍》（DM-ID）[3] 与 DSM-IV 有关。《适用于成人学习障碍/精神发育迟滞的精神障碍诊断标准》（DC-LD）[4]与 ICD-10 有关。

17.2 评估

对发育障碍患者进行精神病学评估是一个挑战。然而，诊断和适当治疗精神疾病可以提高他们的功能水平和生活质量。

---

[1] American Psychiatric Association. Task Force on DSM-IV. Diagnostic and statistical manual of mental disorders：DSM-IV-TR. 4th ed. Washington，DC：American Psychiatric Association，2000.

[2] World Health Organization. International statistical classification of diseases and related health problems. 10th ed. Geneva：World Health Organization，1992.

[3] Fletcher RJ，National Association for the Dually Diagnosed，American Psychiatric Association，editors. DM-ID：diagnostic manual-intellectual disability：a clinical guide for diagnosis of mental disorders in persons with intellectual disability. Kingston，NY：NADD Press，2007.

[4] Royal College of Psychiatrists. DC-LD：diagnostic criteria for psychiatric disorders for use with adults with learning disabilities/mental retardation. London：Royal College of Psychiatrists，2001.

评估时的挑战主要来自智力或沟通困难。其他挑战包括转诊偏倚和缺乏专业服务和培训。转诊通常是由第三方发起的，这可能涉及转诊偏倚。有挑衅行为的人比安静、沮丧的患者更应该被评估。

在对发育障碍患者进行精神评估时，可以考虑以下一些有用的基本原则：

- 可能需要留出额外的时间——可能需要几次会谈；
- 合适的问题和沟通方式（详见"与发育障碍患者的沟通交流"章节，第 16~28 页）；
- 进行体格检查和调查（详见框 17-1）；

框 17-1 发育障碍患者精神评估应做的检查

无局部体征或症状时，发育障碍患者精神评估应做的基本检查包括：

- 血液检测（全血细胞计数、尿素和电解质浓度、血生化、甲状腺功能测试）；
- 尿液镜检、培养和药敏试验。

有症状和体征时，考虑：

- 头部扫描[计算机断层扫描（CT）或磁共振成像（MRI）]；
- 如果怀疑有癫痫，进行脑电图（EEG）检测；
- 行腹部 X 线检查，以排除便秘。

- 记住癫痫是一种常见的并发症（详见"癫痫及癫痫发作"章节，第 211~220 页）；
- 尝试从认识患者好多年的人那里获取信息（详见框 17-2）；
- 如果可能的话，采访患者自己。

17.2.1 询问病史

一个完整的精神评估包括一个全面的生理心理史和精神状态检查。如果评估的时间有限，重点放在获得明确的主诉病史上，这有助于诊断（基本领域信息见框 17-3）。其他重要领域的调查包括：

- 以前的医学和精神病学评估（包括发育障碍的原因，孤独症谱系障碍的诊断）；
- 关于智力障碍、孤独症谱系障碍或精神疾病的家族史；

框 17-2　发育障碍患者精神评估间接信息的获得

警惕间接病史信息质量和相关性的潜在影响，如：

- 照顾人员的压力情况；
- 转诊者的专业背景和经验；
- 转诊者对患者的态度和知识。

最大限度地提高病史信息的准确度：

- 承认收集到的病史信息可能不一定都是事实，应该尽可能地找出最相关的信息；
- 利用监测图表记录患者健康相关的问题（见第 163 页）；
- 鼓励照顾人员寻找熟知患者的人加入对话。

框 17-3　发育障碍患者精神评估中主诉的病史

发育障碍患者为什么被转诊，被谁转诊？
尽可能准确地获得发育障碍患者过去（如 2 年、5 年前）功能和行为的描述，以便与目前情况相比较。
询问：

- 常规活动、功能水平和愉悦程度；
- 睡眠、食欲、注意力/关注度的变化；
- 情绪变化，是否易怒、不安；
- 一般或特殊的焦虑，固定的发作形式/模式；
- 是否思考或谈论死亡/濒死，伤害自己或他人；
- 是否幻听（性质和内容，详见第 187 页）；
- 是否有新的或不寻常的信仰或习惯。

- 性格和个性；

- 功能水平，以前的教育；

- 生长发育史（包括植入物、身体损耗、滥用药物、家庭搬迁）。

17.3 焦虑及相关障碍

焦虑是发育障碍患者常见的一个症状或精神障碍。高度焦虑可能导致激动，增加重复行为，甚至攻击行为。过度焦虑往往与孤独症谱系障碍有关。机体与医学因素（如咖啡因中毒、甲状腺功能亢进）必须排除在原因之外。治疗请见第196～199页。焦虑的更多讨论，详见 *eTG complete*。

17.3.1 广泛性焦虑症和惊恐障碍

在发育障碍患者中，广泛性焦虑症的焦虑和担心症状是对现状、未来、个人健康和其他重要个人安危的害怕和怀疑。广泛性焦虑症的特点包括重复问问题、烦躁不安、躁动、攻击性、失眠和注意力问题。无端恐慌症可能会发生。如果频繁发生，应考虑诊断为惊恐障碍。

17.3.2 强迫症

轻度发育障碍患者可能会出现强迫症，表现为反复出现的、令人反感的和令人苦恼的想法（强迫症）。这些可能会导致以重复行为（强迫行为）来减轻恐惧和强迫观念带来的后果。然而，在重度发育障碍患者中，强迫症通常不太突出。单独的强迫行为可能是最主要的症状。强迫行为和孤独症谱系障碍的刻板行为与仪式性行为也是很难区分的。

17.3.3 恐惧症

单纯恐惧症在发育障碍人群中较常见。如果恐惧症严重干扰正常功能，就需要脱敏治疗。

社交恐怖症很难诊断。它的许多表现与孤独症谱系障碍重叠。对发育障碍患者来说，它们也可能导致较低水平的教育和社交技能。

17.4　心境障碍

发育异常患者的心境障碍（如抑郁症、双相情感障碍或混合发作）在下文讨论。治疗详见第 199～205 页。

17.4.1　抑郁症

抑郁症的诊断为抑郁情绪、失去兴趣或乐趣和相关症状持续至少 2 周。轻度或中度智力障碍患者可能表示希望死去，甚至企图自杀。严重的智力障碍患者可能无法告诉别人他们感到沮丧。

> 一名有轻微皮肤挠抓的 28 岁女性，最近 2 个月表现为严重的自残行为。她的胳膊和腿有开放性伤口。这段时间里，她一直烦躁和不开心，有人发现她在自己的房间里哭。早上，当工作人员试图帮她上公交车时，她打了工作人员。她需要鼓励才能去帮助做晚上的家务。她挑食。她去自己房间，而不是和她的室友看她最喜欢的电视节目。当员工试图和她说话时，她不回答，并耸了耸肩。晚上，工作人员发现她有时独自坐在黑暗的休息室。

表 17-2 记录了发育障碍患者所患抑郁症的常见特征，包括心情烦躁。其他疾病（如轻度躁狂）也可能存在急躁情绪。为了避免混淆，需要识别抑郁症的其他特征（如失去兴趣或乐趣）。

17.4.2　双相情感障碍

双相情感障碍的特点是轻度躁狂或狂躁期可能伴随着抑

表 17-2 发育障碍患者可观察到的抑郁症特征表现

行为	可观察到的特征表现
抑郁情绪	泪流满面 表现悲伤 很少微笑或几乎没有微笑 几乎没有笑声
烦躁情绪	急性子 咄咄逼人 肢体攻击（包括破坏财产）
失去兴趣或乐趣	拒绝或者需要要求才参与日常活动 不再看或享受最喜欢的电视节目 无法欢呼起来
焦虑增加	寻求安慰 反复质疑 重复的行为增加
相关特征	自己长时间独处 很少与他人说话或联系 失去技能 完不成任务 有自我伤害行为
生理特征	改变睡眠习惯： • 夜间起床 • 起床很早 • 早上醒来很困难 吃得更多或更少 体重降低或增加 表现出精神运动性激越或迟缓
过去的行为加重	—

郁症的发作。表 17-3 列出了可观察到的轻度躁狂和狂躁的行为和特征。在狂躁期，功能障碍比轻度躁狂更严重，并且可伴有心理妄想和幻觉。轻度躁狂和狂躁很容易误诊为精神

分裂症或行为障碍。

表 17-3　发育障碍患者可观察到的轻度躁狂和狂躁的特征表现

行为	可观察到的特征表现
情绪高涨	极度的高兴和兴奋 异常的大笑、唱歌、吹口哨和跳跃
烦躁情绪	口头上挑衅 肢体攻击(包括破坏财产)
生理特征	睡眠少(可能几天不睡) 体重降低或增加 表现出精神运动性激越
相关行为	日常活动(如吃饭、喝咖啡、抽烟)的强度和频率增加 交替活动 活动水平提高(包括踱步、走很长的距离、重新安排或扔家具) 发声行为增加: • 不用语言表达的患者:说话或发声(包括喊叫)的次数和强度增加 • 用语言表达的患者:大声喧哗,在物体之间不停地跳跃,想做超出他们能力的事情(如驾驶一辆车、结婚和抚养一个家庭) 骄傲自大,对指令没有反应 着装鲜艳,穿着最好的衣服,戴更多珠宝 表现出抑制行为(包括性抑制)

　　一个 40 岁的特发性智力障碍男性患者,在晚上不断从残疾群体逃回家。回顾他的信息显示,这种行为模式自他 17 岁时起反复出现。当他逃走时,他表现出不适当的"愚蠢"和傻笑。他十分活跃,2、3 天不睡觉。他在休息室自慰,闯入他人房间和开灯、关灯。他弹奏音乐时,把音量调到最大,并大喊大叫。他易怒、有暴力倾向,(有时)攻击他人。他扔家具,折窗帘和百叶窗。类似这种事件一般会持续 3～4 周,每年发生 2 次。正常时候,他表现得更安定,睡得好,也没有不适当的行为。

17.4.3 混合发作

混合发作的特点是躁狂和抑郁并存。这是患双相情感障碍的发育障碍患者的常见表现。情绪可能表现为脾气暴躁且不稳定。可能很难区分轻度躁狂与激越性抑郁（明显烦躁的情绪）。治疗建议见 *eTG complete*。

17.5 精神分裂症及相关精神病

精神病的特点是与现实脱节。表现为妄想、幻觉或混乱的思维模式和行为。治疗详见第205～208页。

17.5.1 妄想

对于发育障碍患者，妄想和幻听往往倾向于更简单的主题和内容（心理屏蔽）。例如，智力障碍患者有被害妄想，一个可能的原因只是他认为别人试图使他陷入麻烦。与此相反，在一般人群中，能见到更精细的被害妄想。一厢情愿的想法（幻想）必须区别于真正的错觉（固定的、假的、不可动摇的信仰，这种信仰与人的环境、教育和背景不相符合）。

17.5.2 幻觉

幻觉可能很难与自言自语的幻听区分开来（在发育障碍患者中较为常见，尤其是唐氏综合征）。避免询问他们是否听到不应该听到的声音，因为那会产生一个较高的假阳性反馈（见第21页）。如出现以下可观察到的特征，高度怀疑为真幻觉：

- 内在的恐惧或恐慌；
- 盯着不存在的人，或与之交谈；
- 自言自语中的显著改变（如从快乐/友好到敌意/威胁）。

17.5.3 思维障碍

与常人相比，发育障碍患者的思维障碍似乎不具有典型症状。孤独症谱系障碍患者或 X 染色体易损综合征患者的语言异常（语言障碍）可能被误认为是思维障碍。

17.5.4　严重发育障碍或沟通障碍者的诊断

对于一个智商低于 50、沉默或无表达的人，精神分裂症很难诊断出来。以下特点可以协助诊断：

- 怪异和没有条理的行为；
- 不合群；
- 孤立（与人隔绝）；
- 技能和功能退化；
- 害怕被别人伤害。

参考文献与延伸阅读

[1] American Psychiatric Association. Task Force on DSM-IV. Diagnostic and statistical manual of mental disorders：DSM-IV-TR. 4th ed. Washington，DC：American Psychiatric Association，2000.

[2] Bouras N，Holt G. Psychiatric and behavioural disorders in intellectual and developmental disabilities. 2nd ed. Cambridge，UK；New York：Cambridge University Press，2007.

[3] Davis JP，Judd FK，Herrman H. Depression in adults with intellectual disability. Part 1：A review. Aust N Z J Psychiatry，1997，31（2）：232-242.

[4] Davis JP，Judd FK，Herrman H. Depression in adults with intellectual disability. Part 2：A pilot study. Aust N Z J Psychiatry，1997，31（2）：243-251.

[5] Deb S，Matthews T，Holt G，Bouras N. Practice guidelines for the assessment and diagnosis of mental health problems in adults with intellectual disability.

Brighton, UK: Pavilion, 2001.

[6] Einfeld SL. Clinical assessment of psychiatric symptoms in mentally retarded individuals. Aust N Z J Psychiatry, 1992, 26 (1): 48-63.

[7] Fletcher RJ, National Association for the Dually Diagnosed, American Psychiatric Association, editors. DM-ID: diagnostic manual-intellectual disability: a clinical guide for diagnosis of mental disorders in persons with intellectual disability. Kingston, NY: NADD Press, 2007.

[8] Fraser WI, Kerr M, editors. Seminars in the psychiatry of learning disabilities. 2nd ed. London: Gaskell, 2003.

[9] Royal College of Psychiatrists. DC-LD: diagnostic criteria for psychiatric disorders for use with adults with learning disabilities/mental retardation. London: Royal College of Psychiatrists, 2001.

[10] Torr J, Lennox N, Cooper SA, Rey-Conde T, Ware RS, Galea J, et al. Psychiatric care of adults with intellectual disabilities: changing perceptions over a decade. Aust N Z J Psychiatry, 2008, 42 (10): 890-897.

[11] World Health Organization. International statistical classification of diseases and related health problems. 10th ed. Geneva: World Health Organization, 1992.

第18章

精神障碍：治疗

发育障碍患者的精神障碍治疗通常遵循一般人群的生物—心理—社会学的方法。本章主要讨论如何优化治疗方案。参见 *eTG complete* 获得：

- 药物治疗更详细的信息；
- 儿童和青少年的具体指南。

18.1 治疗要点

残疾人，包括有发育障碍的人，有权享受与正常人相同的卫生保健标准❶。

治疗发育障碍患者的方法与治疗正常人相似，仅有一些修改。这并不奇怪，因为智力的发育和技能的发展是连续的。

有精神障碍的轻度发育障碍患者可以用社会心理学和药物进行个体化治疗。选取方法时，应考虑治疗环境。例如，专门针对残疾人的集体宿舍缺乏有心理健康专业知识的员工。因此，在此环境中按需给药是有限制的（如果需要按需给药）。

患严重智力障碍与严重沟通障碍的人需要一种改进的方式。包括：

- 利用辅助沟通设备；

---

❶ United Nations Enable. Convention on the rights of persons with disabilities. New York，NY：UN Secretariat for the Convention on the Rights of Persons with Disabilities，2006.

- 通过以下方式，增加患者对医生的依赖：

—利用非语言沟通的方式，解释症状、疗效及不良反应；

—来自照顾人员和正式记录的报告。

挑衅行为的发生或恶化需要从环境、身体、精神病学和药理学角度仔细评估（详见第 153～169 页）。

高度复杂情况，需要精神健康和残疾专家参与，包括：

- 急性精神病或躁狂发作；
- 有自杀倾向或自杀行为的复杂的精神疾病；
- 不能口服的情况下；
- 有伤害自己或他人的严重人格障碍；
- 既有精神障碍，又有挑衅行为。

在开始治疗之前，医生需要获得法律的授权。如果接受治疗的人不能理解信息或不能自主选择，需要获得替代照顾人员的同意（详见第 40～44 页）。

18.2 心理干预

利用心理干预治疗精神障碍是治疗发育障碍患者的重要组成部分。许多发育障碍患者的生活充斥着遗弃、被排斥和支离破碎的照顾。在这样的社会背景下，心理干预的重要性可能越来越受到重视，并且，越来越多的人使用心理干预疗法。它们的疗效证据不足，但正在充实。

对发育障碍的人来说，常用的心理治疗方法需要被修改：

- 简化概念；
- 反复呈现材料；
- 使用图片等辅助工具；
- 提高治疗的行为层面；
- 雇用照顾人员作为助手（在适当的时候）。

发育障碍患者的心理治疗可以与个人或团体一起进行。心理治疗应考虑作为轻微、简单的焦虑和抑郁的一线治疗方法。

18.2.1 行为疗法

行为疗法用于治疗发育障碍患者的挑衅行为具有悠久和有效历史。它可能对治疗精神障碍也是有效的。例如，行为疗法可用于以下情况的治疗：

- 具有强迫行为的强迫症；
- 具有攻击行为的抑郁症。

18.2.2 认知行为疗法

认知行为疗法（cognitive behavioural therapy，CBT）是通过使用系统目标导向法，改变有问题的思想、情感和行为。CBT被用于治疗发育障碍患者的愤怒、抑郁症、焦虑障碍、进食障碍、物质使用障碍、人格障碍和创伤。尽管使用广泛，但对CBT的疗效评估不多。使用CBT治疗愤怒疗效最确切。为治疗发育障碍患者，可能需要：

- 花更长的时间来建立融洽的关系；
- 简化解释和任务；
- 照顾人员共同参与治疗。

18.2.3 辩证行为疗法

辩证行为疗法（dialectical behaviour therapy，DBT）结合了CBT的正念技能与承压能力。在一般人群及犯罪分子的人格障碍治疗中已经被广泛应用。初步研究显示，这种疗法对智力障碍患者有用。

18.2.4 家庭系统治疗

家庭系统治疗不仅对居家发育障碍患者有用，而且对居住在复杂环境（包括残疾机构和项目）或与之接触的发育障碍患者也有用。目前，对发育障碍患者的家庭系统治疗有效性研究比较有限。这种疗法最大的好处是可以解决不同人员间发生的各种问题。

18.2.5 精神分析取向心理治疗

目前，已经有精神分析取向心理治疗发育障碍患者的个案或整群研究。研究背景包括丧亲之痛和低级的行为障碍。然而，由于研究样本量少和控制不足，疗效证据有限。

精神分析取向心理治疗对一个人的具体问题是有用的，如果他有：

- 相对完整的表达和语言能力；
- 发育良好的自我反省能力。

通常这些人仅有一点点智力问题。

18.2.6 支持性心理治疗

支持性心理治疗包括用心听、教育、帮助解决问题、鼓励和安慰（在适当的时候）。教育和解决问题要适合患者的语言发展水平，还要注重实践活动。在支持性干预中，《Books Beyond Words》系列丛书是一个有用的资源❶。

18.3 治疗精神疾病的药物

治疗发育障碍患者精神障碍的药物与普通人群一样（见 *eTG complete*）。处方原则在框 18-1 列出。

只有在明显的精神疾病存在的情况下，才能使用精神药物。以下两种情况可以使用精神药物（在专家的监督下）：

- 疑似精神障碍，但难以证实；
- 严重挑衅行为，最大非药物治疗无效。

至关重要的一点是，当诊断不明或疗效不佳时，及时

---

❶《Books Beyond Words》系列丛书见 www. booksbeyondwords. co. uk/welcome。

使用原则

在给发育障碍患者开精神药物处方之前,应彻底评估患者的精神和身体状况。

精神药物仅作为全面精神健康保健计划的一部分,该计划涉及更广泛的社会心理问题和身体合并症。

在开处方前,要获得同意。

药物的选择和起始治疗

选择药物时应考虑合并症(如肥胖和 2 型糖尿病患者,并避免药物改变食欲)。

要有明确的、预先定义的和可靠的方法来监测治疗情况(如每日指定类型的事件数量图表)。

从低剂量开始,然后逐渐增加剂量。

治疗期间

让照顾人员参与药物治疗监测,并报告用药的疗效和不良反应(如果患者有智力障碍,不能沟通,照顾人员的报告就变得十分重要)。

记住药物可能产生非预期的行为影响,尽管很少见。

定期评估治疗方案、治疗进展、不良反应和是否继续用药。

如果出现以下情况,应停药:

- 无效;
- 具有不能耐受的不良反应;
- 不再需要使用。

去看专家。

18.3.1　使用精神药物之前应进行调查

使用精神药物治疗前,进行调查的三个主要目的:

- 筛选潜在精神症状的原因;
- 确认任何必须使用精神药物治疗的潜在医学情况;
- 为评估精神药物疗效提供一个基线。

调查应由正常人来执行。调查应根据临床判断,并结合以下资料：

- 患者的医疗状况；
- 导致发育障碍的特定综合征相关的常见合并症；
- 建议的药物治疗类型。

如果一些发育障碍患者拒绝血液检查，调查就只能在镇静或麻醉情况下进行。一些药物除非可以日常监测，否则不能使用。这些药物包括治疗窗窄的药物或有潜在严重不良反应的药物（如锂或氯氮平）。

18.3.2 精神药物处方的注意事项

发育障碍患者可能有一系列的合并症（如身体疾病、先天性畸形、大脑神经发育异常）。这些情况可以提高精神药物的敏感性，药物产生不良反应（身体、行为或认知上的）的可能性更大。

发育障碍患者可能有认知缺陷和沟通障碍。这意味着他们可能意识不到或无法报告药物的不良反应。行为的变化可能是与精神药物不良反应有关的痛苦的表现。有时是药物的直接结果。例如：静坐不能是抗精神病药的不良反应，这种作用会令人烦恼，引起踱步或明显的躁动。在起始剂量或增加剂量时，行为突然恶化，应考虑为药物不良反应。苯二氮䓬类的相互矛盾的反应也可能会与焦躁行为混淆。

精神药物对发育障碍相关的身体障碍有负面影响。例如：

- 一些抗精神病药（特别是氯氮平、奥氮平和某些第一代抗精神病药）降低癫痫发作的阈值，从而增加癫痫发作的风险；
- 镇静可能；

—使 Prader-Willi 综合征患者（因为肌张力低下）或其他呼吸道异常患者呼吸衰竭的风险增加；

—在一些情况下（例如脑性瘫痪），呼吸困难和吞咽困难的风险会增加。

● 一些精神药物可以加重胃-食管炎或便秘。

发育障碍患者对一些药物的认知效果的敏感性可能会增加。这尤其适用于患某些疾病的老年人（如唐氏综合征），老年痴呆的风险会增加。

18.3.3　抗精神病药停药

关于精神药物停药及可能出现症状的一般建议，见 *eTG complete*。

有时在临床上，停药是必要的，包括一些患病多的人。这种情况可能发生在：

● 处方缺乏一个明确的指征；

● 病情恶化；

● 并发症恶化进展（如严重的迟发性运动障碍、神经阻滞剂恶性综合征）。

如果患者是以下情况，停用长期使用的抗精神病药可能比较困难：

● 处于药物高剂量时；

● 挑衅行为基线比较高。

抗精神病药停药的影响可能包括行为障碍或运动障碍临时加重。

18.4　焦虑及相关障碍

治疗发育障碍患者的焦虑及相关障碍的一般原则与治疗普通人群是相似的（见 *eTG complete*）。下面是与发育障碍患者相关的具体关键点。

在开始治疗前，应排除触发焦虑的诱因：

▪ 对于新发病或意外加重的焦虑症状，应当进行彻底的器官筛查，以排除医疗因素，这一点特别重要，因为发育障碍患者难确诊的概率更高；

▪ 对环境诱因的全面评估应通过一系列范围来设置。发育障碍患者可能有一个复杂的照护体系。一点点压力或创伤可能会导致焦虑。理解一名发育障碍患者的行为对于建立其应激与精神症状的联系是很重要的。

治疗发育障碍患者焦虑症状应先从非药物治疗开始。关键是要给予支持、心理教育和开始 CBT。

从长远来看，大多数中度智力障碍患者所患轻度焦虑症可以通过心理治疗来解决。专门改良的 CBT 可适应不同能力的人，是治疗的首选。

对于中重度智力障碍患者及语言障碍患者，更倾向于对他们的行为和环境进行干预。

在以下人群中，药物治疗变得更加重要：

- 比较严重的焦虑症患者；
- 对各种心理治疗无效患者；
- 复杂的焦虑障碍患者（即可能伴心境障碍或其他精神障碍）。

18.4.1 心理治疗

心理治疗是治疗焦虑及相关障碍的重要的一线方法。照顾人员的参与（可能是家庭成员）会很有用，因为它：

- 有助于照顾人员对治疗是否有效进行反馈；
- 允许照顾人员随时提供治疗过程中的信息。

可以在初级保健机构实施非药物治疗策略，包括：

- 对焦虑症状的原因和性质进行基本心理教育；
- 基本的焦虑治疗（如呼吸控制和放松技巧）。

以下情况建议进行专业心理治疗：

- 顽固的焦虑症状；
- 焦虑障碍：

—中度或重度；

—并发其他精神障碍。

发育障碍患者获得心理治疗的方法正在慢慢改善。重要的是要寻求有经验的咨询服务/治疗师。在澳大利亚，最专业的心理服务是通过推荐到以州为基础的残疾服务中心或转诊到私人心理学家和精神病学家而获得的。心理干预措施可能包括：

- CBT；
- 应用行为分析（检查环境操作可能有助于减少焦虑症状）；
- 对照顾人员进行更全面的教育，制订更全面的计划（通过设置，确保治疗的一致性）。

18.4.2 药物治疗

焦虑症具体详细的药物治疗见 *eTG complete*。发育障碍患者的焦虑及相关障碍的药物治疗与一般人群相同。隔离恐慌和单纯的恐惧症无需用药治疗。

发育障碍患者，在用药物治疗焦虑障碍时，具体的关键点有：

当推荐心理治疗时，药物治疗不应被替代；

药物治疗首选选择性 5-羟色胺再摄取抑制药（SSRIs）；

SSRIs 应从低剂量开始，并缓慢递增。发育障碍患者的药物不良反应发生率及合并症发生率更高；

建议仔细监测，包括详细询问患者及其照顾人员（在适当的地方）。发育障碍患者可能无法主动告知不良反应的存在。

在考虑使用苯二氮䓬类药物治疗发育障碍患者焦虑症时，应注意以下几点：

偶尔使用苯二氮䓬类药物会增加不良反应（如情绪激动、冲动或失控）的发生率；

仅在以下情况下按需使用苯二氮䓬类药物：

——作为治疗焦虑症综合方案的一部分；

——非药物治疗无效后。

■ 发育障碍患者及其照顾人员必须认真遵循苯二氮䓬类药物按需使用原则，回顾患者记录和掌握何时服药有助于优化治疗方案；

■ 常规应用苯二氮䓬类药物治疗焦虑症应限于短期治疗。

18.5 心境障碍

下面讨论发育障碍患者心境障碍（如抑郁症、双相情感障碍或混合发作）的治疗。

18.5.1 抑郁症

发育障碍患者抑郁症治疗的一般原则与一般人群相似（见 *eTG complete*）。针对发育障碍患者的特定点在下文讨论。

人们对发育障碍患者抑郁症的认识和治疗是不足的。常见的治疗错误包括：

● 应推荐使用非药物疗法时，采用药物治疗；

● 不愿选用合适的物理疗法［药物治疗或电休克治疗（electroconvulsive therapy，ECT）］治疗抑郁症。

鉴于这群人健康状态相对较差，对他们的抑郁症的身体诱因需要高度的怀疑。新发抑郁症患者，应进行全面的身体检查以排除潜在医学诱因（如甲状腺功能减退、维生素 B_{12} 缺乏）。

发育障碍患者常面临压力和失落，因此，有必要对抑郁症的环境诱因进行全面评估。一些诱因也许并不明显，但很可能对发育障碍患者有特定的意义。例如：长期住在一起的室友突然搬到别的组，可能引发抑郁情绪。这些人因有早年失去亲人的阴影，可能比较脆弱。

治疗发育障碍患者的抑郁症较合适的方法是分层治疗。轻度抑郁发作（尤其是由环境引起的）应接受心理治疗。中、重度抑郁症可以用心理治疗或药物治疗。治疗重度抑症的关键是药物治疗或电休克治疗。

除了一些特定的心理服务，残疾服务一般不能提供心理健康援助。如果必须提供心理健康援助（如自我伤害、伤害他人或有重度抑郁症风险），应直接寻求心理健康服务。

出现以下情况，建议看精神科医生：

- 一个人：

—有自杀的想法（意念）或试图自杀；

—有精神病症状；

—有自我忽视或口服药量不足的风险。

- 治疗触发躁狂发作；
- 抑郁症治疗无效。

18.5.1.1　心理治疗

心理治疗是发育障碍患者抑郁症治疗的重要方法，但经常被忽视。这种方法最适合较轻度的患者。另外，心理治疗也常常适用于有相对完整沟通能力的中度发育障碍患者。在初级保健机构，可以：

- 提供关于抑郁性质与情绪变化诱因的基本心理教育；
- 启动 CBT。

照顾人员的参与（可能是一个家庭成员）有益治疗，因为这一举措：

- 有助于照顾人员对治疗是否有效进行反馈；
- 允许照顾人员随时提供治疗过程中的信息。

随着发育障碍程度的不断加重，需要一种更复杂的方法进行治疗。这包括使用特殊的辅助沟通方法。对于患中、重度智力障碍及语言障碍的患者，治疗更侧重于行为和环境干预。转诊并寻求专科心理援助是明智的。在澳大利亚，最专业的心理服务是通过推荐到以州为基础的残疾服务中心或转诊到私人心理学家和精神病学家而获得的。治疗包括：

- 个体化的 CBT，包括特殊的资源和沟通设备；

- 对环境诱因与导致情绪障碍持续存在的因素进行更详细的分析;
- 更全面的教育,让照顾人员在治疗中发挥更大的作用。

18.5.1.2　药物治疗

发育障碍患者抑郁症的药物治疗与普通人群相同。抑郁症药物治疗详细的建议见 *eTG complete*。

选择性 5-羟色胺再摄取抑制药(SSRIs)是治疗抑郁症的一线药物。然而,在选择药物时,应考虑:

- 患者的:
—症状概况;
—抑郁症类型;
—病史;
—合并症。
- 药物的:
—潜在相互作用;
—潜在不良反应。

发育障碍患者不良反应发生率及合并症发生率要高于普通人群。任何药物治疗应从低剂量开始,且剂量递增要慢于正常人。

发育障碍患者可能无法自发报告已发生的不良反应。建议仔细监测,包括详细询问患者及其照顾人员(在适当的地方)。

应高度警惕抗抑郁药的不良的行为反应,特别是那些重度发育障碍患者。行为的改变(包括攻击行为增加、自我伤害或重复的行为)可能是:

- 一个与药物不良反应有关的不适或痛苦的表现;
- 药物的直接行为反应。

出现狂躁可能预示着行为改变。在此情况下,最好是降低抗抑郁药的剂量或停药。

18.5.1.3 电休克疗法（ECT）

目前，虽然没有 ECT 治疗发育障碍患者心境障碍的对照研究。然而，病例报告表明，ECT 对这样的病情是有效和安全的。与在 *eTG complete* 中讨论的一样，如果重度抑郁症患者有下列情况，应该考虑运用 ECT：

- 有精神病症状；
- 抗抑郁药疗效较差；
- 不能口服；
- 出现抑郁性木僵；
- 对 ECT 有效。

鉴于发育障碍患者合并症的发生率不断增加，仔细评估健康状态是明智之选。

18.5.2 双相情感障碍

18.5.2.1 急性躁狂

发育障碍患者急性躁狂行为的治疗与一般人群相同（见 *eTG complete*）。

发育障碍群体家庭或私人住宅无法提供与精神病住院病房相同的环境。同时，那里的照顾人员也不具备治疗急性躁狂发作的经验。

与一般人群一样，经历急性躁狂的发育障碍患者可能需要住院进行照护。根据相关法律，住院可能不是自愿的，但却是必要的。

对发育障碍患者来讲，住院环境是个特殊的挑战。残疾服务与医疗服务应携手合作，为患者住院期间提供所需要的支持。照顾人员应向精神卫生人员充分交代患者的需求（如沟通、残疾支持、行为支持）。一些精神保健机构允许照顾人员或残疾援助人员在医院提供直接援助。

如果可以确定躁狂发作是由药物引起的（如抗抑郁药或

兴奋药治疗、药物滥用），必须停药。

如果是疾病引起的躁狂发作，应尽快进行评估和治疗。

（1）药物治疗

治疗急性躁狂的药物推荐剂量的详细信息见 *eTG complete*。

用于治疗急性躁狂的药物包括锂、抗癫痫药（如丙戊酸钠）或第二代抗精神病药。在短期内，也可以给予患者苯二氮䓬类药物或抗精神病药（如果未使用过）。这是为了预防可能出现的相关的行为障碍。

有时患者不能口服，可根据现有的指南，进行肠外（注射）给药。对发育障碍患者来讲，注射给药可能是一个痛苦的过程，他们可能不了解正在发生的事情。需要根据沟通能力，给患者解释清楚。

一些治疗急性躁狂症的药物（如锂），通常需要进行血药浓度监测。发育障碍患者通常不愿意接受静脉穿刺，因此，监测可能是一个问题。

有发育障碍的老年患者，如果有严重的合并症，患者可能需要按照更保守的剂量进行治疗，其目的是希望将不良反应降到最低。

在急性躁狂期，药物溶液或晶片形式的药物（如果有的话）可能更容易使用。

如果初始药物疗效不好，可以选择：

- 优化血药浓度；
- 换用不同的药物；
- 联合用药。

如果几种药物治疗方案均无效，可以考虑 ECT。

18.5.2.2　双相抑郁

发育障碍患者双相抑郁的治疗与一般人群相同（见 *eTG complete*）。

如果患者已经在进行双相情感障碍的维持治疗，可以选择：

- 优化当前的治疗方案；
- 添加另一种药物（例如：在锂剂基础上，添加丙戊酸钠或拉莫三嗪；添加奥氮平或喹硫平）；
- 一旦同时开了稳定情绪的药物，可以开始用抗抑郁药进行短期治疗。这种情况下，SSRIs治疗躁狂的疗效可能要弱于其他抗抑郁药。抗抑郁药不应单独使用。

如果一线治疗双相抑郁失败，可能需要更复杂的联合用药。

当双相抑郁治疗无效或抑郁症与精神病特征相关联时，ECT可能对双相抑郁有效。

在给予抗抑郁药之前，应该考虑患者是否正处于一个"混合"发作时期（如躁狂症合并抑郁症）。处于混合发作时，给予抗抑郁药会使症状恶化。

18.5.2.3　混合发作与快速循环型双相情感障碍

治疗双相情感障碍混合发作或快速循环型双相情感障碍的建议，见 *eTG complete*。

18.5.2.4　维持治疗

类似的原则适用于发育障碍者双相情感障碍的维持治疗（双相情感障碍预防性治疗见 *eTG complete*）。维持治疗是否开始取决于急性躁狂发作治疗成功与否（详见第203页）。以下原则是与发育障碍患者相关的。

心理教育及援助策略是很重要的，应该根据患者智力水平量身定做。策略包括：

- 增强应对能力和社交能力；
- 训练自信心；
- CBT；

- 就业援助计划；
- 增强对残疾的支持。

照顾人员应参与：

- 复发的早期征兆的教育及讨论；
- 如果出现复发情况，制订一个跨部门（如残疾和健康）的治疗。

如果这是一个急性期的住院患者，在最初的维持治疗期，心理健康与残疾服务间的持续合作是至关重要的。

有关用于精神药物的维持治疗：

- 发育障碍患者及其照顾人员应参与不良反应的讨论；
- 制订一个策略，鼓励和监测治疗的依从性。

如果双相情感障碍患者出现以下情况，应考虑长期维持治疗：

- 5 年里发作过至少 2 次；
- 在其一生中，发作过 3 次；
- 严重躁狂伴精神病或自杀倾向。

对于频繁复发的患者，在心理健康治疗小组里，应考虑采用积极的个案管理模式（ACM）。

全科医生应定期评估发育障碍及双相情感障碍患者的身体和心理健康。

18.6 精神分裂症及相关精神病

发育障碍患者精神分裂症及相关精神病的治疗与一般人群的治疗相同（见 *eTG complete*）。以下重要内容更适用发育障碍患者：

对出现或怀疑精神病症状的人应提供早期干预服务；

患精神分裂症及相关精神疾病的人应由心理健康专家团队进行多学科评估；

应该定期监测其他精神障碍（包括抑郁症和焦虑症），

这些疾病通常伴发精神分裂症；

应通过残疾或健康系统进行全方位的服务（包括社会、团体和体育活动）；

照顾人员应积极参与，并与治疗团队合作。

18.6.1 急性精神病发作

所有发育障碍患者在首次遭受精神病症状时，应迅速求助心理健康专家。

对发育障碍患者精神病症状的急性治疗取决于：

- 症状简况；
- 伤害自己或他人的风险评估；
- 行为障碍的严重程度；
- 洞察力水平；
- 心理健康服务的可及性；
- 社区援助的可及性。

精神病急性发作期的发育障碍患者最初的治疗可能需要住院（有时是无意识的）。

有行为障碍的急性精神病患者不应该居住在残疾之家或私人居所。

对发育障碍患者来讲，住院环境是个独特的挑战。残疾服务与健康服务应该协同努力，为需要入院患者提供支持。照顾人员应充分地向心理健康人员介绍患者的需求（如沟通、残疾支持、行为支持）。

应对发育障碍患者进行彻底评估，以排除身体因素（包括疾病）对精神疾病造成的影响。

18.6.1.1 药物治疗

药物治疗发育障碍患者精神分裂症的有效性证据目前还比较有限。不过，一般人群的药物建议同样适合发育障碍患者（见 *eTG complete*）。在这个群体中，一些需要特殊考虑的因素将在下面讨论。

由于不良反应发生率较高，治疗急性精神病的首选是第二代抗精神病药。对于发育障碍患者，药物的选择更为复杂，需要考虑：

- 症状特点；
- 药物不良反应特点；
- 患者及其照顾人员的偏好；
- 药物治疗的前期疗效；
- 合并症情况。

与发育障碍患者药物治疗相关的其他因素包括：

- 避免使用半衰期长的药物，以免增加药物不良反应的风险（包括迟发性运动障碍）；
- 进行基础调查，包括那些适用于特定药物的。

焦躁相关的急性精神病可能需要用苯二氮䓬类药物额外短期治疗。

药物首选口服。然而，当患者无法口服时，遵照现有指南，进行肠外（注射）给药。对智力障碍患者来讲，这可能是一个痛苦的过程，他们可能不了解正在发生的事情。需要根据沟通能力，给患者解释清楚。

18.6.2 维持治疗

精神病的长期治疗会引起相关的健康风险。这些风险应该由初级卫生保健提供者与心理健康专家小组合作共同管理完成。代谢/心血管风险每年应至少评估一次。迟发性运动障碍是发育障碍人群中更为常见的精神疾病。迟发性运动障碍的筛查应每 6～12 个月进行一次。

药物维持的最小剂量应根据精神病症状个性化给予。如果发育障碍患者出现以下情况，应考虑转诊回精神健康服务专科：

- 对药物只有部分反应；

- 不能坚持药物治疗；
- 出现药物不良反应；
- 出现另外一种精神疾病症状；
- 伤害自己或他人，引起关注。

治疗出现明显抵抗，提示应该：

- 再考虑一下诊断是否准确；
- 检查治疗的依从性和适当性。

如果两种以上的抗精神病药治疗均无反应，可考虑试用氯氮平。在决定使用氯氮平前，应考虑到任何与发育障碍有关的合并症（如癫痫发作、糖尿病等）。

参考文献与延伸阅读

[1] Antonacci DJ，Attiah N. Diagnosis and treatment of mood disorders in adults with developmental disabilities. Psychiatr Q，2008，79（3）：171-192.

[2] Beail N. Psychoanalytic psychotherapy with men with intellectual disabilities：A preliminary outcome study. Br J Med Psychol，1998，71（1）：1-11.

[3] Beail N，Warden S，Morsley K，Newman D. Naturalistic evaluation of the effectiveness of psychodynamic psychotherapy with adults with intellectual disabilities. Journal of Applied Research in Intellectual Disabilities，2005，18（3）：245-251.

[4] Brown M，Duff H，Karatzias T，Horsburgh D. A review of the literature relating to psychological interventions and people with intellectual disabilities：issues for research，policy，education and clinical practice. J Intellect Disabil，2011，15（1）：31-45.

[5] Deb S，Kwok H，Bertelli M，Salvador-Carulla L，

Bradley E, Torr J, et al. International guide to prescribing psychotropic medication for the management of problem behaviours in adults with intellectual disabilities. World Psychiatry, 2009, 8 (3): 181-186.

[6] Frighi VMD, Stephenson MTMM, Morovat APR, Jolley IEM, Trivella MMD, Dudley CARGN, et al. Safety of antipsychotics in people with intellectual disability. British Journal of Psychiatry, 2011, 199 (4): 289-295.

[7] Hassiotis A, Serfaty M, Azam K, Strydom A, Martin S, Parkes C, et al. Cognitive behaviour the-rapy (CBT) for anxiety and depression in adults with mild intellectual disabilities (ID): a pilot randomised controlled trial. Trials, 2011, 12: 95.

[8] CHassler F, Reis O. Pharmacotherapy of disruptive behavior in mentally retarded subjects: a review of the current literature. Dev Disabil Res Rev, 2010, 16 (3): 265-272.

[9] Heyvaert M, Maes B, Onghena P. A meta-analysis of intervention effects on challenging behaviour among persons with intellectual disabilities. J Intellect Disabil Res, 2010, 54 (7): 634-649.

[10] Lew M, Matta C, Tripp-Tebo C, Watts D. Dialectical behavior therapy (DBT) for individuals with intellectual disabilities: a program description. Mental Health Aspects of Developmental Disabilities, 2006, 9 (1): 1-12.

[11] Matson JL, Gonzalez ML, Smith KR, Terlonge C, Thorson RT, Dixon DR. Assessing side effects of

pharmacotherapy treatment of bipolar disorder: a 20-year review of the literature. Research in Developmental Disabilities, 2006, 27 (5): 467-500.

[12] Royal College of Psychiatrists. DC-LD: diagnostic criteria for psychiatric disorders for use with adults with learning disabilities/mental retardation. London: Royal College of Psychiatrists, 2001.

[13] Sakdalan JA, Shaw J, Collier V. Staying in the here-and-now: a pilot study on the use of dialectical behaviour therapy group skills training for forensic clients with intellectual disability. J Intellect Disabil Res, 2010, 54 (6): 568-572.

[14] Stoddart KP, Burke L, Temple V. Outcome evaluation of bereavement groups for adults with intellectual disabilities. J Appl Res Intellect Dis, 2002, 15 (1): 28-35.

[15] Tsiouris JA. Pharmacotherapy for aggressive behaviours in persons with intellectual disabilities: treatment or mistreatment? J Intellect Disabil Res, 2010, 54 (1): 1-16.

[16] United Nations Enable. Convention on the rights of persons with disabilities. New York, NY: UN Secretariat for the Convention on the Rights of Persons with Disabilities, 2006.

第19章

癫痫及癫痫发作

智力障碍患者的癫痫发病率为 $18\%\sim35\%$，较普通人群（约 1%）更为频繁，通常更为严重且难以控制。

智力障碍患者的癫痫诊断和治疗是非常具有挑战性的。不过，其基本原则对所有人都一样，可见 *eTG complete* 中的解释。本章描述智力障碍患者的独特方面。

对于许多合并癫痫的智力障碍患者，通常病因不明。但是，癫痫在许多综合征（包括 Angelman 综合征、唐氏综合征以及 X 染色体易损综合征）以及结节性硬化中更为常见。在脑性瘫痪患者中，癫痫也很常见。

19.1 诊断

诊断癫痫需依据临床资料，并主要依赖于对癫痫发作的描述。同时一些特殊的检查也可支持癫痫诊断，例如脑电图或神经影像。鉴别癫痫发作类型以及（如可能）特殊的癫痫综合征对于选择正确的治疗药物至关重要。智力障碍患者可能有任一类型癫痫发作，而且大多数可能不只存在一种癫痫发作类型。对于癫痫发作类型和癫痫综合征的分类，详见 *eTG complete*。

智力障碍的严重程度与癫痫发作的频率和强度之间有很强的关联性。

对于智力障碍患者，准确诊断癫痫可能会非常困难，原因如下：

• 因交流问题所致信息资料片段化和不可信，会掩盖准确的病史；

- 行为问题会混淆临床状况；
- 对检查程序耐受度较差；
- 对检查及治疗的同意和知情选择的能力下降。

19.1.1　病史采集

智力障碍患者可能存在交流困难。在采集病史时，多方来源的信息收集是很关键的，包括非常熟悉患者的人士［例如父母、主要的照顾人员（或社工）］。如需更多建议，详见第 30~33 页。

智力障碍合并疑似癫痫患者的病史应包括：

- 描述癫痫发作情况，包括发作频率和持续时间；
- 相关环境因素（例如最近搬家），这些有助于区分癫痫发作和行为障碍；
- 癫痫发作的诱因（例如感染、脱水、便秘、失眠）；
- 癫痫发作类型；
- 一段时间内的强度和频率改变。

19.1.2　鉴别诊断

有时候，可能不清楚是否是因为癫痫导致实际发生某些行为（例如周期性行为障碍、跌倒、长时间凝视、周期性反应迟钝）。这些行为也可能是由于其他因素所致，包括问题行为、精神障碍、肌肉痉挛、发作性运动障碍、晕厥、睡眠障碍和偏头痛。考虑病因时，通常较难以排除问题行为。智力障碍患者与普通人群一样，均可能发生非癫痫性发作。与普通人群相比，如果一个人既有非典型性发作，又有智力障碍，那么他患癫痫的可能性就比较高。

有时患者病史可能未明确提示某一事件是与行为相关，还是与癫痫发作相关。这个时候，就需要录制一段疑似癫痫发作的视频。生物遥测术（联合脑电图和视频监控）可能会有所帮助。

同时需要排除癫痫发作的身体原因（例如心血管疾病）。此后，智力障碍患者应被转诊到一位正规诊断癫痫的专科医生处。

如果该患者的癫痫发作突然改变，为排除新的病理情况，全科医生应再次描述此次癫痫发作的情况。

19.1.3　检查

癫痫的临床诊断主要根据临床描述和病史。额外的检查（例如脑电图、神经影像）可能有助于界定综合征。

19.1.3.1　脑电图

脑电图是一种非侵袭式操作程序，但一些智力障碍患者可能会对此项检查抱有恐惧心理。然而，大多数患者能够耐受 EEG 检查，进行这项检查对于这类患者很重要。脑性瘫痪或孤独症谱系障碍患者进行 EEG 检查可能很困难。脱敏（即反复来到 EEG 检查室，并逐步介绍技师和仪器）可能有助于减轻恐惧。

19.1.3.2　神经成像

结构性神经成像（CT 和 MRI）对于查找病因（如皮质发作异常）和癫痫发作起始部位非常重要。当确定神经外科手术的可能候选者时，这项检查就显得特别重要。该患者可能需要镇静或麻醉。如果没有 MRI 设备或禁忌进行 MRI 检查或需要镇静时，可以使用 CT 来查找大体病灶。

单光子发射计算体层摄影（SPECT）和正电子发射计算机断层显像（PET）主要用于定位一些手术病例中的癫痫病变处。

19.1.4　综合征诊断

综合征诊断是癫痫治疗的核心。所有癫痫综合征均是在智力障碍患者中发现的。但是，因为其通常与认知延迟（智力障碍）相关并且难以治疗，所以某些严重的综合征会过度表现出来（尽管很罕见）。特定的治疗可用于两种重要的综合征（Lennox Gastaut 综合征和 Dravet 综合征）这意味着，发现疑似患者并将其转诊至专科医生处检查是非常有价值的。如果一名患者出现框 19-1 中列出的任一项特点，应考虑转诊评估 Lennox Gastaut 综合征。

框 19-1　Lennox Gastaut 综合征的指征

如果患者存在以下情况，则应考虑转诊以评估 Lennox Gastaut 综合征：

- 首次癫痫发作年龄低于 7 岁；
- EEG 表现为棘慢复合波；
- West 综合征病史（婴儿痉挛症）；
- 以下类型的癫痫发作：

—失张力性癫痫发作；

—非典型失神发作；

—肌阵挛性癫痫；

—强直性发作。

19.2　治疗

治疗智力障碍患者的癫痫涉及一般性措施、非药理学措施和药理学措施。

19.2.1　一般性措施和非药理学措施

治疗智力障碍患者的一般性措施包括注意生活方式和个人安全（详见 *eTG complete*）。管理这类具有挑战性人群的风险是很重要的。所有患者和照顾人员应：

- 明确了解癫痫不明原因猝死（sudden unexpected death in epilepsy，SUDEP）的风险；
- 明确了解溺水风险（特别是在无人监护时沐浴）；
- 制订癫痫发作的紧急预案。

非药理学干预措施包括手术和特殊化饮食。对于智力障碍患者，一篇 Cochrane 综述显示，目前尚无证据支持心理干预（同样对于照顾人员）、瑜伽、针灸、或放松治疗会有帮助❶。

19.2.2 抗癫痫药治疗

抗癫痫药治疗是癫痫患者的主流治疗方案，包括相关智力障碍患者。智力障碍患者通常癫痫发作频率较高，且癫痫发作病理学特征更多，包括 SUDEP。这意味着需要一个循证强力推荐的方法。

在成人智力障碍患者中，目前有很强的证据支持抗癫痫药可显著减少癫痫发作频率，增加无癫痫发作期。在目前研究中，罕见抗癫痫药对行为产生显著负面影响的证据。

eTG complete 中有抗癫痫药使用原则的讨论。

对于使用抗癫痫药的患者，应每 3 个月常规安排临床复诊。

19.2.2.1 适应证

通常推荐在第二次癫痫发作后进行药物治疗。在智力障碍患者中以下情况更为常见，对于这类患者首次癫痫发作后，应考虑给予抗癫痫药。这些情况包括：

- 神经缺陷；
- EEG 检查发现明确的癫痫活动；
- 该患者及其家人无法接受再次发作癫痫的风险；
- 大脑成像发现结构性异常。

治疗患者的决定需要详细分析以下情况：

- 癫痫发作可能对患者健康和生活质量产生的影响；
- 抗癫痫药可能导致的不良反应；

---

❶ Beavis J, Kerr M, Marson AG, Dojcinov I. Non-pharmacological interventions for epilepsy in people with intellectual disabilities. Cochrane Database Syst Rev, 2007, (4)：CD005502.

- 患者知情选择。

决定癫痫治疗时，要考虑的其他因素：

■ 该人群对 SUDEP 知之甚少，但 SUDEP 在该人群的发生频率较高，需要非常频繁地控制癫痫；

■ 智力障碍及癫痫患者通常死亡率增高，这是因为伴发的合并症以及癫痫相关的死亡率增多（包括 SUDEP、溺水和癫痫持续状态）；

■ 结构性脑内病变与反复癫痫发作风险增高相关。

少数患者部分癫痫发作不频繁，对其生活质量影响较小。对于这类患者，治疗的风险可能会高于潜在获益。

仅在患者利益最大化的前提下，方才考虑患者对治疗的较低需求。评估癫痫发作风险时，考虑因素包括 SUDEP、受伤和住院率。罕见情况下会决定不治疗癫痫。考虑到问题的复杂性，推荐咨询专科医生。

19.2.2.2　药物选择

选择一种抗癫痫药时需要考虑的因素（详见 *eTG complete*）包括：

- 疗效：不同癫痫发作类型或癫痫综合征需要特定的药物（一些患者存在多种或复杂类型的癫痫发作，选择药物很困难）；

- 成本-收益比：通常需要长期治疗，成本会成为一个考虑因素；

- 性别：如果女性希望生育，则应考虑到一些抗癫痫药的生殖毒性；

- 不良反应（详见第 217 页）；

- 药物相互作用：许多智力障碍患者会服用超过一种药物，因此发生药物相互作用的概率增高；

- 使用便捷性：考虑的因素包括药物剂型、给药途径、给药频率和需要监测血药浓度（智力障碍患者可能无法耐受血液化验）。

一项 Cochrane 综述考察了智力障碍患者使用抗癫痫药的疗效[1]。对于普通癫痫人群，结局指示因素包括癫痫发作和不良反应。这些研究中，不良反应未能进行一致性的评估。在这类人群中，尚无新型抗癫痫药的随机对照试验（RCT）（如拉科酰胺、左乙拉西坦、普瑞巴林、噻加宾、唑尼沙胺）。缺少 RCT 证据并不阻碍这些药物的使用。

19.2.2.3　特殊综合征

与智力障碍相关的特殊综合征（例如 Lennox Gastaut 综合征）需要调整治疗方案。推荐进行特殊化评估。详见 *eTG complete*。

19.2.2.4　不良反应

抗癫痫药的不良反应很常见。一项 Cochrane 综述显示[1]，智力障碍患者与一般人群一样，不良反应累及的范围相同，特别是客观的反应，例如体重降低。但是，沟通主观性不良反应可能会比较困难。临床医生应当认识到，行为改变可能仅仅是头痛、疼痛或药物其他不良反应的表现。

应定期或在怀疑发生毒性的时候监测抗癫痫药。大多数抗癫痫药应从临床而非生化检测角度来进行监测，同时仔细回顾病史和检查。但是，苯妥英剂量应通过检测血药浓度来监测。该药具有非线性药代动力学，在剂量少量增加时即可达到毒性血药浓度。对于无法沟通不良反应的患者，应每 2 年监测苯巴比妥和卡马西平的血药浓度。如需其他建议，详见 *eTG complete*。

---

[1] Beavis J, Kerr M, Marson AG, Dojcinov I. Pharmacological interventions for epilepsy in people with intellectual disabilities. Cochrane Database Syst Rev, 2007, (3): CD005399.

需要减低剂量的不良反应包括肌肉共济失调或构音障碍、嗜睡、认知下降和易激惹以及其他受影响的行为。

一些抗癫痫药会特别对智力障碍患者造成不良反应。苯妥英会导致约30%患者发生牙龈增生。智力障碍患者通常口腔卫生较差，因此牙龈增生可能会被忽视。氨己烯酸和氯硝西泮可能会刺激产生攻击行为。托吡酯可能会导致体重严重减低。当一名患者在开始服用该药物之前已经体重过轻，这个问题就需要关注。

对于长期接受抗癫痫药治疗的患者，应考虑评估维生素D的水平。对于服用酶诱导剂或存在骨质疏松症危险因素的患者，这一点尤为重要。

（1）认知

在一些情况下，抗癫痫药可能会改变患者认知。评估一名智力障碍患者的认知情况是很复杂的。一种抗癫痫药对患者认知产生显著影响可能是由于：

- 患者的潜在疾病；
- 癫痫发作控制较差。

但是，任何抗癫痫药过量均会导致意识混乱。早期的儿童研究显示，苯巴比妥会导致认知放缓。目前尚不明确新型抗癫痫药对智力障碍患者认知功能的影响。无法通过无认知损害患者的研究结果进行外推。在无智力障碍人群中，目前已发现托吡酯会对认知功能产生不良影响。相反，拉莫三嗪（至少是短期）则表现出较少的不良反应，并可能会激活认知功能。目前尚不确定其他新型抗癫痫药对认知功能的影响。

对于所有抗癫痫药，应高度警惕其对认知的影响。药物更换比较复杂，首先应考虑的因素详见第216页。如果患者的癫痫发作控制较好，则可在更换药物前寻求专科医生的意见。更换药物可能导致癫痫再次发作。

19. 2. 2. 5　中断治疗

癫痫状态在使用抗癫痫药控制良好的情况下，大多数癫痫患者会报告生活质量获得改善。多数/部分患者会希望无期限地一直服用这些药物。在末次癫痫发作后至少 2 年内不应尝试撤药。如需详细信息，详见 *eTG complete*。

智力障碍患者通常会存在一些导致癫痫发作的脑内病灶。与无智力障碍人群相比，停用抗癫痫药的成功率通常较低。存在结构性脑内病变的患者不太可能在停用抗癫痫药后保持癫痫不发作。同时由于获得准确的病史较为困难，很难知道其癫痫发作是否获得控制。

19.3　癫痫持续状态

癫痫持续状态指的是持续癫痫活动，或在癫痫发作期间未完全恢复意识时反复癫痫发作。惊厥性癫痫持续状态是一种医学紧急状态。如需了解治疗信息，详见 *eTG complete*。

参考文献与延伸阅读

[1]　Clinical guidelines for the management of epilepsy in adults with an intellectual disability. Seizure，2001，10 (6)：401-409.

[2]　Beavis J，Kerr M，Marson AG，Dojcinov I. Non-pharmacological interventions for epilepsy in people with intellectual disabilities. Cochrane Database Syst Rev，2007，(4)：CD005502.

[3]　Beavis J，Kerr M，Marson AG，Dojcinov I. Pharmacological interventions for epilepsy in people with intellectual disabilities. Cochrane Database Syst Rev，2007，(3)：CD005399.

[4]　Bowley C，Kerr M. Epilepsy and intellectual disability.

J Intellect Disabil Res, 2000, 44 (Pt 5): 529-543.

[5] Chapman M, Iddon P, Atkinson K, Brodie C, Mitchell D, Parvin G, et al. The misdiagnosis of epilepsy in people with intellectual disabilities: a systematic review. Seizure, 2011, 20 (2): 101-106.

[6] Emerson E, Kiernan C, Alborz A, Reeves D, Mason H, Swarbrick R, et al. The prevalence of challenging behaviors: a total population study. Res Dev Disabil, 2001, 22 (1): 77-93.

[7] Kerr M, Scheepers M, Arvio M, Beavis J, Brandt C, Brown S, et al. Consensus guidelines into the management of epilepsy in adults with an intellectual disability. J Intellect Disabil Res, 2009, 53 (8): 687-694.

[8] Kerr MP. Behavioral assessment in mentally retarded and developmentally disabled patients with epilepsy. Epilepsy Behav, 2002, 3 (6S1): 14-17.

[9] Morgan CL, Baxter H, Kerr MP. Prevalence of epilepsy and associated health service utilization and mortality among patients with intellectual disability. Am J Ment Retard, 2003, 108 (5): 293-300.

[10] National Institute for Clinical Excellence. The epilepsies: the diagnosis and management of the epilepsies in adults and children in primary and secondary care [clinical guidance 137]. London: NICE, 2012.

[11] Shorvon S. Risk factors for sudden unexpected death in epilepsy. Epilepsia, 1997, 38 (11 Suppl): S20-22.

第 20 章

营养失调

营养问题是发育障碍患者的常见问题。发育障碍女性较普通人群更容易发生肥胖问题。在发育障碍的男性和女性患者中，体重偏低更为常见。这通常与吞咽困难和更为严重的身体限制（如痉挛性四肢瘫痪）相关。与此相反，在行动更方便和功能独立性人群中经常看到超重和肥胖。与普通人群类似，这些疾病具有显著的健康后果——其不应作为发育障碍的固有后果。发育障碍患者可能同时存在特定维生素和矿物质缺乏风险（如维生素 D、铁）。

因为发育障碍患者的营养需求存在差异，所以没有一种适合于所有发育障碍患者的膳食指南。适用于普通人群的指南可用作初始参考❶。由于活动减少或体力活动水平减低，所以发育障碍患者通常对能量的需求会有所不同。因此，作出膳食摄入建议时应考虑到这一点。

发育障碍患者的营养问题可能会很复杂。实现成功管理需要一个多学科小组，同时需要患者家人和其他照顾人员的密切参与。全科医生在协调医学评估和管理中发挥着重要作用。其中，他可以将患者转诊至其他临床医生（如消化内科医生、语言病理学家和营养师）处以获得建议。

20.1 体重状态

绘制一份身高-体重图有助于评估 18～64 岁成人的健康

---

❶ 澳大利亚国家卫生和医学研究委员会公布的《澳大利亚营养指南》，见 www.eatforhealth.gov.au。

体重[❶]。患者需要能够裸足竖直站立，以便测量准确的身高。其他对体重进行分类的常见方法包括体重指数（BMI）和腰围（详见 *eTG complete*）。

评估营养状态时，需要考虑额外信息（如膳食摄入、血生化指标及临床评估）。

20.2 低体重人群

对所有人群来讲，避免低体重所带来的后果非常重要。在发育障碍患者中，这些不良后果可被附加因素放大（如身体障碍、预先存在的慢性疾病）。

20.2.1 概述

与普通人群相比，发育障碍患者低体重发生率更高。根据所研究的人群的变化和使用的低体重定义的不同，发生率会有所改变。世界卫生组织将 BMI 低于 $18.5kg/m^2$ 定义为低体重。一项在英国开展的人群研究则将 BMI 低于 $20kg/m^2$ 定义为低体重。该研究发现，18.6％的成人智力障碍患者存在低体重，发生率

> 应调查任何存在慢性低体重的人士。

显著高于普通人群[❷]。在机构护理的严重障碍患者中，发生率更高。例如，一项研究发现，在公共机构居住的多重障碍

[❶] 在新南威尔士州老龄、残疾和家庭护理的家庭和社区服务部门的营养和吞咽政策的附件 1（营养和吞咽风险评估表）中可查看身高-体重图（www.adhc.nsw.gov.au/publications/policies/documents _ by _ topic/somewhere _ to _ live）。

[❷] Bhaumik S, Watson JM, Thorp CF, Tyrer F, McGrother CW. Body mass index in adults with intellectual disability: distribution, associations and service implications: a population-based prevalence study. J Intellect Disabil Res, 2008, 52 (Pt 4): 287-298.

患者中，63%为低体重[●]。

低体重反映短期或长期的营养不良。如果一名发育障碍患者长期低体重，这可能会被错误的归因于其障碍问题。虽然存在严重障碍的患者出现低体重是常见的，但这不正常，且需要评估。低体重可能是由于吞咽困难以及食物摄入减少（详见第 232～241 页）。同时，心理疾病（如抑郁症）或行为障碍可能会导致食欲减低或食欲表现不一致。

有发育障碍的儿童可能会出现无法满足生长预期（发育停滞）的情况。临时诊断为发育停滞的儿童应被转诊到儿科医生那里。这种情况可能需要专科医生进一步调查，特别是进行儿童吞咽困难评估。

20.2.1.1 后果

不应忽视任何人的长期低体重情况，因为这可能会对健康产生重大影响。低体重的后果可包括：

- 免疫力低下，发生感染的风险增高；
- 呼吸肌功能减低；
- 能量减少，因此较少地参与教育、工作和社会活动；
- 学习能力受损（儿童中）；
- 生活质量降低。

吞咽困难还有其他的后果（详见第 232 页）。

20.2.2 评估

在评估一名疑似低体重的发育障碍患者时，通常需要多学科参与。

第一步是确定患者的体重和身高，然后计算其 BMI。一

● Beange H, Gale L, Stewart L. Project renourish: a dietary intervention to improve nutritional status in people with multiple disabilities. Australian and New Zealand Journal of Developmental Disabilities, 1995, 20 (3): 165-174.

些患者的身高可能无法准确测量，所以无法计算其 BMI。但是，皮下脂肪显著减少提示患者存在显著的低体重。在评估低体重和体重减低以及监测疗效时，对体重进行系列测定可作为一个重要手段。其他的测量包括腰围或皮肤皱褶厚度。

以下情况对于该患者的全科医生而言也同样重要：

● 考察低体重原因（如吞咽困难、吸收不良、抑郁、肿瘤）；

● 考察相关临床问题或并发症（如误吸、脱水、胃食管反流病、便秘、贫血、特定的微量营养缺陷、因免疫力低下所致的急性或慢性感染）。

下一步是转诊到：

● 营养师，评估患者的热量摄入和营养状态；

● 语言病理学家（如果该患者疑似吞咽困难）：

—评估其吞咽、进食和饮水能力；

—建议是否需要额外调查（详见第 235 页）。

● 物理治疗师和职业治疗师，以评估和管理患者体位（例如姿势和支持）、进食技巧、设备以及是否需要帮助。

作为评估的一部分，许多人的担忧和关心也需要考虑——发育障碍患者、家人、其他照顾人员及治疗小组中的医学专业人士。

20.2.3 治疗

如果没有找到低体重的临床原因，则可假定该发育障碍患者为营养不良。营养不良起病隐匿并可能长期存在。患者可能会抗拒明显的治疗（如给予更多的食物）。有时，患者家人或其他照顾人员可能会感觉到没有什么可以做的。但是，仔细关照患者饮食后，营养不良通常是可以逆转的。

20.2.3.1 策略

治疗可能需要一个多学科团队进行评估。参与者可以是相同的医学专业人士，例如：

• 营养师，准备一个加强营养的营养护理方案，可以包括：

—补充热量〔可使用商品化产品，但是普通食物（如牛奶）通常作为补充的基础〕；

—改善食物口感；

—维生素和矿物质补充剂。

• 语言病理学家，给障碍患者本人和就餐时可以帮助患者的人提供建议：

—进食技巧和策略；

—进食和饮水时，正确的体位；

—食物和液体的类型。

• 职业治疗师或体位专科医生，例如建议：

—针对进食功能的技能；

—需要辅助的类型和水平；

—纠正坐姿；

—对座椅系统提出建议，以改善患者体位，并在就餐时提高安全性和舒适度。

如果该患者存在相关疾病或并发症，则可能需要咨询一名：

• 消化内科医生（如关于胃食管反流病、便秘的治疗）；

• 呼吸科医生（如呼吸系统感染的治疗）。

严重低体重和营养不良患者通常存在免疫功能低下。许多患者同时还有吞咽困难和误吸。活动减少会增加感染风险。重要的是，确保及时的免疫接种，包括是否要接种流感和肺炎链球菌疫苗[1]。

---

❶ Australian Technical Advisory Group on Immunisation. The Australian immunisation handbook. 9th ed. Canberra：NHMRC，2008.（www.health.gov.au/internet/immunise/publishing.nsf/Content/Handbook-home）

应定期监测和评估患者的营养状态。可按需修改治疗方案。所有相关人士必须参与到治疗方案中来，以确保其成功。

20.2.3.2　肠内营养

如果最初治疗不成功，发育障碍患者的营养不良状态仍无改善，则应考虑肠内营养管饲（见 *eTG complete*）。肠内营养管饲养需要患者及其家人和其照顾人员以及相关专科医生（如营养师、语言病理学家、消化内科医生）的共同参与。决策框架有助于考虑临床评估、治疗选择和所有人的观点。这在大家存在不同观点时特别有用（详见框 21-1，第239 页）。

20.3　超重和肥胖

发育障碍患者较普通人群更容易出现超重和肥胖。根据所研究的人群不同，文献中引述的发病率也大大不同。但是，大多数研究认为存在智力障碍的女性出现肥胖（和某些程度上的超重）的比例显著较高。一些研究同时还发现有智力障碍的男性肥胖比例更高。

大多数研究显示，以下几类发育障碍患者存在超重和肥胖的风险：

- 女性；
- 社区居住的人士（如独自/与家人/在残障人士之家生活）；
- 障碍程度较低的患者；
- 唐氏综合征患者。

身体活动不足是超重和肥胖的一个主要因素。与普通人群相比，发育障碍患者出现身体活动不足的概率较高，而且其心血管的健康程度也较低。

发育障碍患者发生超重和肥胖是不可避免的。其通常由过多摄入高能量食物和运动量不足导致。因此，可以遵循超重和肥胖的一般性策略进行预防或治疗。对于具有肥胖生物学基础的患者，这是真实情况（如 Prader-Willi 综合征，详见第 340～342 页）。

预防、评估和治疗成人及儿童发育障碍患者的超重和肥胖与社区中其他人群适用的指南相同。需要根据患者的认知和（或）身体损伤情况进行一些调整。如果无法准确测量患者的身高，则可使用其他措施（例如腰围、皮肤皱褶厚度）。需要评估患者的体力活动水平（包括意外活动）。应采取措施让患者积极参与体力活动。

与其他人群类似，发育障碍患者容易出现超重和肥胖的并发症。有关超重和肥胖的详细讨论，详见 *eTG complete*。

20.3.1　管理发育障碍患者的健康饮食和体重

在促进健康饮食和维持健康体重时，必须考虑到发育障碍患者的目标。该人群的几个特定因素可能会具有挑战性。这包括：

- 一些为患者提供食物支持的人缺乏营养方面的知识；
- 一些可独立获得食物的发育障碍患者选择不健康的食物或限制食物选择；
- 不同照顾人员之间干预措施不一致；
- 身体障碍（这可能会限制患者体力活动水平）；
- 导致体重增加的常用药物（例如一些精神药物、抗癫痫药）。

20.3.1.1　家庭和其他照顾人员的态度

大多数发育障碍患者会依赖家人或其他照顾人员来获得食物或进行体力活动——这些人士可能缺乏对于健康营养以及患者本身的营养需求的了解。例如，其可能：

- 不会认为患者超重和肥胖是一个问题；

- 用食物来：

—鼓励恰当的行为；

—使不希望的行为降至最低；

—提供安慰；

—作为一种分散注意力的物品。

- 允许患者无限制获得食物；

- 没有意识到，如果患者的体力活动水平较低，他们就需要限制食物的份数。

20.3.1.2　食物选择

当发育障碍患者在社区生活时，社区居民的食物偏好和营养需求可能会影响到所提供的食物类型。

一些发育障碍患者可能行动更为灵活和独立。他可以独立获得食物（在家中和外面），但他对食物的选择不会总是健康的。如果该患者同时存在智力障碍，他认知方面的限制可能会使其完成教育和行为改变更为困难。

20.3.1.3　干预措施不一致

对于一位发育障碍患者的家人和照顾人员而言，改善他的健康饮食和锻炼可能会很困难。通常，在不同场所需要执行一致的干预措施（如残障人士之家、家中、日间中心、退休护理中心、社区活动中心）方可成功。

当一名患者居住在残障人士之家时：

- 不同的工作人员和高频率换班可能会导致干预措施不一致，以及对配送食物和用餐做一些临时决定；

- 如果员工水平欠佳或不一致，可能会影响患者参与体力活动的支持可及性。

20.3.1.4　有用的策略

以下策略可促进发育障碍患者的体重管理：

- 设计管理方案时，应有家人和关键照顾人员参与；

从营养师那里获得以下建议：

　　—患者膳食；

　　—整个家庭的食品购买清单和用餐计划。

　确保在所有场所执行一致的饮食计划（如残疾人士之家、日间中心）；

　在合适的地方，考虑将患者推荐给行为支持人士，以帮助监测和改变饮食习惯；

　鼓励以小组为单位进行体力活动，这样家庭中的每一个人都能参与；

　可行的话，可考虑使用有减肥作用的替代药物。

20.4　维生素和矿物质缺乏

　　营养不良患者（如吞咽困难）可能会发生叶酸、铁和微量元素缺乏。定期检测这些指标很重要，如需要则进行调整补充。有胃食管反流病伴食管炎的患者容易因胃失血而发生缺铁风险。维生素 D 缺乏在发育障碍患者中普遍存在，这是各种因素的综合作用（例如日晒不足、使用可干扰维生素 D 代谢的一些抗癫痫药）。有维生素和矿物质缺乏风险的患者应测定其血清 25-OH 维生素 D 浓度，如缺乏，应给予维生素 D 补充剂。

　　维生素和矿物质缺乏和治疗的讨论（包括有关维生素 D 和钙补充剂的信息）见 *eTG complete*。

参考文献与延伸阅读

[1]　Australian Technical Advisory Group on Immunisation. The Australian immunisation handbook. 9th ed. Canberra：NHMRC，2008.

[2]　Beange H，Gale L，Stewart L. Project renourish：a dietary intervention to improve nutritional status in

第20章　营养失调

229

people with multiple disabilities. Aust NZ J Dev Disabil, 1995, 20 (3): 165-174.

[3] Bhaumik S, Watson JM, Thorp CF, Tyrer F, Mc-Grother CW. Body mass index in adults with intellectual disability: distribution, associations and service implications: a population-based prevalence study. J Intellect Disabil Res, 2008, 52 (Pt 4): 287-298.

[4] Emerson E. Underweight, obesity and exercise among adults with intellectual disabilities in supported aacommodation in Northern England. J Intellect Disabil Res, 2005, 49 (Pt 2): 134-143.

[5] Hove O. Weight survey on adult persons with mental retardation living in the community. Res Dev Disabil, 2004, 25 (1): 9-17.

[6] National Health and Medical Research Council. Dietary guidelines for Australian adults. Canberra: Commonwealth of Australia, 2003. (www.eatforhealth.gov.au)

[7] NSW Family and Community Services Ageing Disability and Home Care. Health care policy and procedures: attachment 08. Physical activity chart [checklist] . Sydney: NSW ADHC, 2010.

[8] NSW Family and Community Services Ageing Disability and Home Care. Nutrition resources [various] . Sydney: NSW ADHC.

[9] Robertson J, Emerson E, Gregory N, Hatton C, Turner S, Kessissoglou S, et al. Lifestyle related risk factors for poor health in cliental settings for people with intellectual disabilities. Res Dev Disabil, 2000, 21

管理指南·发育障碍分册

(6): 469-486.

[10] Temple VA, Walkley JW. Physical activity of adults with intellectual disability. J Intellect Dev Disabil, 2003, 28 (4): 342-353.

[11] Vanlint S, Nugent M, Durvasula S. Vitamin D and people with intellectual disability. Aust Fam Physician, 2008, 37 (5): 348-351.

第 21 章

吞咽困难

吞咽困难（dysphagia）是发育障碍患者的常见问题。在患多种障碍的成人患者中，吞咽困难的发病率预计高达76%。因脑性瘫痪导致严重身体障碍的患者，更有可能同时存在吞咽困难与营养不良。婴儿如果确诊或有脑性瘫痪或智力障碍风险（如出生体重极低的婴儿），那么，他也可能有喂养困难风险。

吞咽困难是一种疾病，它会影响：

- 一些身体功能和结构；
- 活动的参与（例如：饮食，参加工作，做饭，与他人的非正式沟通，参加仪式、宗教活动、娱乐和休闲活动）❶。

反之，吞咽困难对发育障碍患者的影响受到环境因素的影响。这些因素包括：

- 食物、产品和技术；
- 家庭、照顾人员和服务提供者。

在评估与治疗一名发育障碍患者的吞咽困难时，应当考虑这些影响的相互作用。

吞咽困难的后果可能包括：

- 因食物窒息而死亡；
- 误吸（食物或液体吸入肺中）及其并发症（见下述）；
- 营养欠佳（营养不良和脱水）；
- 日常经口摄入模式的改变；

---

❶ World Health Organization. International classification of functioning, disability and health. Geneva：World Health Organization，2001.

- 社会孤立和对社会心理健康的负面影响（如呛咳相关的抑郁、焦虑）；
- 生活质量降低。

吞咽困难相关的吸入并发症包括肺炎、反复发作的呼吸系统疾病、喘息和夜间咳嗽。其中一些可能会被哮喘症状所掩盖或被误认为是哮喘症状。在发育障碍患者中吸入性肺炎是最常见的死因之一。饮食中未摄入合适的膳食和（或）体位改变可能是致命的（有关风险最小化的建议，详见第236～237页）。

发育障碍常被认为是一种稳定的疾病，但在吞咽困难治疗中必须考虑与老龄化相关的一些功能改变。例如，一些发育障碍患者的吞咽能力会在30岁以后逐渐降低。因此定期评估其吞咽能力和经口摄入情况是非常重要的。

21.1 表现

存在吞咽困难和（或）误吸的患者会表现为以下一种或多种症状：
- 食物、液体或唾液呛咳；
- 流涎或唾液控制能力差；
- 咀嚼或吞咽食物、液体、药物或唾液时存在困难（食物或液体流出口腔）；
- 进食时间很长；
- 进食较少（如过早饱腹感、回避、拒绝食物或限制食物范围）；
- 饮食后感到疲劳；
- 非正常的饥饿感和饱腹感；
- 肺部疾病：
—慢性喘息；
—反复发作的肺部感染。

吞咽困难患者（或其照顾人员）可在其进餐时或服药时观察到许多吞咽困难的症状。但是，如果没有一些明显的症状并不意味着没有吞咽困难。例如，一些感觉减弱或咳嗽反射较弱或丧失的患者，可能即使吸入食物、液体或唾液也不咳嗽。脑性瘫痪患者中静默吸入（吸入未引发咳嗽反射）是常见现象。其仅可通过特殊的检查才能发现（详见第236页）。如果患者的身体表现提示存在或疑似吞咽困难，则应让一名语言病理学家或其他相关专业人士来进行一项完整的评估。

21.2 评估

患者的全科医生、家人或其他照顾人员可以使用一份检查表❶来进行吞咽困难的筛查。经过积极筛查，一个全面的多学科吞咽困难评估结果将有助于作出关于干预措施的明智决定（详见框21-1）。这一评估可能会涉及多名专家，并可能需要临床和额外的调查。向发育障碍患者、家人和（或）其他照顾人员收集信息是评估的一个重要部分。

吞咽困难会影响健康和生活质量。发育障碍伴吞咽困难的患者可能存在说话及沟通困难，并且会有复杂的沟通需求（详见第22～27页）。让他们获得沟通途径是很重要的。在吞咽困难评估以及决定进餐时，患者需要达到一定的理解力和能力水平。可向语言病理学家咨询：

- 判定一名沟通能力差的人士是否能够从以下途径中获益：

---

❶ 在新南威尔士州老龄、残疾和家庭护理的家庭和社区服务部门的营养和吞咽政策的附件1中可查看营养和吞咽风险检查表（www.adhc. nsw. gov. au/publications/policies/documents _ by _ topic/somewhere _ to _ live）。

——一种辅助和替代沟通（AAC）系统；

——其他沟通援助方式。

- 在评估和治疗过程中更新或重新设计患者已有的AAC方式。

21.2.1　临床评估

在为发育障碍伴吞咽困难患者提供临床服务的过程中，全科医生的作用包括：

- 评估患者的临床表现；
- 转诊到其他多学科小组。

全科医生在评估时，应进行以下调查：

- 导致该患者吞咽困难的主要临床疾病；
- 任何影响患者吞咽困难的相关疾病（如呼吸功能不全、胃食管反流病、营养不良、口腔卫生问题）；
- 当前的药物治疗（一些可能影响吞咽能力的药物）；
- 影响经口摄入的家庭和社会动态因素；
- 与患者吞咽困难或治疗相关的生活质量的影响因素。

可能需要转诊给一名呼吸科医生或消化内科医生，分别进一步评估患者的呼吸系统或胃肠道状况。

如果全科医生发现了吞咽困难的指征或症状，可以将患者转诊至语言病理学家，进行完整的吞咽困难和进餐时间的临床评估。在一个多学科小组中，语言病理学家可以发挥多种作用，包括：

- 对吞咽过程和吞咽困难症状进行临床观察；
- 向全科医生和其他专家建议所需的其他调查，以便转诊；
- 对目前的进餐时间管理提出建议，以及建议的理由；
- 提出治疗性干预建议，以改善患者的进食和饮水功能；
- 对患者是否需要任何沟通支持或 AAC 系统提出建议。

全科医生还可以将患者转诊给一名营养师，以评估营养状况以及是否需要营养康复治疗（详见第 222～226 页）

脑性瘫痪和其他身体疾病可能会影响患者在吞咽时（如进餐时或经口摄入的其他时间）维持直立体位或适宜的头部位置。饮食期间的姿势不对、坐位或头部支撑不足，可能会导致吞咽困难，并可能会增加误吸风险。有身体障碍的患者需要一种定制的座位装置，以便：

- 保持最佳餐时体位；
- 进行吞咽困难和饮食摄入的临床评估或其他调查。

因此，非常重要的一点就是，要考虑到患者的坐姿和体位，并按需进行适宜转诊（例如转诊给一名专业治疗师或物理治疗师）。

21.2.1.1 检查

吞咽困难患者可能需要额外的检查，例如：

- 吞咽的电视透视检查（videofluoroscopy）（吞食改良的钡餐造影剂）；
- 胃食管纤维支气管镜检查。

这些检查可用于：

- 确定吞咽困难的水平、程度和类型；
- 确定误吸水平和程度，以及在吞咽过程中导致误吸的任何因素；
- 评估体位影响及其他有助于吞咽或降低误吸发生危险的治疗策略。

其他检查可能包括胸部 X 线检查以及营养状态评估检测（如铁元素、全血细胞计数、肝生化、维生素 B_{12} 和叶酸水平、身体组分研究）。

21.3 管理

全科医生应该对患者的吞咽困难有一个全面的认识，该吞咽困难涉及患者一般健康状态的其他领域。

一些针对吞咽困难的干预措施可降低窒息或吸入性肺炎的风险，并增加经口进食的效率。这些措施包括：

- 根据患者吞咽困难情况，调整食物或液体浓度；
- 训练照顾人员调整饮食；
- 改变进食量、进食时间或经口进食的速度；
- 教导患者特定的吞咽技巧以如何保护气道。

可帮助患者吞咽的干预措施包括：

- 旨在改善口腔、唇部、舌头和面颊运动的口腔运动治疗；
- 增加独立性或改善有效吞咽的特殊的食物容器（例如杯子、勺子、盘子和碗）；
- 促进"安全"吞咽（例如咳嗽、再次吞咽、下颌向下）；
- 对照顾人员进行技术培训，以便帮助患者饮食。

低体重或难以维持足够进食的吞咽困难患者可以从营养康复（详见第 222～226 页）和（或）肠内管饲（详见第 238 页）中获益。

身体残疾患者需要一种定制的座位装置，来帮助他们在饮食过程中保持身体竖直。

与此同时，还需要治疗患者与吞咽困难相关的其他健康问题（如胃食管反流病、药物影响、口腔卫生），考察可能会影响吞咽的药物（见下述）。

21.3.1 药物与吞咽困难

一些药物可加重吞咽困难，如：

- 减少唾液量（如抗胆碱药）；
- 导致恶心；
- 影响吞咽的神经运动控制（如镇静药、抗精神病药和抗癫痫药）。

药物相互作用可导致吞咽困难症状加重，同时干扰患者从食物中吸收营养素。

吞咽困难还可能影响服用药物的方式。如果患者不便服用固体口服药物，则必须考虑其他剂型（如液体、栓剂和贴剂）。

21.3.2　唾液控制

唾液控制较差或流涎是吞咽困难的症状之一，具有重要的社会影响。唾液控制较差或流涎会影响 10％～37％ 脑性瘫痪患者以及众多存在其他发育障碍的患者。目前已有一些手术、药物和行为干预可用于唾液控制治疗，成功率差异较大。干预可包括转诊进行行为矫正、生物反馈、口腔与咽喉运动治疗、药物治疗和手术等。

21.3.3　口腔卫生

口腔卫生较差会增加口腔中细菌数量。这是老年患者吸入食物或液体发生吸入性肺炎的一个重要因素。因此，存在吞咽困难和发育障碍的患者通过执行一项口腔卫生护理计划维持最佳的口腔卫生是很重要的。必须尽快治疗口腔或牙龈感染以降低患者发生吞咽困难和误吸相关的呼吸道疾病风险。也可参阅"口腔卫生"章节（详见第242～246页）。

21.3.4　肠内营养

如果患者因吞咽困难而无法获得足够的营养，即使有一个合理的营养护理方案，也应当考虑肠内管饲（详见第226页）。如果需要长期肠内营养（即超过4～6周），则可考虑在胃内放置一个皮下管路。胃造口置管可加胃底折叠以减少胃食管反流与误吸。如已采取这两项措施但仍存在唾液误吸，则应在进餐时维持正确体位和姿势。

21.3.5　决策框架

当评估和治疗发育障碍患者的吞咽困难时，采用一个伦理决策框架（框21-1）是有帮助的。该框架不但考虑患者的

框 21-1 评估和治疗吞咽困难患者的决策框架①

鉴别

问题是什么?

哪些人参与?请考虑患者、家人、监护者、其他照顾人员、医疗专业人士和推动者。

谁可以提供同意书?

评估

如需要,应包括临床评估(如语言病理学家、营养师、呼吸科医生、消化内科医生、职业治疗师)与检查。

吞咽。

营养。

相关疾病。

并发症。

坐势。

沟通。

个人、家庭与其他照顾人员的生活质量。

评估治疗选择

有哪些选择?

每个选择的获益和危害是什么?

每个选择的伦理和法律问题有什么?

每个选择在实践中涉及的人士和问题有哪些?

进行治疗决策

考虑该过程中所涉及的价值、观点和态度。

采取合作的方式并进行选择。

获得同意书。

如果大家无法达成一致,则寻求一种解决方法[如协商、独立评估或者(最后)申请法庭监护]。

执行

制定一个计划来完成选择。

执行该计划。

按需监测、评估并修改计划。

---

① 参见新南威尔士州老龄、残疾和家庭护理的家庭和社区服务部门的营养和吞咽政策的附件 2(营养决策)(www. adhc. nsw. gov. au/publications/policies/documents_by_topic/somewhere_to_live)。

身体结构和吞咽功能，也能够指导医生平衡患者吞咽困难的潜在危害和所有治疗选择的获益。

参考文献与延伸阅读

[1] Dysphagia [journal]. New York：Springer-Verlag.

[2] Balandin S，Hemsley B，Hanley L，Sheppard JJ. Understanding mealtime changes for adults with cerebral palsy and the implications for support services. J Intellect Dev Disabil，2009，34（3）：197-206.

[3] Feinberg M. The effects of medication on swallowing. In：Sonies BC，editor. Dysphagia：a continuum of care. Gaithersburg，MD：Aspen Publishers，1997：107-120.

[4] Hemsley B，Balandin S. Disability，dysphagia，and complex communication needs：making room for communication in ethical decisions about dysphagia. Adv Speech Lang Pathol，2003，5（2）：125-129.

[5] Kaatzke-McDonald M. Dysphagia，disability，and icebergs：a discussion. Adv Speech Lang Pathol，2003，5（2）：131-135.

[6] Langmore SE，Terpenning MS，Schork A，Chen Y，Murray JT，Lopatin D，et al. Predictors of aspiration pneumonia：how important is dysphagia? Dysphagia，1998，13（2）：69-81.

[7] Nunn JH. Drooling：review of the literature and proposals for management. J Oral Rehabil，2000，27（9）：735-743.

[8] Rosenthal S，Sheppard JJ，Lotze M. Dysphagia and the child with developmental disabilities：medical，clin-

ical and family interventions. San Diego (CA): Singular Publishing Group, 1995.

[9] Sonies BC. Dysphagia: a continuum of care. Gaithersburg, MD: Aspen, 1996.

[10] Sullivan PB, Lambert B, Rose M, Ford-Adams M, Johnson A, Griffiths P. Prevalence and severity of feeding and nutritional problems in children with neurological impairment: Oxford Feeding Study. Dev Med Child Neurol, 2000, 42 (10): 674-680.

[11] Threats TT. Use of the ICF in dysphagia management. Semin Speech Lang, 2007, 28 (4): 323-333.

[12] Weir KA, McMahon S, Taylor S, Chang AB. Oropharyngeal aspiration and silent aspiration in children. Chest, 2011, 140 (3): 589-597.

[13] World Health Organization. International classification of functioning, disability and health. Geneva: World Health Organization, 2001.

第 22 章
口腔卫生

目前，口腔卫生对于一般健康状态的影响已经非常明确。口腔卫生差会增加吸入性肺炎的风险，并会使糖尿病治疗变得更加复杂。同时，口腔卫生还会影响营养状况。

增加发育障碍患者口腔疾病风险的因素包括：

- 牙菌斑清除不彻底；
- 依赖照顾人员进行口腔护理（可能会因挑衅行为使问题复杂化）；
- 饮食（可能包括频繁食用高糖食物和其他碳水化合物）；
- 口腔的食物清除能力较差（牙齿上残留食物残渣）；
- 药物导致的口干（口腔干燥）；
- 胃食管反流病发生率增高。

患者恐惧会阻碍最佳的牙齿护理。当检查发育障碍患者的口腔时，使用患者自己的牙刷（而不是压舌板）可能会有所帮助。一些患者非常恐惧口腔检查，需要用镇静药或全身麻醉药才可进行。

22.1 口腔护理

要想最大程度降低龋齿和牙周病（详见第 243～244 页），有效地清洁牙齿非常重要。大多数发育障碍患者需要在他人的帮助下清洁牙齿。刷牙是一个复杂的过程，需要精细的运动技巧和计划。

如果错误使用牙刷，可能会导致口腔软组织损伤。刷牙造成的疼痛会使患者很自然地抵制刷牙。在刷牙期间，发育障碍患者可能会表现出抵抗性行为。

给别人刷牙可能会是一个复杂的任务。需要指导照顾人员如何有效地给患者刷牙而不带来不适。

> 大多数发育障碍患者在刷牙时需要帮助。

对于发育障碍患者而言，牙间清洁通常比较困难。同样地，可以指导照顾人员如何提供帮助。

22.2 龋齿

唾液会通过冲走食物残渣和牙齿再矿物化来抑制龋齿。发育障碍患者通常会服用可能会导致口干的药物（如三环类抗抑郁药和抗胆碱药）。这会增加龋齿风险。

减少龋齿发生的技巧有：

- 建议口干患者使用高剂量的含氟牙膏；
- 教育发育障碍患者（及其照顾人员）每日使用 2 次含氟牙膏刷牙；
- 规劝患者不要频繁食用高碳水化合物的小吃和含糖饮料；
- 提供健康的点心（如奶酪、坚果、生蔬菜）；
- 提供替代性甜味食品（如使用含木糖醇增甜的糕点，避免渗透性腹泻）；
- 鼓励餐间和餐中频繁饮水，而不是含糖或碳酸饮料；
- 为口干患者提供唾液替代物（补充丢失的酶，例如乳过氧化物酶、乳铁蛋白和溶菌酶）；
- 鼓励患者按需进行牙间清洁（包括使用牙线）。

如需了解有关龋齿的详细信息，请参见 *eTG complete*。

22.3 牙齿腐蚀

胃食管反流病（GORD；详见第 105～106 页）会定期

将胃液引入口腔。胃酸会腐蚀牙齿，使其敏感性增高。牙齿腐蚀的程度和类型是患者患有 GORD 的第一种提示因素。牙齿腐蚀的治疗是很复杂的。在严重病例中，腐蚀的牙齿需要一种覆盖义齿技术（昂贵且复杂）进行修复。因此，GORD 早期诊断有助于避免牙齿腐蚀的发生。

22.4 牙周病

未能有效清洁牙齿会导致牙周病（牙龈疾病），这可能会导致口臭、龋齿和牙齿缺失。

唐氏综合征患者由于粒细胞减少导致免疫应答降低，可能比普通人群更容易发生牙周病。彻底刷牙和牙间清洁是很重要的。

在 *eTG complete* 中详细讨论了牙周病。

22.5 牙齿咬合不正

发育障碍患者的口腔与咽喉运动紊乱发生率增高，这反过来会增加牙齿咬合不正的可能性。因此，有必要进行正畸治疗。为达到最佳效果，应当在恒牙发育期开始（即 6～12 岁）进行正畸治疗。在此期间，应由一名口腔专家来定期检查发育障碍患儿。如果需要，可提供早期预防治疗，以降低咬合不正的程度。对于不合作的患者可能不太适合进行传统的正畸治疗。

22.6 资源

下文列出了供发育障碍患者、家人、照顾人员及专业人员使用的口腔卫生方面的资源。

使用者应意识到网站不会对信息质量进行审查。此外，有些可能是由制药厂或其他商业组织提供的。TGL 对当前网站或链接网站发布消息的准确性不承担任何责任。

维多利亚口腔卫生服务

为残疾人士、医疗人员和照顾人员提供帮助残疾人士管理口腔卫生的资源。

网址：www. dhsv. org. au/dental-advice/general-dental-advice/people-with-disabilities/

英国残疾人士和口腔卫生协会

为所有对残障人士口腔卫生感兴趣人士提供帮助的协会。

网址：www. bsdh. org. uk/index. php。

国际残疾和口腔卫生协会（iADH）

协会与社区、医疗人员和社会或服务机构合作，以提高特殊需求人士的口腔卫生和生活质量。

网址：www. iadh. org。

参考文献与延伸阅读

[1] Holland TJ，O'Mullane DM. The organisation of dental care for groups of mentally handicapped persons. Community Dent Health，1990，7（3）：285-293.

[2] Kuo LC，Polson AM，Kang T. Associations between periodontal diseases and systemic diseases：a review of the inter-relationships and interactions with diabetes，respiratory diseases，cardiovascular diseases and osteo-porosis. Public Health，2008，122（4）：417-433.

[3] Mustapha IZ，Debrey S，Oladubu M，Ugarte R. Markers of systemic bacterial exposure in periodontal disease and cardiovascular disease risk：a systematic review and meta-analysis. J Periodontol，2007，78（12）：2289-2302.

[4] National Institute of Dental and Craniofacial Research.

Developmental disabilities and oral health [web page] . Bethesda, MD: NIDCR, National Institutes of Health (NIH), aacessed June 2012. (www. nidcr. nih. gov/ OralHealth/ Topics/DevelopmentalDisabilities/default. htm)

[5] Nunn JH, editor. Disability and oral care. London: FDI World Dental Press, 2000.

[6] Sullivan WF, Heng J, Cameron D, Lunsky Y, Cheetham T, Hennen B, et al. Consensus guidelines for primary health care of adults with developmental disabilities. Can Fam Physician, 2006, 52 (11): 1410-1418.

[7] Waldman BH, editor. Abstracts in developmental dentistry [web page] . Prospect, KY: American Academy of Developmental Medicine and Dentistry, aacessed June 2012. (aadmd. org/category/authors/h-barry-waldman-dds-mph-phd)

[8] Williams RC, Barnett AH, Claffey N, Davis M, Gadsby R, Kellett M, et al. The potential impact of periodontal disease on general health: a consensus view. Curr Med Res Opin, 2008, 24 (6): 1635-1643.

第 23 章

性表达

发育障碍患者与其他人群一样具有同样的性欲望和表现。但是，他们可能生活经验有限，并且在性学习方面的社会机会有限。有发育障碍的人可以得到帮助，以发展自己的性表达，充分发挥其潜力。

当一名发育障碍患者变得性活跃时，其父母或其他照顾人员可能会担忧。这种对风险与患者脆弱性的担忧可能是不必要的。每一种情况都需要对其优点进行评估。

发育障碍患者和照顾人员需要：

- 有关性方面的适宜和可获得的信息；
- 建议患者如何将这部分属性融入到日常生活中。

全科医生应发挥教育者的作用。根据每位发育障碍患者的需求不同，选择适宜的方法。重要的是：

- 考虑到，如果患者没有疾病，应当给予他们何种治疗或咨询；
- 认识到发育障碍患者对性知识的荒诞和刻板的理解；
- 考虑任何形式的性表达的潜在原因，尽管这些性表达是有问题的（见下文）。

23.1 影响性表达的因素

患者出现性意识和性表达时，意味着其进入了青春期或成人阶段早期。有关影响发育障碍患者性表达的因素，详见第 91～92 页。

23.2　不适宜性行为

发育障碍患者的不适宜性行为可能是由于缺乏性知识或性经验所致。如果一名患者在公共场所手淫，这可能是因为其不理解公共场所和私人场所的区别。不适宜性行为还可能与患者的疾病相关。例如，如果患者表现重复和过度行为，这可能会影响其对性的表达。

不适宜性行为还可能是以下的表现：

- 某种疾病（如尿路感染或慢性便秘所致的不适）；
- 厌倦或缺乏有意义的活动。

当询问一名存在不适宜性行为的患者时，应：

- 排除任何潜在医学和（或）心理因素；
- 考虑其障碍和相关问题的潜在原因；
- 鼓励在两性关系和性的各个方面进行教育（详见第250页）；
- 考虑其是否具有充足的有意义的活动；
- 鼓励其寻求与他人发展有价值和意义的关系（包括性关系）。

如有必要，应将该患者转诊，进行行为管理和教育。

23.3　手淫

手淫是所有年龄段的男性和女性的正常和自然经历。有时手淫本身并不是性行为。其可能仅是性冲动的一种形式，通常容易获得且产生愉悦感。在合适的时间和地点，手淫是可接受的行为。

可通过以下手段来鼓励发育障碍患者手淫的可接受行为：

- 适当的时候，让他们在自己的房间中进行；
- 确保其隐私性；

• 确保其年龄适宜的接触色情材料（如杂志、海报和照片）；

• 提供合适的教育和机会使其在性发育方面有所发展；

• 教育患者社会可接受的性行为原则［如手淫是一种在私密场所进行的活动（如卧室中），应当清理任何体液痕迹（合乎逻辑的后果）］；

• 教育照顾人员（如需要）有关社会可接受的行为。

当父母和其他照顾人员认为发育障碍患者手淫过于频繁时，他们可能会担忧。如果手淫导致身体受损或显著影响患者的日常生活，则应当寻找手淫的原因。通常情况下，没有医学原因。频繁手淫则经常是一种厌倦和缺少其他有意义和有趣活动的表现。

改变环境因素可能会影响手淫频率。例如，照顾人员可能会发现将患者的注意力转向其他活动会是一个最合适的策略。

23.3.1 肛门自慰

一些患者会从肛门自慰获得性快感，有时候，这与粪便涂抹有关。无论其他人如何认为，选择这种方式手淫的人士可能会一直持续。因此，重要的是教导他们需要为这种行为负责。

负责任的肛门自慰做法包括：

• 不要涂抹粪便；

• 在手淫前后进行良好的清洁；

• 确保手淫所使用的外源性物体和性玩具不会破裂、表面光滑并可以取出；

• 在私密场所手淫。

23.4 同性恋

与其他人群相比，在发育障碍人群中同性恋似乎不太常见。但是，许多有发育障碍的老年人会长时间住在机构内，通常是同性病房。由于缺少机会，其性经验可能被限定在同性行为，而并非性偏好。

发育障碍患者需要有机会发展和经历各种关系，这样有助于实现性经历。应鼓励安全的性行为。

23.5 避孕

为发育障碍人士提供避孕措施可消除其意外怀孕的恐惧。但是，这不会消除性虐待、性剥削或性传播感染的易感性。

当考虑避孕时，应从最严格的观点评估患者的需求；而不应该从如何对家长或其他照顾人员更方便的角度做决定。应尽可能与患者交流，挖掘发育障碍患者的想法。还应该评估患者对性接触或性关系做出知情同意的能力。

给出有关避孕方面的建议应包括以下内容：

- 性活动的权利和义务；
- 保护性行为策略，例如教导患者有关：

—身体结构；

—如何感知自己的感受；

—知道何时感觉不安全，以及如何与信任的人交流。

- 安全性行为（如安全触摸、使用安全套以避免性传播感染）；
- 说"不"的权利。

医务人员可以考虑告知家长或其他照顾人员有关：

- 适宜的医学检查（时间和类型）；
- 所选避孕形式的潜在不良反应。

对于女性避孕选择，详见第135~138页。

应明确向男孩和男性解释避孕套的正确使用。并检查患者对该信息的理解情况。这很有必要，因为只有这样，患者才能保护自己及其伴侣。

23.6 预防性健康保健

发育障碍患者的预防性健康筛查与其他人群相同（详见表10-1，第100页）。不能假设发育障碍患者不应有性交。无论患者家人和其他照顾人员观点如何，他们都需要有关性传播感染方面的教育——这应当适合他们的学习水平。

23.7 资源

以下网站提供有关性健康、教育和避孕方面的信息。

使用者应意识到网站不会对信息质量进行审查。此外，有些可能是由制药厂或其他商业组织提供的。TGL对当前网站或链接网站发布消息的准确性不承担任何责任。

维多利亚州发育障碍健康中心

网址：www. cddh. monash. org/sexuality-disability. html

昆士兰州家庭计划（残障服务和资源）

网址：www. fpq. com. au/education/disability. php

Health*Insite*

网址：www. healthinsite. gov. au/topics/Sexual _ Health

澳大利亚性卫生和家庭计划

网址：www. shfpa. org. au

参考文献与延伸阅读

[1] Cambridge P，Carnaby S，McCarthy M. Responding to masturbation in supporting sexuality and challenging behaviour in services for people with learning disabilities a practice and research overview. J Learn Disabil, 2003，7（3）：251-266.

[2] Eastgate G. Sexual health for people with intellectual disability. Salud Publica Mex，2008，50 Suppl 2：

s255-259.

[3]　Hamilton CA. 'Now I'd like to sleep with Rachael': researching sexuality support in a service agency group home. Disabil Soc, 2009, 24 (3): 303-315.

[4]　Healy E, McGuire BE, Evans DS, Carley SN. Sexuality and personal relationships for people with an intellectual disability. Part I: service-user perspectives. J Intellect Disabil Res, 2009, 53 (11): 905-912.

[5]　Higgins D. Sexuality, human rights and safety for people with disabilities: the challenge of intersecting identities 1. Sex Relation Ther, 2010, 25 (3): 245-257.

[6]　Hingsburger D, Tough S. Healthy sexuality: attitudes, systems, and policies. Res Pract Persons Severe Disabl, 2002, 27 (1): 8-17.

[7]　Rissel CE, Richters J, Grulich AE, de Visser RO, Smith AM. Sex in Australia: selected characteristics of regular sexual relationships. Aust N Z J Public Health, 2003, 27 (2): 124-130.

[8]　Stinson J, Christian LA, Dotson LA. Overcoming barriers to the sexual expression of women with developmental disabilities. Res Pract Persons Severe Disabl, 2002, 27 (1): 18-26.

[9]　Swango-Wilson A. Caregiver perceptions and implications for sex education for individuals with intellectual and developmental disabilities. Sex Disabil, 2008, 26 (3): 167-174.

[10]　Taylor Gomez M. The S words: sexuality, sensuality, sexual expression and people with intellectual disability. Sex Disabil, 2012, 30 (2): 237-245.

第 24 章
Angelman 综合征

Angelman 综合征（Angelman syndrome）是一种与智力障碍相关的严重神经发育障碍。其特点包括严重的语言损害、步态共济失调和肢体抖动。Angelman 综合征患者会表现出不适宜的欢乐状态的典型行为，包括频繁大笑、微笑和激动。小头症和癫痫较为常见。

目前，仅在相对少数人群中研究了 Angelman 综合征的流行病学。其预计发病率随着所采用的方法不同而改变，出生婴儿发病率 1/52000～1/10000。在澳大利亚西部，该病的预计发病率约为 1/21000[❶]。

24.1 病因

Angelman 综合征是由涉及 15 号染色体的几个遗传机制造成的。其包括：
- 15q11.2-q13 关键区域缺失（60%～75%）；
- 泛素蛋白连接酶 E3A（*UBE3A*）基因突变（10%）；
- 父系单亲二倍体（2%～5%）；
- 一种印迹缺陷（2%～5%）。

再次生育 Angelman 综合征患儿的风险随突变类型不同而改变。

24.2 诊断

诊断 Angelman 综合征有相当难度，通常是根据表 24-1

---

❶ Leonard H，Petterson B，Bourke J，Glasson E，Morgan V，Bower C. Inaugural report of the idEA database：intellectual disability in Western Australia. Perth，WA：Telethon Institute for Child Health Research，2004.

表 24-1　Angelman 综合征的临床特点①

在 100% 的病例中表现出来	在至少 80% 的病例中表现出来	在 20%～80% 的病例中表现出来
严重的发育迟缓	2 岁时表现出小头症（绝对或相对的）	后枕部扁平
语言损害（非常少或不使用词语）	癫痫（通常在 3 岁前发病）	枕动脉沟
运动或平衡障碍	异常脑电图（该综合征的表型特征）	眼深凹
明显的行为表型		喂养问题/婴儿期肌张力低下
• 频繁大笑		下颌突出
• 兴奋		口腔宽大、牙齿间距较宽
• 鼓掌		频繁排便
• 高度活跃		舌头突出
		有吐舌习惯
		过度咀嚼/口腔行为
		斜眼
		皮肤色素减退
		浅色至金色头发
		下肢深部腱反射活跃（通常难以评估）
		上举手臂位置弯曲，特别是行走时
		宽基步态
		对热敏感度增加
		睡眠障碍（随年龄增加改善）
		喜欢水
		异常的食物相关行为
		肥胖
		脊柱侧凸
		便秘

① Williams CA，Beaudet AL，Clayton-Smith J，Knoll JH，Kyllerman M，Laan LA，et al. Angelman syndrome 2005：updated consensus for diagnostic criteria. Am J Med Genet A，2006，140（5）：413-418.

中所列出的临床特征来诊断。通常由一名熟悉该综合征特点的临床医生（如发育方面的儿科医生、临床遗传学家）进行评估。在患者 2～3 岁期间，进行临床诊断是很困难的。类似表现的疾病包括 Rett 综合征、Lennox Gastaut 综合征、孤独症谱系障碍和非特异性脑性瘫痪。

约 90％的病例可通过基因检测来确诊临床诊断。

24.3　临床特征

有 Angelman 综合征发育史的患者会表现出：

- 正常的产前史和出生史；
- 出生时头围正常；
- 无重大出生缺陷；
- 在 6～12 个月龄时出现发育迟缓，但不伴随衰退。

研究表明，Angelman 综合征患者：

- 代谢、血液学和生化检验正常；
- 大脑结构正常。

表 24-1 列出了 Angelman 综合征的特点及其在受影响人群中出现的概率。

Angelman 综合征患儿可能会掌握一些与日常生活相关的简单技能，但不足以独立生活。到成人期，大约 80％可每日进行如厕训练。

24.4　治疗

Angelman 综合征治疗包括明确诊断，主要是因为确诊能让家长：

- 有孩子障碍的一个解释；
- 从支持联盟中寻求帮助。

需要治疗的病情包括：

- 癫痫；

- 胃肠道问题（如便秘、胃食管反流病）；
- 整形外科问题（如踝关节半脱位或内翻）；
- 多动行为；
- 睡眠问题；
- 肥胖。

安排临时看护也同样重要。

儿童可能会从物理治疗、职业治疗和语言治疗中获益。

24.5 资源

使用者应意识到网站不会对信息质量进行审查。此外，有些可能是由制药厂或其他商业组织提供的。TGL 对当前网站或链接网站发布消息的准确性不承担任何责任。

Angelman 综合征协会提供信息，并为家长、专业人士和其他感兴趣的人士提供支持。

Angelman 综合征协会

电话：（02）95205857

网址：www.angelmansyndrome.org

位于新南威尔士州悉尼的一家多学科 Angelman 综合征诊所。

The Angelman Syndrome Clinic

Developmental Assessment Service

PO Box 90，Kogarah NSW 2217

电话：（02）85661222

电话：1300 721 770

邮箱：AngelmanClinic@sesiahs.health.nsw.gov.au

参考文献与延伸阅读

[1] Bonanni P，Gobbo A，Nappi S，Moret O，Nogarol A，Santin M，et al. Functioning and disability in patients

with Angelman syndrome: utility of the international classification of functioning disability and health, children and youth adaptation framework. Disabil Rehabil, 2009, 31 Suppl 1: S121-127.

[2] Clayton-Smith J, Pembrey ME. Angelman syndrome. J Med Genet, 1992, 29 (6): 412-415.

[3] Leonard H, Petterson B, Bourke J, Glasson E, Morgan V, Bower C. Inaugural report of the idEA database: intellectual disability in Western Australia. Perth, WA: Telethon Institute for Child Health Research, 2004.

[4] Petersen MB, Brondum-Nielsen K, Hansen LK, Wulff K. Clinical, cytogenetic, and molecular diagnosis of Angelman syndrome: estimated prevalence rate in a Danish county. Am J Med Genet, 1995, 60 (3): 261-262.

[5] Tan WH, Bacino CA, Skinner SA, Anselm I, Barbieri-Welge R, Bauer-Carlin A, et al. Angelman syndrome: Mutations influence features in early childhood. Am J Med Genet A, 2011, 155A (1): 81-90.

[6] Thomson AK, Glasson EJ, Bittles AH. A long-term population-based clinical and morbidity profile of Angelman syndrome in Western Australia: 1953-2003. Disabil Rehabil, 2006, 28 (5): 299-305.

[7] Van Buggenhout G, Fryns JP. Angelman syndrome (AS, MIM 105830). Eur J Hum Genet, 2009, 17 (11): 1367-1373.

[8] Williams CA, Beaudet AL, Clayton-Smith J, Knoll JH, Kyllerman M, Laan LA, et al. Angelman syndrome 2005: updated consensus for diagnostic criteria.

Am J Med Genet A, 2006, 140 (5): 413-418.

[9] Williams CA, Driscoll DJ, Dagli AI. Clinical and genetic aspects of Angelman syndrome. Genet Med, 2010, 12 (7): 385-395.

第 25 章

孤独症谱系障碍

孤独症谱系障碍（autism spectrum disorder）是一组终生的神经发育障碍，一般会在 3 岁前发病（参见以下谱系特点）。临床上该障碍包含重叠的表现。最常见的三种有：

- 孤独症；
- Asperger 综合征（阿斯伯格综合征）；
- 非典型孤独症［非特异性的广泛性发育障碍（pervasive developmental disorder not otherwise specified，PDD-NOS)］。

其他普遍发育障碍还包括 Rett 综合征（瑞氏综合征）和儿童崩溃综合征（childhood disintegrative disorder，CDD)。

孤独症谱系障碍是一种大脑发育和功能的异常。其可能会有多种病因。双胞胎研究强烈支持基因因素是一种病因。一种医学疾病（如结节性脑硬化）可能与 10%～37% 的病例相关。目前尚无证据支持孤独症是由于环境因素（如免疫）或父母行为模式导致的。

孤独症的发病率为 0.8/1000～1/1000。Asperger 综合征发病率可能会高一些，约 3/1000。非典型孤独症的发病率尚不清楚，不过估计为 1/1000。在澳大利亚，6～12 岁的儿童中孤独症谱系障碍平均发生率为 1/160[1]。孤独症谱系

---

[1] Australian Advisory Board on Autism Spectrum Disorders. The prevalence of autism in Australia: can it be established from existing data? Frenchs Forrest, NSW: Australian Advisory Board on Autism Spectrum Disorders, 2007.

障碍患儿被更多地诊断出来。其可能会表现为发病率增高，但更可能是因为病例发现率提高了。

孤独症谱系障碍不会因患儿的长大而消失，但其症状会改变，而且通常会随年龄而改善。如果其在青春期发展为癫痫，则可能会阻碍其发展。结局取决于 IQ、语言能力和社会技巧的发育。在 IQ 正常的人士中已观察到最佳结局，其在 5 岁时已能说话。

25.1 特征

孤独症谱系障碍与核心三联征相关：

- 社会交往和发育受损；
- 语言和非语言交流受损；
- 重复性、刻板性和限制性行为。

Asperger 综合征与孤独症不同，表现在：

- Asperger 综合征儿童早期交流和游戏能力并未受损；
- Asperger 综合征儿童并未表现为语言迟缓；
- Asperger 综合征并不与智力障碍或非社交适应能力缺陷相关。

全科医生应关注以下可能提示孤独症谱系障碍的特征。例如，孩子：

- 到 1 岁时，不会牙牙学语、指示或做出有意义的手势；
- 到 16 个月时，不会说出单个音节；
- 到 2 岁时，不会将 2 个字合起来说，模仿言语症除外；
- 对名字无反应；
- 在任何年龄段，丧失了语言或社交技能。

25.1.1 社交能力受损

在一名孤独症谱系障碍患者中，社交能力受损可表现为多种方式。典型孤独症患者可能会：

- 表现疏离，并无法建立友谊；
- 在社交中表现被动（同时忍受社会）；
- 表现笨拙、避免目光接触或表现得冷漠（除非已教导目光接触）；
- 调节社会交往的非语言行为使用明显受损（如手势和面部表达）；
- 在分享与他人喜悦时，缺乏自然表现。

高功能孤独症（即智力正常）或 Asperger 综合征患者可能：

- 寻觅他人陪伴，但可能在参与双方社会交往方面存在困难；
- 生硬、片面或重复的社会交往；
- 无法理解社会原则（如无意识地做出社交尴尬的评论）；
- 在理解感情、观点或他人感受方面的能力受损。

孤独症谱系障碍的 DSM-V 分类是一种靠近典型孤独症的诊断。如果接受，其可能会导致 Asperger 综合征的儿童不太容易被检出。

25.1.2 沟通和游戏能力受损

在孤独症谱系障碍患者中，沟通能力的发育和定性使用可能受损。其后果包括：

- 语言发育延迟或缺乏，无沟通代偿形式（如手势、拟态）；
- 开始和持续对话明显困难；
- 刻板或与众不同地使用语言；
- 难以模仿他人。

有孤独症谱系障碍的儿童在游戏时缺乏多样性，或被认为这是适宜于其发育水平的。

25.1.3 受限、重复及刻板的兴趣和行为

孤独症谱系障碍患者的兴趣和行为通常是受限、重复和刻板的。举例如下：

- 其兴趣是非常狭窄、强烈或不同寻常的；
- 依从于严格的惯例；
- 无法忍受改变；
- 刻板与重复性的运动方式（如拍手）；
- 持续专注于物体的一部分。

25.2 孤独症、Asperger 综合征和非典型孤独症

目前，孤独症是孤独症谱系中了解最为清楚的障碍，其有时被称为"典型"、"Kanner"或"儿童"孤独症。其在男性中较女性更为常见（3：1）。孤独症患者会有核心三联征，包括社交受损、沟通受损和重复及刻板性行为。70%的孤独症患者有智力障碍。其余的 30%智力正常，有时称为"高功能"。尽管如此，孤独症患者通常在独立工作方面存在重大困难。其智力测验成绩可能不平均，视力运动技能尚可，但语言表现延迟。

Asperger 综合征也是在男性中较女性更为常见（13：1），但在女性中可能诊断不足。诊断主要是根据社交受损和受限、重复和刻板性兴趣和行为。语言并不会显著延迟，但其社会使用轻微受损。因为患者被嘲笑和社交孤立，因此，患者经常会丧失语言能力。

按 DSM-IV 标准分类，Asperger 综合征患者的智力处于正常或临界❶。经心理评估，其口头技能可能好于非口头技

---

❶ American Psychiatric Association. Task Force on DSM-IV. Diagnostic and statistical manual of mental disorders：DSM-IV-TR. 4th ed. Washington，DC：American Psychiatric Association，2000.

能。其他典型特点有：

- 笨拙；
- 语言迂腐；
- 缺乏常识；
- 语言发育正常（或甚至早熟）；
- 无法忍受改变；
- 焦虑。

Asperger 综合征患者通常渴望友情，但缺乏建立和维持友情的技能。

非典型孤独症也称为"非特异性的广泛性发展障碍（PDD-NOS）"。当有孤独症核心行为特征但不完全符合孤独症标准时，可使用该诊断组。不符合这些标准的原因包括发病较晚或症候学不典型或在阈值以下。

25.3　常见相关疾病

孤独症谱系障碍有一些常见的并发症。主要神经并发症有癫痫、精细和大肌肉运动技巧受损以及睡眠障碍。在孤独症谱系障碍患者中癫痫是很常见的，可在任何年龄发病。

许多孤独症谱系障碍患者同时存在少见的感觉异常，包括：

- 对某种声音或触觉敏感（或厌恶）；
- 无法忍受某种食物；
- 对旋转的物体或灯光产生幻觉。

在孤独症谱系障碍中，感情和行为问题较常见，影响超过 50% 的患者。抑郁、焦虑和神经分裂症及相关精神病可能会在青少年期出现，并持续至成人期。评估见第 179～189 页，治疗见第 190～210 页。

孤独症患者会对他们熟悉的人士产生感情依赖，并会在失去亲人后经历悲伤和痛苦。特别是在童年时期，可能发生行为问题（愤怒爆发、自我伤害、喂养困难或暴饮暴食、睡眠障碍、多动）。焦虑可能会是许多这些问题背后的原因——其可能是由于交流技能较差、患者环境过度刺激或缺乏预测性。

25.4 诊断

孤独症谱系障碍的准确诊断是很重要的。家长通常会怀疑他们的孩子不一样。通过评估，患儿家长可能会更好地了解孩子的需求和能力。早期诊断可

> 孤独症谱系障碍的诊断需要专科医生团队技能。

获得最多的学习机会。通过"帮助孤独症儿童项目"[❶]，特殊的 Medicare 项目可申请专科医生和多学科评估和治疗。

成人诊断更为困难。但是，对之前未曾诊断、无显著智力障碍的成年患者，通常会发现一项诊断性评估是有帮助的。

诊断结果有助于解释患者的人生经历，并使他们获得支持（如一名 Asperger 综合征学生可以从帮助其有效学习的教育中获益）。

您可从维多利亚州孤独症协会获得有关诊断程序的讨论[❷]。

25.5 治疗

应当采用一种包含针对性和结构化的教育与行为干预

---

❶ 有关澳大利亚政府卫生和老龄部"帮助孤独症儿童项目"的更多信息，见 www. health. gov. au/internet/main/publishing. nsf/Content/autism-children。

❷ 有关孤独症谱系障碍诊断和评估指南可参见维多利亚州孤独症协会网站（ www. amaze. org. au/uploads/2011/08/ASD-Diagnosis-Assessment-Guidelines-Victoria2. pdf）。

的多模式计划来治疗孤独症谱系障碍。如有指征，可使用药物来补充治疗。治疗应包括教育、行为、社交技能和沟通方面的培训，并根据患者的智力、语言能力、年龄和需求来调整。家长及兄弟姐妹们的心理教育支持，加上个人的治疗，会产生一个更好的结果。对于孤独症谱系障碍患者来讲，没有任何一种干预和治疗措施是适合于所有人的。

25.5.1 早期行为管理

对于孤独症谱系障碍儿童，经一个多学科小组（如心理学家、语言病理学家和职业治疗师）训练行为管理和技能可获得更好的结局。行为方式涉及提高竞争性行为和减少困难或反社会行为。需要确定目标行为的前因后果。

对于孤独症谱系障碍患者来讲，一些行为技巧是适宜的。其中就包括积极强化、口头和非口头提示和行为链为（即设定小的目标步骤，来缓慢教授儿童一个新的行为）。有证据提示应用行为分析（applied behaviour analysis，ABA）可促进学龄前儿童提高认知技能。但是，ABA 项目耗时很长，而且对于家庭而言是一个经济负担。其他途径包括孤独症结构化训练（TEAACH）项目、感觉统合治疗和辅助沟通。

25.5.2 其他干预

其他有助于更好调整孤独症谱系障碍的教育和行为干预包括：

• 通过可视途径来辅助沟通（如图片沟通图书、日记和原则书）；

• 管理感觉诱导的压力；

• 经一名职业治疗师和物理治疗师处方，通过感觉统合与运动干预来提高协调性；

- 减少焦虑（如放松锻炼、环境调整和武术）；
- 使用每日或特殊事件的社会故事❶或个性化图片和文本故事（如 Bill 坐公交车上学）来建立适宜的行为顺序。

孤独症谱系障碍儿童的家长经常会因照顾孩子产生压力（较任何其他障碍儿童更如此），从而出现心理健康问题。治疗孤独症行为的家长教育和技能培训可改善家庭和孩子的结局。

25.5.3　药物治疗

行为、教育和社会方法是孤独症谱系障碍的主要治疗方式。可考虑采用精神药物来降低一些症状的严重程度，如果：

- 行为治疗和环境调整已失败；
- 药物治疗的获益高于危害。

需要咨询精神专科医生的意见。有关孤独症谱系障碍的药物治疗的讨论，请参见 *eTG complete*。

25.6　全科医生的作用

全科医生在治疗孤独症谱系障碍患者中发挥着重要作用。他可以：

- 尽早鉴定孤独症谱系障碍（详见第 260 页）；
- 启动转诊，进行评估（详见第 264 页）；
- 改善患者的医疗质量（如通过调整其临床方案、考虑患者的社会、沟通和行为模式）。

全科医生还可以帮助患者的家庭。例如，他可以：

- 在诊断期间和之后支持其家庭（如帮助其获得信息和服务）；

---

❶ 如需了解更多有关如何使用社会故事的信息，见 www. thegraycenter. org/ social-stories。

- 解决家人的需求（如家长的悲伤、压力或抑郁；对子女的影响）；
- 确保家长：
—明白孩子孤独症谱系障碍的病因并非家长可以控制，无需感到内疚；
—可通过特殊的行为干预来改善病情。

25.7 资源

以下资源有助于孤独症谱系障碍患者及其家庭：

- 6 岁以下儿童：早期干预服务；
- 学龄儿童：学校心理服务、专科孤独症服务、政府残疾人服务和相关医学服务（如儿科、精神科）；
- 成人：孤独症特定服务——当该患者同时存在智力障碍，还可获得精神障碍服务。

可通过澳大利亚政府卫生和老龄部"帮助孤独症儿童项目"获得符合资格儿童的服务：www.health.gov.au/internet/main/publishing.nsf/Content/autism-children。

其他服务包括青少年临时照顾、家庭援助以及社会技能和工作预备课程。有关这些服务的信息可从当地政府的残疾人服务和当地孤独症或 Asperger 综合征机构获得。

25.7.1 事实表

孤独症谱系障碍的许多方面的事实表（fact sheets）可从维多利亚莫纳什大学孤独症二级咨询和培训策略（ACT-NOW）获得：www.med.monash.edu.au/spppm/research/devpsych/actnow/factsheet.html。

25.7.2 州孤独症联合会

州孤独症联合会为家长、专业人士和其他感兴趣人士提供信息和支持。

使用者应意识到网站不会对信息质量进行审查。此外，有些可能是由制药厂或其他商业组织提供的。TGL 对当前网站或链接网站发布消息的准确性不承担任何责任。

澳大利亚首都领地

孤独症 Asperger ACT 协会

电话：(02)61760514

网址：www. autismaspergeract. com. au

新南威尔士州

澳大利亚孤独症谱系协会

电话：(02)89778300

网址：www. aspect. org. au

北领地

北领地孤独症协会

电话：(08)89484424

网址：www. autismnt. com. au

昆士兰州

昆士兰州孤独症协会

电话：(07)32730000

网址：www. autismqld. com. au

南澳大利亚州

南澳大利亚州孤独症协会

电话：(08)83796976

网址：www. autismsa. org. au

塔斯马尼亚州

塔斯马尼亚州孤独症协会

电话：1300288476

网址：www. autismtas. org. au

维多利亚州

Amaze

电话：1300308699

网址：www. amaze. org. au

西澳大利亚州

西澳大利亚州孤独症联合会

电话：(08)94898900

网址：www. autism. org. au

参考文献与延伸阅读

[1] American Psychiatric Association. Task Force on DSM-IV. Diagnostic and statistical manual of mental disorders: DSM-IV-TR. 4th ed. Washington, DC: American Psychiatric Association, 2000.

[2] Australian Advisory Board on Autism Spectrum Disorders. The prevalence of autism in Australia: can it be established from existing data? Frenchs Forrest, NSW: Australian Advisory Board on Autism Spectrum Disorders, 2007.

[3] Autism spectrum conditions. In: Lindsay P, editor. Care of the adult with intellectual disability in primary care. London: Radcliffe, 2011: 210-215.

[4] Brereton AV, Tonge BJ. Pre-schoolers with autism: an education and skills training programme for parents: a manual for parents. London: Jessica Kingsley, 2005.

[5] Brereton AV, Tonge BJ. Pre-schoolers with autism: an education and skills training programme for parents: manual for clinicians. London: Jessica Kingsley, 2005.

[6] Campbell M, Schopler E, Cueva JE, Hallin A. Treatment of autistic disorder. J Am Acad Child Adolesc Psychiatry, 1996, 35 (2): 134-143.

第25章 孤独症谱系障碍

[7] Carr J. Helping your handicapped child. 2nd ed. Harmondsworth (Middlesex): Penguin Books, 1995.

[8] Gillberg C. Clinical child neuropsychiatry. Cambridge: Cambridge University Press, 1995.

[9] Maski KP, Jeste SS, Spence SJ. Common neurological co-morbidities in autism spectrum disorders. Curr Opin Pediatr, 2011, 23 (6): 609-615.

[10] Maurice C, Green G, Luce SC. Behavioral intervention for young children with autism: a manual for parents and professionals. Austin, Tex. : Pro-Ed. , 1996.

[11] McPartland JC, Reichow B, Volkmar FR. Sensitivity and specificity of proposed DSM-5 diagnostic criteria for autism spectrum disorder. J Am Acad Child Adolesc Psychiatry, 2012, 51 (4): 368-383.

[12] Prior M. Is there an increase in the prevalence of autism spectrum disorders? J Paediatr Child Health, 2003, 39(2): 81-82.

[13] Schopler E. Parent survival manual: a guide to crisis resolution in autism and related developmental disorders. New York: Plenum Press, 1995.

[14] Tonge B, Brereton A, Kiomall M, Mackinnon A, King N, Rinehart N. Effects on parental mental health of an education and skills training program for parents of young children with autism: a randomized controlled trial. J Am Acad Child Adolesc Psychiatry, 2006, 45 (5): 561-569.

[15] Tonge BJ. Autism: time for a national approach to early assessment and management. Med J Aust, 1996, 165 (5): 244-245.

[16] Volkmar FR, Klin A. Autism and pervasive developmental disorders. In: Gelder MG, Lopez-Ibor JJ, Andreasen N, editors. New Oxford textbook of psychiatry. Oxford: Oxford University Press, 2000: 1723-1734.

[17] Werry JS, Aman MG, editors. Practitioner's guide to psychoactive drugs for children and adolescents. New York, NY: Plenum Medical Book Co, 1993.

第 26 章

脑性瘫痪

脑性瘫痪（下称脑瘫）（cerebral palsy）是指在胎儿或婴儿时期，大脑受到损伤而造成的一组运动、姿态发育障碍，进而导致活动受限或残疾。运动障碍还可能伴随有癫痫发作，感觉、认知、沟通和（或）行为损伤以及继发性肌肉骨骼问题[1]。脑瘫在存活产儿中的患病率为 2/1000 ～ 2.5/1000。大部分脑瘫患者可以存活至成年甚至老年。

脑瘫是在大脑发展过程中受到损伤或创伤所造成的非进展性疾病。然而，脑瘫患者的躯体功能可能随着时间的进展而发生变化。可能的原因如下：

- 在快速生长时期，骨骼和肌肉相对长度的变化；
- 关节的挛缩、半脱位、错位，关节炎的恶化；
- 药源性因素影响；
- 躯体或精神类疾病影响。

在某些病例中，肌肉骨骼系统的物理磨损会引起慢性疾病的发生。也就是说，脑瘫患者可能早在其 30 岁左右时，就开始经历年龄增长所造成的影响（详见第 285 页）。

26.1 病因

术语"脑性瘫痪"仅描述出了疾病的运动障碍，但并未说明引起损伤的原因。脑瘫有多种危险因素（如低出生体重

---

[1] Rosenbaum P，Paneth N，Leviton A，Goldstein M，Bax M，Damiano D，et al. A report：the definition and classification of cerebral palsy April 2006. Dev Med Child Neurol Suppl，2007，49（suppl. 109）：8-14.

和早产）及病因。不同的危险因素及病因可能在胎儿期、围生期以及产后造成不同的事件发生。对患者应尽可能地寻找病因。但仍有相当多的患者病因未知。

有关脑瘫病因的信息，能够很好地帮助患者家庭，并且还可以作为精准遗传咨询的基础。当病因不明确时，应该进行大脑扫描（MRI）检查。一些较为罕见的病因，可以通过尿代谢筛查和染色体分析来判断说明。

75％的脑瘫是产前不良事件所造成的。已知的原因包括先天性子宫内感染（如风疹、巨细胞病毒、弓形体病）、血管事件（如中脑动脉闭塞）和畸形（如皮质发育不良）。

8％～10％的脑瘫是由于围生期窒息所造成的。产前出血、其他胎盘或脐带问题是造成围生期窒息的主要原因。产后新生儿出现的一些问题（如严重的低血糖、未进行治疗的黄疸）也是造成脑瘫的病因。

10％的脑瘫病例是由于产后新生儿期出现的问题事件所造成的。已知的病因如下：

- 意外伤害［如缺氧事件（如溺水事故），头部创伤（如机动车事故）］；
- 非意外性伤害所造成的头部损伤；
- 严重的脑部感染（如脑膜炎）。

26.2 分类

脑瘫可通过以下几种方法进行分类：

- 运动障碍的性质分类（如痉挛状态、运动功能障碍、共济失调、混合型）；
- 运动障碍累及部位分类（如偏瘫、双侧瘫痪、四肢瘫痪）；
- 运动障碍对功能造成影响的严重程度分类。

痉挛状态是最为常见的运动障碍类型（约占 70％）。肌张力的增加具有典型的折刀样特性。临床特性包括对随意运动控制能力的损伤，并经常存在潜在的运动能力减弱，最终可能导致挛缩。

运动功能障碍（肌张力障碍或手足徐动症）通常会影响整个躯体（包括四肢），最终造成基底神经节的损害。其主要特点为肌张力变化和不自主运动。肌张力障碍指持续性的肌肉收缩，其常常会造成扭曲或重复性运动或姿态异常。手足徐动症指包括远端四肢在内的缓慢翻滚式运动。

共济失调指小脑损伤所导致的平衡失调。同时可能存在动作不稳、震颤和肌张力低下。

超过一种类型的混合型运动障碍较为常见，其中，以痉挛状态与肌张力障碍的组合类型最常出现。

粗大运动功能分级系统（Gross Motor Function Classification System，GMFCS）是描述运动障碍严重程度的最好的依据，其根据功能性能力将疾病分为五个系统水平[1,2]。该系统为医疗人员、家属和研究人员之间的交流提供了一个客观的衡量标准。

26.3 表现

脑瘫在儿童中可能表现为：

- 运动发育延迟；
- 不对称的运动模式；

---

[1] Palisano R, Rosenbaum P, Walter S, Russell D, Wood E, Galuppi B. Development and reliability of a system to classify gross motor function in children with cerebral palsy. Dev Med Child Neurol, 1997, 39 (4)：214-223.

[2] 对于6～12岁儿童的五个粗大运动功能分级系统（GMFCS）水平的描述和图示，见 perseus. rch. unimelb. edu. au/emplibrary/ortho/GMFCS-Handout. pdf。

- 异常的肌张力；
- 管理型问题［如严重的喂食困难、行为异常（如易怒）］。

脑瘫的诊断可以通过对婴儿风险的后续调查来完成（如婴儿的早产或新生儿脑病史）。

部分脑瘫患者仅存在运动障碍，其他患者则存在关联性的障碍（认知和/或感觉障碍）和复杂的慢性健康问题。

许多脑瘫婴儿头几个月的发育是正常的。痉挛状态的发病可能是逐渐进展的。同样，手足徐动症可能到9～18个月才发生。进行性神经发育障碍和脊髓病变可能和脑瘫有相似的表现，必须进行排除。

脑瘫的诊断必须与患儿家长进行公开讨论（详见第52～59页）。

26.4 治疗

脑瘫患者通常需要一个多学科小组进行诊疗护理。没有任何一个专科的医务人员能够满足患者的所有需求。小组应包括：

- 卫生专业人员（医疗、护理、综合医疗保健）；
- 教育专业人员（教师、心理学家）；
- 残疾专业人士（疾病管理、行为技能）；
- 社区服务（社会、技能培养、娱乐、工艺美术、锻炼）。

所有人员的工作都是为了帮助脑瘫患者提高健康治疗、加强独立能力，帮助其融入社区生活当中。

26.4.1 儿童和青少年患者

全科医生是照顾脑瘫患儿的关键。其职责包括：

- 脑瘫病因的标准诊断（尽可能情况下）及遗传查询；
- 一般健康状况监测；

- 关联型障碍和相关并发症的治疗；

- 推荐儿科医生（全科和康复）协助疾病的诊断、评估、监测和管理；

- 安排专职医护人员、教师、社区服务人员和残疾专业人士进行联合协作。

全科医生的另一重要角色是支持和帮助患者父母及兄弟姐妹，在他们需要帮助时，为其提供所需要的信息和咨询。患者家人是患者向成人保健过渡的关键。

脑瘫患儿的疾病治疗需要多学科小组的合作——他们的家庭是其中必不可少的一部分。幼儿患者的治疗目标应该由家长和卫生保健提供者共同制订。大龄儿童及青少年应参与到对其能力水平的制订中。父母、兄弟姐妹将患儿视为家庭的一部分，提高对其的关注度非常重要。患儿的家庭生活以及所受到的照料，会影响他们的生活质量和长期结局。父母可能会觉得，与具有相同情况的家庭进行会面，以及参加团体支持性活动，会对其有所帮助。

26.4.2　成人患者

脑瘫患者以下风险的发生率会有所升高：

- 认知和感觉障碍（详见第 278 页）；

- 医学问题〔如口腔、皮肤、胃肠道、泌尿生殖系统、心理健康、肌肉骨骼、神经系统（包括癫痫）、营养、呼吸系统，详见第 278～285 页〕。

全科医生是为成年脑瘫患者提供和协调健康监护的核心。预期性的主动健康监护是及时干预的关键。全科医生的任务包括以下几条：

- 监护和管理一般及急性健康问题；

- 确保疾病预防的可获得性（包括疾病筛选）以及健康知识的推广（包括健康饮食、体重和锻炼计划）（详见表 10-1，第 100 页）；

- 确保能够获得医学专家、卫生专业人员、社区以及残疾专业人士的服务；
- 参与多学科小组工作，对脑瘫患者进行帮助。

部分成年脑瘫患者存在智力障碍（不同程度的），而其他患者不存在认知障碍。是否有能力进行对话，并不是判断其认知功能的准确指标。每个人都有权利参与到对其健康进行的决策中（在某种程度上，他们有能力），这是良好健康监护的基础。脑瘫患者（及照顾人员，如果合适的话）应该参与到任何一项治疗目标、不同治疗选择及干预顺序的讨论中来。

成年脑瘫患者的生活质量与他们的身体健康状态及心理、所得到的支持以及家庭和社会生活密切相关。所以，管理他们的健康应包括以下内容：

- 创建适当的沟通平台；
- 每年进行全面的身体、心理及社会评估。

26.5 相关损害

脑瘫患者可能会经历一系列的健康问题。及早发现、推荐合适的专业人士进行有效治疗是良好健康监护的关键。

26.5.1 沟通

脑瘫患者的沟通困难包括语言接收和语言表达的延误以及构音障碍。疲劳、镇静（如由药物或酒精造成）、癫痫发作、疼痛、疾病以及其他医学状态都会加剧沟通障碍。沟通困难可能会成为准确识别、评估和疾病治疗的障碍。许多脑瘫患者都在使用辅助沟通设备。医生应该为他们提供时间和机会来使用这些设备，这是非常重要的。这些设备具有以下功能：

- 确保医生和患者之间可以进行良好的沟通；
- 当无法听见或出现误解时，降低患者的沮丧和绝望感。

语言病理学家可以对沟通情况进行评估，并对合适的设备和训练方法提出建议。

26.5.2 听力和视力

听力问题和视力问题（特别是斜视）是脑瘫患者常见的两种情况，不易被察觉，并且会削弱患者的功能、参与和生活乐趣。每隔 3~5 年，所有患病儿童和成人都应由听力学家和眼科医生对其听力和视力进行评估。

26.5.3 智力障碍

智力障碍和细节认知障碍是脑瘫的两个常见合并问题。约 40% 的脑瘫患者脑功能属于或低于轻度智力障碍范围。患者的智力障碍程度与其生理缺陷的严重程度并不相关。有智力障碍和细节认知障碍的患者，可以从正式的认知评估中获益。此类测试包括对认知优势和劣势的评估，并且可以对患者进行教育，对行业和职业设置提供支持。

26.5.4 知觉障碍

知觉障碍在脑瘫患者中发生率较高。运动规划障碍、手眼协调和空间意识及形状识别问题会影响患者的组织能力和生活技能。职业治疗师和教育心理学家可以提供评估和建议。

26.6 相关健康问题

对于脑瘫的主要相关健康问题讨论如下。

26.6.1 慢性肺部疾病

重度脑瘫患者口部运动功能障碍和（或）严重的胃食管反流引起的误吸，可发展为慢性肺部疾病。误吸可表现为进餐时的咳嗽或窒息，以及饭后喘息。然而，误吸的患者也可能开始没有任何表现，然后以复发性肺炎的形式出现。建议全科医生或医学专家进行定期监测。如果怀疑有进食或吞咽问题，由语言病理学家进行评估是很有帮助的。具体讨论详见"吞咽困难"章节（详见第232~241页）。

26.6.2 口腔卫生

脑瘫患者多存在口部运动障碍，包括咀嚼、吞咽困难。咬合不正是该类肌肉功能异常所造成的常见结果。许多患者还无法有效地进行牙齿清洁。因此，脑瘫患者是口腔问题的易患人群。推荐每6个月进行一次口腔科检查。更多的口腔卫生建议详见第242~246页。

26.6.3 皮肤问题

皮肤问题在脑瘫患者中较为常见。特别在大小便失禁人群中，臀部和会阴部皮疹尤为常见。护肤霜会有一定帮助。身体皱褶和胃造口处也可能出现皮肤破裂。特别在儿童和营养不良的成人中，在骨突受压部位可能加重。有专业治疗和伤口处理经验的护士应早期介入，考虑使用减压装置和（或）保护辅料。

26.6.4 癫痫

在脑瘫患者中，有高达50%的儿童以及约20%的成人会出现癫痫。有严重运动神经问题和需要细心治疗的患者更常见。具体建议（包括抗癫痫药的不良反应和监测）详见第211~220页。

26.6.5 胃肠道紊乱

脑瘫患者可能出现一系列的胃肠道紊乱。

26.6.5.1 便秘

儿童和成人脑瘫患者经常出现便秘。这可能与膳食纤维和液体摄入不足以及缺乏规律体育锻炼有关。建议详见第106页。

26.6.5.2 胃食管疾病

胃食管反流病、食管炎及相关疼痛、食管出血及贫血是各年龄段脑瘫患者的常见问题。上消化道出血是患者入院治疗的常见原因，尤其多发于患有痉挛性四肢瘫痪和智力障碍的患者。慢性食管反流是吸入性肺炎的重要原因之一。症状体征包括餐后或平卧后的疼痛及不适、进食困难、唾液异味、夜间不适苏醒、贫血以及复发性肺部感染。对患者的管理包括指导餐时（及餐后）体位、药物治疗和抗反流手术。对于胃食管反流病的具体讨论详见第 105～106 页。

26.6.5.3 营养

营养问题，尤其是肥胖和营养不良在脑瘫患者中较为常见。缺乏规律性的身体活动和不良的饮食习惯可能造成肥胖、加剧关节炎和脊柱侧弯以及阻碍独立活动。咀嚼和吞咽困难（由于口咽不协调）、牙齿疼痛（由于较差的口腔卫生）、胃食管反流病可能导致营养不良。对于超重患者，进行有关健康饮食和规律锻炼的教育是很重要的。营养师的评估往往对患者有益。营养学家和语言病理学家应该对体重不足者进行评估，以便对其根本原因进行治疗。

若脑瘫患者患有以下问题，应考虑鼻饲或胃造口：

- 发育障碍；
- 饮食时间过长；
- 易误吸。

更多的建议详见"营养失调"章节（详见第 221～231 页）及"吞咽困难"（详见第 232～241 页）章节。

26.6.5.4 唾液控制

对于唾液控制的讨论，详见第 238 页。

26.6.6 泌尿生殖系统问题

尿失禁和尿潴留在男性和女性脑瘫患者中均较为常见。

原因如下：

- 神经功能障碍；
- 尿路感染；
- 尿频；
- 独立如厕困难；
- 感觉障碍。

加强排尿控制（特别针对年龄较高的患者）对相关人士和特护人员均有益处。对于白天正常、夜间出现遗尿的儿童和成人，应该进行治疗（包括使用遗尿报警器）。

睾丸下降不全是一种常见而经常被忽略的问题，对于男性儿童和成人均应该进行检查。

泌尿生殖系统障碍的评估与治疗详见第 107～108 页。

26.6.7 心理健康

心理障碍在脑瘫患者中较为常见，且很容易被忽略，也很容易停止治疗。心理障碍可能导致业务状态不佳、影响自我护理效果，破坏生活质量、最佳的功能状态以及自我独立。

青少年和成年脑瘫患者较为常见的心理障碍包括挫折感、愤怒、焦虑、绝望和（或）抑郁。原因可能包括：

- 沟通障碍；
- 独立能力有限；
- 机体功能发生变化；
- 社会隔离和社交机会有限；
- 对身体形象和性的关注。

患者如果因心理障碍无法对其经历进行沟通时，可能会显示出行为上的改变。抗癫痫药及药物相互作用也可能导致行为改变。

评估患者当前生活环境、人际关系、支持与机遇至关重要。转诊至心理学家（心理测试和/或治疗挑衅行为）和

（或）精神科医生进行治疗可能对患者是有益的。

26.6.8 对肌肉骨骼的影响

脑瘫患者需要通过理疗医师、内科医师（儿科或康复医师）以及整形外科医师进行终身的肌肉骨骼治疗。理疗、夹板疗法、药物治疗、肉毒毒素、神经阻滞和各种外科手术有助于患者保持舒适的状态、功能和（或）促进个人护理。

儿童患者的干预目的（即治疗、矫正和手术）：
* 优化、维护功能；
* 预防、控制和治疗动态僵硬和（或）挛缩。

成人患者的干预目的：
* 确保定期的适量活动，以：
—保持一定范围的运动、肌肉力量和健康；
—优化和维护机体功能与独立性。
* 减少肌肉疲劳及疼痛。

对于儿童脑瘫患者，物理治疗至关重要。其建议包括：
* 通过定位、操作和游戏，将肌张力异常所造成的影响降到最低；
* 改善运动能力；
* 使用矫形器、鞋和助行器；
* 适当的锻炼方案。

连续性的物理治疗对成年患者至关重要，其能够帮助患者：
* 保持最佳的健康、舒适度和技能；
* 监控肌肉功能障碍；
* 提供治疗疼痛、挛缩和关节功能障碍的建议。

全科医生、骨科医师和理疗师之间的有效合作非常重要。

26.6.8.1　下肢

儿童脑瘫患者髋关节脱位和错位需尽早发现。对于无法行走或仅能部分行走［粗大运动功能分级系统（GMFCS）3～5级］的患者存在风险。根据指南，应对髋关节进行定期的 X 线检查❶。还应推荐骨科医生对儿童髋关节半脱位或脱位的证据进行判定。

膝关节屈曲挛缩可能需要肌腱手术。

儿童脑瘫患者最常见的骨科问题为马蹄足畸形。在幼年患儿中，踮脚尖行走、带矫形器和 A 型肉毒毒素治疗是最好的保守治疗方法。而年长的患儿，更适合纠正畸形手术。

有些患儿需要几个级别（如臀部、膝盖和脚踝）手术来纠正畸形，提高步行效率。这就是所谓的单一事件多级手术。步态分析有助于设计和评估骨科手术。

一些成年患者可能出现髋关节脱位或半脱位，有以下情况时需考虑：

- 任何有关髋关节或膝关节疼痛的抱怨；
- 所有严重脑瘫患者，特别是那些无法行走和（或）髋关节运动范围减少的患者。

26.6.8.2　上肢

成年脑瘫患者可能发生关节半脱位或脱位，需要治疗。上肢疼痛或功能丧失可能严重影响：

- 独立的个人护理；
- 移动（针对使用轮椅的人）；
- 沟通（针对使用沟通工具的人）。

---

❶ Wynter M，Gibson N，Kentish M，Love SC，Thomason P，Graham HK. Consensus statement on hip surveillance for children with cerebral palsy：Australian standards of care 2008：Australasian Academy of Cerebral Palsy and Developmental Medicine（Aus ACPDM），2008.

推荐进行物理治疗和职业治疗。

外科手术（如肌腱切断术、肌腱移植术）可以维护和改善上肢功能。应建立多学科小组进行评估，从而确保最佳的治疗方案。此类小组应该包括本领域的专业治疗师。

26.6.8.3 脊柱侧弯

儿童患者可能发生脊柱侧弯，并在青春期显著恶化。其可能会导致呼吸问题加重（胸廓畸形）、活动能力减少以及关节肌肉疼痛增加。为优化舒适度和功能，必须注意姿态（包括特殊座椅辅助工具）。对有显著姿态需求的患者，推荐职业治疗人员进行治疗。

为预防脊柱弯曲度进一步加重，通常需要进行手术。其他的治疗手段还包括在青春期进行脊柱融合术。

26.6.8.4 痉挛状态

对痉挛状态的脑瘫患者进行治疗可以提高患者的机体功能和舒适度，并促进其个人护理。痉挛治疗需要一个包括相关人员（如果能够提供适当的支持）、治疗师和医师（儿科医师和康复医师）的团队。还可能需要整形外科医师和（或）神经外科医师。

A型肉毒毒素或神经阻滞可用于治疗局灶性肌痉挛。

全身痉挛状态可通过口服药物（地西泮、丹曲林、巴氯芬）进行治疗，作用如下：

- 促进个人护理（如方便穿衣、洗澡等）；
- 减轻肌肉痉挛所造成的疼痛；
- 改善机体功能。

地西泮是一种有效的痉挛治疗药物，但如果用足量来降低肌肉张力，可能出现药物不良反应（特别是嗜睡）。

巴氯芬是最常用的治疗痉挛状态药物，容易造成镇静，但不会透过血脑屏障。通过使用皮下置入泵进行鞘内注射较口服给药疗效更佳，但较为少用。此种治疗方法适用于少数严重痉挛状态的患者，但会影响患者的生活质量。鞘内注射还可以改善肌张力障碍患者的功能。本治疗方案的缺点如下：

- 不良反应风险；
- 泵的成本花费；
- 需频繁与医师预约续泵；
- 约每 7 年需更换一次泵。

在进行治疗之前，应与治疗小组和患者家人进行多方面的沟通，明确治疗目的。

为减少脊髓前根区的痉挛状态，背侧神经根切断术是治疗的另一种选择方案。此方案为不可逆过程，选择适合的患者是治疗成功的关键。

26.7 老化相关的健康问题

脑瘫患者存在运动障碍，对其肌肉和关节都会造成压力。随着时间推移，这会增加物理磨损与肌肉疲劳、虚弱、劳累和扭伤，也会造成关节恶化和关节炎。相应的，运动障碍可能造成患者在 20～30 岁时身体功能过早地下降。相关疼痛、疲劳和虚弱会影响患者的独立性和良好状态。

随着年龄增长，脑瘫患者出现运动功能和姿态相关疾病的风险也会逐渐增加。具体如下：

- 背部疼痛（尤其在脊柱侧弯患者中）；
- 下呼吸道感染（尤其在误吸患者中）；
- 食管反流病（尤其在脊柱侧后凸患者中）；
- 疾病相关性末梢循环不良（如冻疮、腿部溃疡）。

对于需要使用轮椅的患者，专家应关注轮椅座位和坐姿。正确使用轮椅有助于调高舒适度，改善上肢功能，最大限度地减少势态进一步恶化。

随着患者年龄增长，问题也会逐渐增多。可治疗性疾病（如便秘、尿路感染、膀胱过度活动症）必须加以解决。活动度降低和如厕困难可能会造成大小便失禁。

许多老化相关的问题，都应该得到治疗。对于脑瘫患者，多数后果是可以避免的。

全科医生应鼓励成年脑瘫患者：

- 每年进行一次健康评估；
- 维持定量运动；
- 规律地去找理疗师，来监护运动技能，寻求体育锻炼、助行器的相关建议；
- 接受职业治疗师对姿态、座椅和上肢功能的建议；
- 参与社区体育活动项目、社会活动和智力启发；
- 使用可获得的家庭支持和个人护理援助；
- 必要时，考虑痉挛状态的治疗。

26.8 资源

脑瘫协会可为患者父母、专业人士和其他相关人士提供信息支持。

使用者应意识到网站不会对信息质量进行审查。此外，有些可能是由制药厂或其他商业组织提供的。TGL 对当前网站或链接网站发布消息的准确性不承担任何责任。

国家团体

澳大利亚脑瘫组织

网址：www. cpaustralia. com. au

新南威尔士州

脑瘫联盟

网址：www. cerebralpalsy. org. au

昆士兰州

脑瘫联盟

网址：www. cplqld. org. au

南澳大利亚州

Novita 儿童服务

网址：www. novita. org. au

南澳大利亚痉挛中心

网址：www. scosa. com. au

塔斯马尼亚州

塔斯马尼亚脑瘫组织

网址：www. cptas. org. au

维多利亚州

Scope

网址：www. scopevic. org. au

Yooralla

网址：www. yooralla. com. au

西澳大利亚州

脑瘫中心

网址：www. tccp. com. au

参考文献及延伸阅读

[1] Ashwal S，Russman BS，Blasco PA，Miller G，Sandler A，Shevell M，et al. Practice parameter：diagnostic assessment of the child with cerebral palsy：report of the Quality Standards Subcommittee of the American Academy of Neurology and the Practice Committee of the Child Neurology Society. Neurology，2004，62（6）：851-863.

[2] Blair E，Stanley FJ. Intrapartum asphyxia：a rare cause of cerebral palsy. J Pediatr，1988，112（4）：515-519.

[3] Cox D，Weze C，Lewis C. Cerebral palsy and ageing：a

systematic review. London: Scope, 2005.

[4] Dobson F, Boyd RN, Parrott J, Nattrass GR, Graham HK. Hip surveillance in children with cerebral palsy. Impact on the surgical management of spastic hip disease. J Bone Joint Surg Br, 2002, 84 (5): 720-726.

[5] Farhat G, Yamout B, Mikati MA, Demirjian S, Sawaya R, El-Hajj Fuleihan G. Effect of antiepileptic drugs on bone density in ambulatory patients. Neurology, 2002, 58 (9): 1348-1353.

[6] Graham HK, Selber P. Musculoskeletal aspects of cerebral palsy. J Bone Joint Surg (Br), 2003, 85 (2): 157-166.

[7] Hedderly T, Baird G, McConachie H. Parental reaction to disability. Current Paediatrics, 2003, 13 (1): 30-35.

[8] Palisano R, Rosenbaum P, Walter S, Russell D, Wood E, Galuppi B. Development and reliability of a system to classify gross motor function in children with cerebral palsy. Dev Med Child Neurol, 1997, 39 (4): 214-223.

[9] Reddihough DS, Baikie G, Walstab JE. Cerebral palsy in Victoria, Australia: Mortality and causes of death. J Paediatr Child Health, 2001, 37 (2): 183-186.

[10] Rosenbaum P. Cerebral palsy: what parents and doctors want to know. BMJ, 2003, 326: 970-974.

[11] Rosenbaum P, Paneth N, Leviton A, Goldstein M, Bax M, Damiano D, et al. A report: the definition and classification of cerebral palsy April 2006. Dev

Med Child Neurol Suppl, 2007, 49（suppl. 109）:
8-14.

[12] Stanley FJ, Blair E, Alberman E. Cerebral palsies:
epidemiology and causal pathways. Clinics in develop-
mental medicine. London: Mac Keith, 2000.

[13] Tracy JM, Wallace R. Presentations of physical illness
in people with developmental disability: The example
of gastro-oesophageal reflux. Med J Aust, 2001, 175
（2）: 109-111.

[14] Wynter M, Gibson N, Kentish M, Love SC, Thomason
P, Graham HK. Consensus statement on hip surveillance
for children with cerebral palsy: Australian standards of
care 2008: Australasian Academy of Cerebral Palsy and
Developmental Medicine（Aus ACPDM）, 2008.

第 27 章

唐氏综合征

患有唐氏综合征（Down syndrome）的澳大利亚人比以前更长寿。20 世纪 50 年代，他们的平均寿命不到 20 岁，现在可以达到 60 岁。高度关注健康保健有利于优化患者的机体、心理和社会健康。一些唐氏综合征成年患者需要别人高度关照。另外一些人，在家人和朋友非正式的照顾下，可以做到相对独立的生活。大多数则需要一定级别的非正式渠道和外部机构的支持。

21 号染色体异常（呈三倍体）是最常见的遗传性智力残疾的原因。多余的 21 号染色体会影响机体每一个系统功能的发育。

每 800 个活婴中会出现 1 例唐氏综合征。随着产妇年龄的增长，更容易出现遗传不平衡。在 45 岁及其以上的产妇中，其发生率高达每 40 个活婴出现 1 例。然而，大部分产妇为年轻女性，多数患有唐氏综合征的患婴出自 35 岁以下的妇女。

唐氏综合征患者通常都具有典型的面部特征。其中包括杏仁状眼、圆形脸和相对较小的鼻子、耳朵和嘴。还会对他们机体表象以外的性格、能力和潜力造成影响。然而，在同一个社会中，他们之间也存在着差异。他们的身体特征和人品反映了他们的个性和家庭以及他们的唐氏综合征。

许多唐氏综合征患者有能力就业（通过不同程度的照顾），但机会可能是有限的。对于无能力或无机会就业的成年患者，也需要参与到社会、娱乐、学习和休闲活动中。缺乏就业和其他有意义的活动，可能对社交、心理和身体健康造成负面的影响。他们的孤独、沮丧和厌倦可能通过行为来表达。

27.1　病因

约95％的唐氏综合征患者在身体的所有细胞中都存在21-三倍体（即21号染色体的一个额外副本）。除此之外的5％存在嵌合体现象或异位现象。在嵌合体现象中，只有一部分细胞存在一个额外的21号染色体副本。在异位形式中，21号染色体中的遗传物质附着到其他不同染色体中（通常是14号染色体）。

在至少95％的21-三体综合征患者中，其额外的染色体来源于母亲。母亲的年龄与再次生育唐氏综合征患儿无相关性。如果父母双方都有一个平衡的21号染色体易位，再次生育唐氏综合征患儿的风险就会高很多。因此，亲代核型对于遗传咨询很重要。

27.2　健康保健

唐氏综合征患者往往存在多重健康和社会问题。没有哪一个专业人士可以满足他们所有的要求。其健康状态需要一个多学科小组（包括全科医生、执业护士和专职保健人员）的监护，从而解决患者当前和未来的问题。

唐氏综合征患者往往难以识别和描述他们的症状（具体见下文）。因此，应采取积极的健康监护和护理。唐氏综合征患者之间的密切协作是很必要的，多学科团队与家人或其他照顾人员也应该适当地参与到患者的生活中。患者的家庭状况与可及的援助会对其健康保健产生影响（详见第5～7页）。生活环境的变化也可能对他们的身体和精神健康产生深远的影响（详见第31页）。

儿童、青少年、成人和老年患者有关发育障碍的健康问题讨论详见相关章节（详见第73～82页、83～97页、98～114页及第115～132页）。

对唐氏综合征患者特定健康问题的讨论详见第 293～297 页。对不同年龄阶段唐氏综合征患者的健康保健详见第 297～300 页。

唐氏综合征患者的高血压与动脉粥样硬化发生率往往低于一般人群。

合并多种疾病的唐氏综合征患者常常会使用多种药物，导致出现药物不良反应和药物相互作用的发生风险增高。具体讨论详见第 35 页。

27.2.1 沟通与行为

许多唐氏综合征患者在口语交流上都无需帮助。其他患者存在沟通（理解）接受障碍，这与他们的认知能力相符。这种困难可能伴有听力和（或）视力障碍。表达沟通（理解）可能受到发音障碍的影响，其源于患者口咽部解剖差异。

早期听力障碍可能对患者的语言发展和语言质量产生破坏。存在表达障碍的患者可能通过行为的改变来表达身体或精神疾病的压力（详见第 32 页）。

让唐氏综合征患者参与到一项包括语言和非语言的沟通交流中很重要。他们的全科医生可以为其提供简单的策略，以提高其沟通能力（详见第 17～22 页）。

27.2.2 健康促进

健康促进是唐氏综合征患者健康保健一个重要的方面，特别要注意以下几个方面：

- 锻炼；
- 健康饮食和体重；
- 口腔卫生；
- 免疫；
- 筛查试验（建议见表格 10-1，第 100 页）。

对于预防性健康保健、营养和口腔健康的建议，详见相关章节（第 149～152 页、第 221～231 页、第 242～246 页）。

27.3 特定的健康问题

唐氏综合征会影响患者的整体发育。因此，唐氏综合征患者某些特定疾病的发生风险会有所增加。讨论如下。

27.3.1 先天性心脏畸形

50％的唐氏综合征患儿存在心内膜垫缺损。任何年龄都可能出现二尖瓣功能障碍，包括成年期，这会影响 50％的成年患者。患者必须进行常规的心脏检查和（或）超声心动图检查。

对在手术、牙科手术前进行抗生素预防性使用合理性的讨论见 *eTG complete*。

27.3.2 胃肠道问题

胃肠道先天畸形是唐氏综合征患者常见的疾病，包括食管、十二指肠和肛门闭锁。先天性巨结肠的发生率也较一般人群高。以上异常问题和胃肠道功能障碍可能导致咀嚼或吞咽困难、胃食管反流病和便秘。不良的饮食习惯和缺乏锻炼可能造成便秘。

腹腔疾病在唐氏综合征中更为常见，并且可能导致肥胖和其他胃肠道症状（如疼痛、肠胃胀气）。

建议对患者的肠胃问题进行治疗，详见 *eTG complete*。有效的尿失禁的护理对便秘治疗有一定益处。

27.3.3 肌肉骨骼问题

患骨关节炎的唐氏综合征患者更倾向于发生关节松弛和肌张力低下。

骨质疏松在成年唐氏综合征中较为常见，其发生病理性骨折的风险增加。危险因素如下：

- 性腺功能减退；
- 长期使用孕激素（女性）；
- 较低水平的身体活动。

以下唐氏综合征患者，应进行骨密度检查：

- 成年早期患者；
- 更年期女性；
- 约 40 岁患性腺功能减退的男性。

27.3.4 寰枢椎不稳

约 15％ 的唐氏综合征患者通过 X 线检查可能发现寰枢关节韧带松弛。然而，仅有 2％ 患者的脊髓压迫症状会有所发展。常规放射学的价值具有争议性，放射学结果和临床症状体征之间的相关性较差[1]。

全科医生应该警惕唐氏综合征成人和儿童可能的脊髓压迫，指征如下：

- 颈部疼痛、僵直、斜颈；
- 腿或手臂无力、刺痛或麻木；
- 步态、腿或手臂功能的变化；
- 反射性亢进、上行足底反应；
- 膀胱和肠功能改变。

未进行治疗的脊髓压迫，可能会导致永久性瘫痪。若发现该情况，应进行紧急 MRI 和神经外科咨询。

对于插管和颈部操作，临床医师应该着重注意，可能会对唐氏综合征患儿造成压力。

已知患者会存在寰枢椎的间隔增加（X 线检查大于 5mm），但患者可能不表现出任何症状，因此全科医生每年

---

[1] Cohen WI. Current dilemmas in Down syndrome clinical care: celiac disease, thyroid disorders, and atlanto-axial instability. Am J Med Genet C Semin Med Genet，2006，142C（3）：141-148.

应对患者进行一次检查。鼓励患者避免进行高风险活动，以减少对颈椎的压迫（如接触性或高速运动、涉及极端颈部屈曲或伸直的健身操）。神经外科应对寰枢关节间隔增厚 7mm 以上的患者进行诊治。

27.3.5 听力和视力

与一般人群相比，唐氏综合征患者一生中出现听力和视力障碍的风险更高。感觉功能损伤会影响患者的独立性和与他人接触的能力。建议对儿童和青少年患者的听力和视力进行检测，详见表 27-1。成年患者的视力和听力检测应该：

- 每年评估一次；
- 若怀疑是恶性的，每 2～3 年检测一次。

27.3.6 呼吸系统问题

由于相对不发达的面部结构和免疫功能缺损，唐氏综合征患者容易发生上呼吸道感染。浆液性中耳炎是 1～5 岁患儿常见的问题之一，并可以持续多年。

阻塞性睡眠呼吸暂停综合征常见于所有年龄段的唐氏综合征患者。其原因包括低肌张力、超重、腺体样扁桃体肥大以及口咽、舌头解剖异常。当患者出现过度疲劳、睡觉时打鼾、呼吸暂时停止或高血压时，应考虑是否有睡眠呼吸暂停综合征的可能性。

27.3.7 免疫系统

唐氏综合征的基因变化会造成患者免疫系统的损伤。唐氏综合征患者的感染（特别是呼吸道和皮肤感染）和免疫疾病（如甲状腺功能障碍、乳糜泻、1 型糖尿病）的发生风险会增加。

与老年患者相比，白血病在唐氏综合征患儿和年轻的成年患者中的发生更为常见。在年长成年患者中罕见，但总体患病率仍高于一般人群。

短暂性脊髓发育不良和巨红细胞症更常见。

27.3.8　甲状腺功能

甲状腺功能受损可能在患者出生或任何时间发生。一旦甲状腺出现过度活跃现象，便应该每年进行检测。

27.3.9　糖尿病

唐氏综合征患者糖尿病（1型和2型）的发生率较一般人群更高。每年均应该进行快速空腹血糖测定。

27.3.10　癫痫

唐氏综合征患者癫痫的发病率较普通人群更高。其在婴儿和较年轻的患者中发生率最高。成年患者第一次发生癫痫可能与阿尔茨海默病的发展存在相关性。有关癫痫的更多讨论，详见第211~220页。

27.3.11　生育能力

唐氏综合征女性患者的初潮和排卵时间较为正常，然而她们的生育能力有所下降。大多数患者可以对自己的月经进行独立管理，或需要一些帮助。疼痛和经前症状可能对患者的行为构成挑战。

患唐氏综合征的孕妇早产和低体重出生儿的发生率较高。其他健康问题（如心脏畸形、癫痫）使妊娠状态进一步复杂化。患有唐氏综合征的女性应到产科专家门诊进行咨询。

唐氏综合征男性患者的青春期经历与一般人群相似。超过25%的患者睾丸未下降到阴囊中。唐氏综合征男性患者通常无法生育，但也有少数成功生育的。

27.3.12　心理健康

唐氏综合征患者存在以下高风险：

- 青春期和成年早期患抑郁症和焦虑症；
- 成年或老年期患阿尔茨海默病。

患强迫症和恐惧障碍的比例普遍高于一般人群。对精神障碍的治疗，详见第 190～210 页。

27.3.13　功能减退

随着唐氏综合征患者的寿命逐渐延长，意味着他们会经历更多的老化状态（如更年期症状、

> 成年唐氏综合征患者的功能减退应进行多种病因的排除后，才能考虑是否为痴呆。

关节炎、骨质疏松症、感觉失常、痴呆）。在对患者健康状态进行监护的过程中，全科医生起着至关重要的作用，他能发现患者任何行为或功能上的改变，改变可能意味着：

- 机体疾病；
- 感觉退化；
- 药物不良反应；
- 心理或精神障碍。

当唐氏综合征成年患者出现技能或能力丧失时，不应该假定其功能下降与痴呆相关。痴呆很少出现在 40 岁之前，45 岁以前较为少见。任何年龄段患者的可治疗性和所丢失技能的可逆性均应该被考虑（详见表 11-1，第 123 页）。

唐氏综合征患者患阿尔茨海默病的平均年龄为 50 岁。更多讨论详见第 121～125 页。

27.4　不同年龄段的健康保健

以下对不同年龄段唐氏综合征患者的健康保健进行讨论。

27.4.1　儿童

对唐氏综合征患儿的健康监护推荐项目见表 27-1。

表 27-1　唐氏综合征患儿的健康监护项目

健康关注项目	注释
家庭	详见服务与支持(见第 75~79 页)、唐氏综合征协会(见第 300 页)
肌张力低下和先天异常所致的喂养困难	详见唐氏综合征协会(见第 300 页)、母乳喂养协会①、营养师
先天异常	在出生时对心脏进行详细的儿科检查和评估 • 包括心脏检查(包括超声心动图)、胃肠道和眼科检查
呼吸道感染和睡眠呼吸暂停综合征	警惕呼吸道感染(包括浆液性中耳炎)和睡眠呼吸暂停综合征风险的增加
听力	0~6 个月进行脑干听力诱发反应测试 • 1~5 岁,每年 1 次 • 5~18 岁,每两年 1 次 • 父母、护理人员随时关注其听力丧失问题
视力	进行眼科检查 • 0~6 个月进行检查 • 1~5 岁,每年 1 次 • 5~18 岁,每两年 1 次 • 父母、护理人员随时关注其视力丧失问题
甲状腺	检查甲状腺功能 • 出生时 • 童年时,每年 1 次 • 当出现提示症状或体征时
性腺	检查男孩是否存在隐睾的问题
牙齿、口腔健康	婴儿长出牙齿后,确保每 3~6 个月进行牙齿检查 进行牙科治疗时,考虑到对感染性心内膜炎预防的必要性(详见 *eTG complete*)
胃肠系统	监控饮食和体重 考虑胃食管反流病、幽门螺杆菌感染、腹腔疾病、便秘
寰枢椎不稳定	监测脊髓压迫的症状和体征
骨骼肌肉系统	考虑由于肌张力低下造成的关节半脱位或脱位风险的增加

管理指南·发育障碍分册

健康关注项目	注释
血液、免疫系统	警惕感染和白血病风险增加

① 澳大利亚母乳喂养协会对母亲喂养唐氏综合征患儿的建议详见 www. breastfeeding. asn. au bf-info/down。

27.4.2　青少年

青少年唐氏综合征患者与其他青少年一样，存在着健康和社会问题［更多讨论详见第 83～97 页及表 9-1（见第 85 页）］。值得特别关注的是：

- 性教育［包括发育期的变化教育、性表达（见第 91 页）、安全性行为、避孕（见第 250～251 页）和生育能力］；
- 毛囊炎、粉刺（由于其可能会影响自尊及与其他人的互动方式，需进行治疗）；
- 精神障碍患者（尤其是焦虑和抑郁的风险增加，具体治疗方法见第 190～210 页）；
- 由儿科过渡到成年服务机构的过程。

女孩需要教育和他人支持来管理她们的月经（见第 134 页）。

患有唐氏综合征的女孩和男孩都容易遭受性剥削、性虐待，应教育他们：

- 什么是适当的行为（对他们自己，以及其他人）；
- 如何保护自己的安全；
- 如何在需要时获得帮助。

不能自我主张的青少年需要充分的保护和监督，以确保其不遭受性剥削。

27.4.3　成年人

成年唐氏综合征患者与其他患有发育功能障碍的成年人一样存在健康保健的需求（详见第 98～114 页），也包括预防保健（详见第 149～152 页）。他们有较高的健康风险（详见第 293～297 页）。表 10-1（详见第 100 页）为发育障碍患者的健康保健列表，特别提到唐氏综合征。每年进行积极的评估是健康保健重要的组成部分之一。

27.5 资源

唐氏综合征协会可为患者父母、专业人士和其他相关人士提供信息支持。

使用者应意识到网站不会对信息质量进行审查。此外，有些可能是由制药厂或其他商业组织提供的。TGL 对当前网站或链接网站发布消息的准确性不承担任何责任。

澳大利亚首都领地

澳大利亚首都领地唐氏综合征协会

电话：(02)62900656

网址：www.actdsa.asn.au

新南威尔士州

新南威尔士州唐氏综合征组织

电话：(02)98414444

网址：www.dsansw.org.au

北领地

北领地唐氏综合征协会

电话：(08)89856222

Email：admin@downsyndroment.com.au

昆士兰州

昆士兰州唐氏综合征协会有限公司

电话：(07)33566655

网址：www.dsaq.org.au

南澳大利亚州

南澳大利亚州唐氏综合征协会公司

电话：(08)83691122

网址：www.downssa.asn.au

塔斯马尼亚州

塔斯马尼亚州唐氏综合征组织

电话：1300592050

网址：www.downsyndrometasmania.org.au

维多利亚州

维多利亚州唐氏综合征组织

电话：1300658873

网址：www.downsyndromevictoria.org.au

西澳大利亚州

西澳大利亚州唐氏综合征组织

电话：1800623544

网址：www.dsawa.asn.au

参考文献与延伸阅读

[1] Dental advice for people with disabilities [webpage]. Melbourne：Dental Health Services Victoria，aacessed July 2012.（www.dhsv.org.au/dental-advice/general-dental-advice/people-with-disabilities/）

[2] Understanding intellectual disability and health [website].（www.intellectualdisability.info）

[3] Cohen WI. Current dilemmas in Down syndrome clinical care：celiac disease，thyroid disorders，and atlanto-axial instability. Am J Med Genet C Semin Med Genet，2006，142C（3）：141-148.

[4] Evenhuis H，Henderson CM，Beange H，Lennox N，Chicone B. Healthy aging in adults with intellectual disabilities：Physical health issues. J Appl Res Intellect

Dis，2001，14（3）：175-194.

[5] Torr J，Strydom A，Patti P，Jokinen N. Aging in Down syndrome：morbidity and mortality. J Policy Pract Intellect Disabil，2010，7（1）：70-81.

[6] Tracy J. Australians with Down syndrome：health matters. Aust Fam Physician，2011，40（4）：202-208.

[7] Zachor DA. Down syndrome and celiac disease：a review. Down Syndr Q，2000，5（4）：1-5.

第28章

胎儿酒精综合征

胎儿酒精谱系障碍（fetal alcohol spectrum disorder，FASD）是临床上一系列酒精对胎儿造成影响的总称，并不是一个临床诊断。由于具有典型的面部特征，胎儿酒精综合征（fetal alcohol syndrome，FAS）是最常见的 FASD。其他 FASD 的诊断包括：

- 部分胎儿酒精综合征；
- 酒精相关的神经发育障碍；
- 酒精相关的出生缺陷。

另外，可以使用的其他术语包括胎儿酒精效应（fetal alcohol effects，FAE）和静态脑病（酒精暴露）。

不同国家和民族之间，FAS 在出生婴儿中的发生率存在差异。2005 年西澳大利亚州数据显示，FAS 的总患病率为 0.5/1000❶，但其发病率为土著儿童的 100 倍❷。海外估算和近期的研究表明，这一结果可能低估了实际的比例。

28.1　病因

孕期的酒精暴露可能会增加患病风险。对于妊娠的女

---

❶ Bower C，Rudy E，Callaghan A，Quick J，Cosgrove P，Nassar N. Report of the birth defects registry of Western Australia 1980-2008. Subiaco，WA：King Edward Memorial Hospital，2009.

❷ Bower C，Silva D，Henderson TR，Ryan A，Rudy E. Ascertainment of birth defects：the effect on completeness of adding a new source of data. J Paediatr Child Health，2000，36（6）：574-576.

性，任何时间饮酒都不安全。然而，并不是所有在子宫中经历酒精暴露的儿童都会受到影响，或受到相同程度的影响。

当胚胎形成的前 8 周内发生酒精暴露时，可能会引起 FAS。母亲的酒精消耗量可能为：

- 长期每日频繁饮酒；
- 间歇性酗酒［至少每次 5 杯，每周一次（即狂饮）］。

妊娠后的酒精暴露可能会影响到胎儿期和产后发育，并导致神经发育障碍。低剂量的酒精暴露，可能风险较低。然而，产前饮酒的安全阈值还未确立。研究表明，每次饮标准杯 3～4 杯，每周 1～2 次，风险增大。

引起 FAS 风险增加的因素有：

- 遗传；
- 较低的社会经济地位（如环境污染物、营养差、吸烟、心理压力大、身体伤害）。

FAS 在某些少数种族群体中较为常见，但没有证据说明其与生物因素、饮酒模式、酒精消耗量和较低社会经济地位相关。高龄产妇（30 岁以上）已经被证实存在更高的 FAS 风险。然而，这可能与更长时间的饮酒相关，并非年龄本身所导致的。

28.2 诊断

FAS 会出现 3 个典型特征：

- 发育迟缓：

—身高和（或）体重低于正常（小于或等于正常人群第 10 百分位数水平）。

- 特征性面容：

—鼻唇沟变浅；

—上唇薄；

—眼睛内角和外角之间距离短，使眼睛呈现出较宽的间隔。

- 中枢神经系统异常或功能障碍：

—结构（如头部比例小，脑部扫描可见结构变化）；

—神经系统（如调节性差，肌肉控制能力较差）；

—功能（如显著发育延迟或低智商；执行功能、运动功能、注意力及社交技能问题）。

如果一个人在这些关键特征上存在问题，其他综合征可以被排除。

通过特征进行的诊断可能随着年龄的增长而改变。五官特征是婴儿期和学龄前期最易区分的，而患者面部的特征性畸形状态会一直延续至青春期。FAS 所导致的行为能力和社会技能障碍存在于很多地方，且这些可能在儿童早期就已经出现。

中枢神经系统功能的问题往往会导致适应不良的行为和精神障碍。

产前饮酒对胎儿中枢神经系统可能产生负面影响，但不产生 FAS 样的面部特征。这被归类为酒精相关神经发育障碍（alcohol-related neurodevelopmental disorder，ARND）[1]。ARND 包括一系列功能障碍，如：

- 在行为、情绪、自我调节和心情上的问题；
- 较差的活动能力、适应能力与执行能力。

28.3 治疗

FAS 的治疗包括两方面：一方面是预防，另一方面是

---

[1] 关于识别儿童初级保健中的酒精相关神经发育障碍（ARND）的共识声明已经由胎儿酒精谱系障碍协调委员会发布（217kb），见 www. psychiatry. emory. edu/PROGRAMS/GADrug/PDFdocs/ARND％20Conference％20Consensus％20Statement％20Booklet. pdf?consensus＝cons1。

对患者的监护。一旦母亲育有患 FASD 的患儿，除非母亲戒酒，否则其后续后代也会受到影响。

28.3.1　预防

预防 FASD 需要：

- 对孕妇的饮酒行为进行早期识别：

—世界卫生组织酒精使用障碍鉴别试验（Alcohol Use Disorders Indentification Test，AUDIT）是一种有效的问卷调查；

—全科医生在初期可以使用 AUDIT-C❶ 的短问卷（3 个问题）。如果需要的话，在后期可以完成完整的 AUDIT❷ 问卷（10 个问题）；

—T-ACE❸ 问卷可用于酒精依赖识别。

- 对需要帮助戒酒的孕妇进行干预，若无法进行，应帮助她们减少饮酒量。

- 对需要帮助者进行干预，以防止在妊娠期进一步酒精暴露（如育龄未孕女性减少有害的饮酒，促使长期大量饮酒的女性使用有效避孕措施）。

- 推荐适合的酒精服务（纠正产妇的饮酒行为）和社会支持服务。

澳大利亚国家健康与医学委员会指南指出"对于孕妇或有妊娠计划的女性，不饮酒是最安全的"❹。

---

❶ 世界卫生组织酒精使用障碍鉴别试验（AUDIT）的短问卷（3 个问题）见 www. alcohollearningcentre. org. uk/Topics/Browse/BriefAdvice/? parent＝4444&child＝4898。

❷ 世界卫生组织酒精使用障碍鉴别试验（AUDIT）的完整问卷（10 个问题）见 www. dassa. sa. gov. au/webdata/resources/files/AUDIT _ tool. pdf。

❸ 孕妇的其他酒精筛查工具（T-ACE、TWEAK 和 CAGE）见 pubs. niaaa. nih. gov/publications/arh25-3/204-209. htm。

❹ 澳大利亚国家健康与医学委员会减少饮酒对健康的危害指南（2009年）见 www. nhmrc. gov. au/your-health/alcohol-guidelines。

28.3.2 FASD 患者的监护

FASD 的早期诊断非常重要，其可以对继发残疾进行预防和早期干预。

当怀疑存在 FASD 时，应对其进行以下管理：

- 儿科确诊。
- 监护：

—生长发育；

—听力（感觉神经性和传导性）；

—行为和心理健康。

- 利用 FASD 的专业知识（对于干预的具体措施，仅有限的科学依据，但其中一些证据支持社交能力和注意力过程的培训），对发现的问题进行最好的、早期干预。
- 预防继发性问题（如失业、不适宜性行为、犯罪活动及扰乱学校教育）。
- 对患儿家庭提供援助（如促进家庭环境的稳定，通过对家长提供建议来改善患儿和家庭的运行、管理问题）。

28.4 资源

以下网站为预防、诊断和治疗 FASD 提供信息。

使用者应意识到网站不会对信息质量进行审查。此外，有些可能是由制药厂或其他商业组织提供的。TGL 对当前网站或链接网站发布消息的准确性不承担任何责任。

西澳大利亚州健康部胎儿酒精谱系障碍监护示范基地

网址：www.health networks.health.wa.gov.au/modelsof-care/fetal_alcohol_spectrum_disorder.cfm

全国胎儿酒精综合征相关疾病组织（National Organisation for Fetal Alcohol Syndrome and Related Disorders，NOFASARD）

网址：www.nofasard.org

西澳大利亚州珀斯儿童 Telethon 健康研究所

网址：alcoholpregnancy. childhealthresearch. org. au

参考文献与延伸阅读

[1] Astley SJ, Clarren SK. Diagnosing the full spectrum of fetal alcohol-exposed individuals: introducing the 4-digit diagnostic code. Alcohol, 2000, 35 (4): 400-410.

[2] Bower C, Rudy E, Callaghan A, Quick J, Cosgrove P, Nassar N. Report of the birth defects registry of Western Australia 1980 ~ 2008. Subiaco, WA: King Edward Memorial Hospital, 2009.

[3] Bower C, Silva D, Henderson TR, Ryan A, Rudy E. Ascertainment of birth defects: the effect on completeness of adding a new source of data. J Paediatr Child Health, 2000, 36 (6): 574-576.

[4] Chang G. Alcohol-screening instruments for pregnant women. Alcohol Res Health, 2001, 25 (3): 204-209.

[5] Chudley AE, Conry J, Cook JL, Loock C, Rosales T, LeBlanc N. Fetal alcohol spectrum disorder: Canadian guidelines for diagnosis. CMAJ, 2005, 172 (5 Suppl): S1-S21.

[6] Floyd RL, Sobell M, Velasquez MM, Ingersoll K, Nettleman M, Sobell L, et al. Preventing alcohol-exposed pregnancies: a randomized controlled trial. Am J Prev Med, 2007, 32 (1): 1-10.

[7] Interagency Coordinating Committee on Fetal Alcohol Spectrum Disorders (ICCFASD). Consensus statement on recognizing alcohol-related neurodevelopmental disorder in primary health care of children. Rockville,

MD, 2011.

[8] May PA, Gossage JP, Kalberg WO, Robinson LK, Buckley D, Manning M, et al. Prevalence and epidemiologic characteristics of FASD from various research methods with an emphasis on recent in-school studies. Dev Disabil Res Rev, 2009, 15 (3): 176-192.

[9] National Health and Medical Research Council. Australian guidelines to reduce health risks from drinking alcohol. Canberra: NHMRC, 2009.

[10] O'Leary CM, Bower C. Guidelines for pregnancy: What's an AAC eptable risk, and how is the evidence (finally) shaping up? Drug Alcohol Rev, 2011, 31 (2): 170-183.

[11] Streissguth AP, Bookstein FL, Barr HM, Sampson PD, O' Malley K, Young JK. Risk factors for adverse life outcomes in fetal alcohol syndrome and fetal alcohol effects. J Dev Behav Pediatr, 2004, 25 (4): 228-238.

[12] Western Australian Department of Health. Fetal alcohol spectrum disorder model of care. Perth: Health Networks Branch, Department of Health, 2010.

第29章

X 染色体易损综合征

X 染色体易损综合征（fragile X syndrome）是已知病因的一种常见遗传性发育障碍。包括一系列表现（见第 311～314 页），并伴有对发育、生理、行为和情绪的影响。虽然病因是 X 染色体突变，但其在男性和女性中存在相同的临床表现。

29.1 病因

X 染色体易损综合征源于 X 染色体长臂上的脆性 X 智力低下基因（*FMR1*）突变。当胎儿在一个无叶酸的环境中发育，从染色体核型上可以看到，受影响的部位有一个缺口，看起来又细又窄。

FMER1 基因翻译转录为 FMR1 蛋白（FMRP）。FMRP 为神经正常发育的重要功能蛋白。大多数人携带有一个三核苷酸［胞嘧啶-鸟嘌呤-鸟嘌呤（CGG）］、位于 6～45 的 30 次的重复序列。该突变使重复序列发生扩增。只有当 *FMR1* 基因传递到女性胎儿时，扩增才会发生。当核苷酸重复序列超过 200 个时（称之为全突变），*FMR1* 基因会发生甲基化，抑制 FMRP 的生成。50～200 个核苷酸序列的重复被认为是一个前突变。

约每 3600 个人中，会有 1 个 X 染色体易损综合征患者。前突变是最常见的突变类型，其在男性和女性中的发生率为 $1/250～1/130$ 和 $1/800～1/250$。

29.1.1 遗传模式

男性和女性都可以通过检测前突变或全突变来判断其子

女是否可能患 X 染色体易损综合征。

- 带有 X 染色体全突变的女性被认为有约 50% 的概率将其遗传给子女；
- 带有 X 染色体前突变的女性被认为有约 50% 的概率将突变基因遗传给子女。基因扩增到全突变的风险为 50%，并随着重复次数的增加而增大；
- 带有 X 染色体前突变的男性会将突变的 X 染色体遗传给其女儿。儿子只遗传其 Y 染色体，故不会遗传突变基因。

确定有 X 染色体易损综合征的患者，一定遗传自其母亲。母亲可能携带任意一种前突变或全突变。许多大家族都可能携带该种基因，并受到影响。然而，已知至少 30% 的 X 染色体易损综合征患者无家族史。

29.2 表现

X 染色体易损综合征的典型体征严重程度各异，可能并不总是存在（详见本章检测部分，第 314 页）。

29.2.1 全突变型脆性 X 基因

全突变型脆性 X 基因会影响一个人的发育、身体、行为和情绪。由于还存在一条正常的 X 染色体，女性受到的影响可能少于男性。

29.2.1.1 对发育的影响

X 染色体易损综合征患儿发育通常正常，在幼年可能只存在轻微的发育迟缓。这往往意味着诊断被延误。

X 染色体易损综合征可能导致以下结果：

- 智力障碍（IQ<70）：
—会对大多数男性和 30%～50% 的女性产生影响；
—病情从轻微至严重，大多数人可能处于轻中度范围。

- 全面发育迟缓，包括：

—构音、语言和沟通困难；

—精细和粗大运动协调能力很差；

—具体学习困难。

29.2.1.2 行为和情绪特征

X染色体易损综合征患者的机体和发育可能很轻微，容易被忽略。所以，X染色体易损综合征患者的行为和情绪表现可能作为功能的体现。其包括：

- 焦虑及相关障碍（高鼻梁；包括惊恐障碍、社交焦虑症和广泛性焦虑症）；
- 注意力缺陷多动障碍（attention deficit hyperactivity disorder，ADHD）；
- 孤独症谱系障碍（约占30%）：

—包括社交回避和焦虑（见上文），无眼神交流/眼神回避、抗拒变化、刻板行为、特殊手势（咬手和手腕、手摆动）、专注于物、语言模仿、感觉防御（厌恶接触、大声喧哗、亮光和强烈气味）；

- 心境障碍（如有愤怒和攻击的倾向，尤其是青春期后期的男性）。

29.2.1.3 身体特征

高达80%的男性和一些女性X染色体易损综合征患者有招风耳、长面和（或）睾丸功能减退。除了长面，受到影响的患者可能出现较高而宽阔的前额、高腭弓和突出的下颌（下颌前突）。面部特征在女性患者中发生的概率较小，特别是那些智力障碍不突出者。

29.2.1.4 相关疾病

高达20%的X染色体易损综合征患者患有癫痫（通常为强直阵挛性或复杂部分性发作）。

X 染色体易损综合征相关弹性蛋白紊乱被认为可以解释以下特点：

- 视力问题（斜视、屈光不正）；
- 反复耳部感染；
- 心脏问题（二尖瓣脱垂、主动脉根部扩张）；
- 骨科问题［特别是扁平足、关节过度伸曲、前胸凹陷（漏斗胸）、脊柱侧弯、先天性髋关节脱位］。

29.2.2 脆性 X 染色体的前突变（脆性 X 染色体携带者）

携带脆性 X 染色体前突变者通常智商正常。但全突变者通常具有显著的特征，包括身体特征（如大耳）和拍手。其他呈现出的问题包括学习困难、多动症、孤独症谱系障碍、执行功能障碍、焦虑和心境障碍。通常医生应该对这些问题进行询问。

约 20% 的女性脆性 X 染色体前突变携带者已被证实患有脆性 X 染色体前突变卵巢功能早衰（fragile X premature ovarian insufficiency，FXPOI）。该比例远高于正常人群（女性中，发生率 1%）。这在希望生育的女性中可能更为显著。除应进行遗传咨询，可能还需要就以下问题进行咨询，如：

- 在年轻时组成家庭；
- 体外受精技术的使用。

脆性 X 染色体共济失调综合征（fragile X tremor ataxia syndrome，FXTAS）是一种常见于老年患者的、由于前突变所造成的退行性神经系统疾病。其已被证明会在 50 岁以上的 40% 的老年男性携带者和 8%～16% 的女性携带者中出现。一旦超过 50 岁的人出现震颤、共济失调、认知功能下降及帕金森病恶化时，应有所怀疑。适宜的治疗方案有：

- 询问患者是否有 X 染色体易损综合征或发育延迟家族史；

- 除家族史外，还应检查神经系统功能。

MRI 可以确定小脑中脚和相邻白质的典型病变。药物治疗会有一定帮助。

29.3　检测

> DNA 检测是确定 X 染色体易损综合征诊断的必要方法。

研究证明 X 染色体易损综合征的 DNA 检测具有灵敏度和特异性。可以通过对前突变的检测来确定携带者。申请应该指明是"脆性 X 染色体的 DNA 试验"。全科医生可以直接通过专业的 DNA 检测来确诊 X 染色体易损综合征疑似者。

有时，一些其他综合征（如唐氏综合征、脑性瘫痪、Pierre Robin 综合征、Prader-Willi 综合征等）患者可能同时伴有 X 染色体易损综合征。如果怀疑存在以上情况，应进行个体化的脆性 X 染色体检测。

染色体分析在很大程度上被微阵列比较基因组杂交（array-CGH）（全基因组微芯片）所替代。array-CGH 可以检测除脆性 X 染色体外几乎已知所有的导致发育迟缓的遗传因素。当进行发育迟缓调查时，应同时要求进行"全基因组芯片"和"脆性 X 染色体的 DNA 试验"。

29.3.1　哪些人群应该进行 X 染色体易损综合征检测？

国际指南建议，任何显著发育迟缓者均应进行脆性 X 染色体检测[1]。澳大利亚人类遗传学会[2]建议以下人群进行脆性 X 染色体检测：

- 智力问题（从学习障碍到严重智障）；

---

[1] Sherman S, Pletcher BA, Driscoll DA. Fragile X syndrome: diagnostic and carrier testing. Genet Med, 2005, 7 (8): 584-587.

[2] Human Genetics Society of Australasia. Best practice fragile X testing and analysis guidelines for Australasian laboratories. Sydney: HGSA, 2012.

- 社交和情感问题（如攻击、羞怯）；
- 孤独症谱系障碍；
- ADHD；
- 发育迟缓；
- 言语和语言问题；
- 有临床迹象的脆性 X 染色体前突变卵巢早衰（FXPOI）；
- 有临床迹象的脆性 X 染色体共济失调综合征（FXTAS）；
- 脆性 X 染色体前突变或全突变家族史。

特定项目的医疗保险，可以申请脆性 X 染色体检测。

X 染色体易损综合征的产前筛查应更加频繁。如果需要，可以对孕妇和计划妊娠者提供检测。如果需要，也可以转诊进行遗传咨询。

如果一个人的脆性 X 染色体突变或前突变检测呈阳性，其家人可能也会受到影响。他们的家

> 脆性 X 染色体的检测能确保家庭做出明智的计划生育的决策。

庭也应该进行遗传咨询。让家庭进行明智的计划生育抉择很重要。如果受到影响的为男性，其母亲及母亲一方的亲属应该重点进行基因检测。未受到影响兄弟可能会携带前突变基因。该前突变基因更可能遗传于外公而非外婆。对其家庭成员的后续检测被称为"级联测试"。全科医生应该确保该项检测的积极进行。

29.4 治疗

对一个 X 染色体易损综合征患者进行的治疗包括：家庭支持，协调适当的干预措施，以及对疾病相关的症状保持警觉。

29.4.1 家庭支持与信息

关于通知父母他们的孩子的残疾（无论孩子的年龄如

何），详见第 52～59 页。临床医师一个重要的作用是提供乐观的心态和希望。每个人在社会上都有一定的价值地位。X 染色体易损综合征患者在许多方面都需要被认可（详见第 319 页）。家庭应为其提供更充足的信息和支持。除了遗传咨询外，他们可能还需要应对悲痛和愤怒的辅导。

X 染色体易损综合征患者家庭的需求和压力是巨大的，特别当患者存在行为问题时。患者家庭应正确理解其可能要面临的困境。其他人也应该尊重他们处理非常困难局面的能力。

家庭可能需要社会或社会工作者的帮助：

- 获得个人支持；
- 获得财政援助（如申请养老金和伤残补贴）；

有关 X 染色体易损综合征的信息，可以从遗传咨询和发育儿科医师处获得。专业人士和家人可获得一系列的医疗和教育资源（详见第 320 页）。

29.4.2　干预

X 染色体易损综合征患者的具体治疗和干预策略（如教育、行为学、药理学、医学）是可以获得的。各种专业人士、患者父母及其他照顾人员可以使用这些策略。

X 染色体易损综合征患儿的早期干预对于获得最佳结局至关重要。虽然大多数男性和女性患者需要终生监护，但很多患者掌握了的生活技能。

全科医生能够确保 X 染色体易损综合征患者得到适当的评估、干预和治疗。对这些 X 染色体易损综合征患者和家庭提供专业的监护非常重要。有效的监护包括语言和言语治疗、特殊教育、职业治疗、临床和教育心理学。也可以转诊到发育儿科医师和（或）精神科医师。

有关发育障碍患儿的管理建议（包括对儿童和家庭的服务），详见第 73～82 页。

29.4.3　X染色体易损综合征相关症状

一系列与X染色体易损综合征有关的症状包括：

- 焦虑和反应过度；
- 感觉防御；
- 注意力问题；
- 孤独症谱系障碍；
- 攻击与心境障碍；
- 癫痫及癫痫发作；
- 结缔组织疾病。

对于患者的管理包括定期监测。医师可以协调药物治疗与行为管理。

通过适当的药物治疗，X染色体易损综合征患者可以保持其在社区中的生活。对X染色体易损综合征患者来说，使用精神药物并没有相关的对照性研究。然而，基于一些非严谨研究的结果，这些药物已被广泛应用。

29.4.3.1　焦虑和过度反应

焦虑和过度反应是X染色体易损综合征的主要特征。X染色体易损综合征患者常会符合DSM-IV关于焦虑及相关障碍的诊断（如广泛性焦虑、恐慌症和社交恐怖障碍）。对反应过度行为的治疗包括感觉饮食、视觉线索过渡或转换以及适当项目干预。大多数患者对以下治疗反应良好：

- 选择性5-羟色胺再摄取抑制药（SSRI）；
- 5-羟色胺和去甲肾上腺素再摄取抑制药（SSNRI）；
- 第二代抗精神病药；
- 可乐定；
- 卡马西平和丙戊酸钠（用于治疗情绪变化）。

有关这些药物的更多信息，详见 *eTG complete*。

29.4.3.2　感觉防御

感觉防御是一种过度敏感的反应，包括触觉、嗅觉、听力、视力和味觉，可能导致过度觉醒。对有感觉防御的 X 染色体易损综合征患者，需进行行为治疗。否则，疾病可能会影响患者在学习和社交场合的部分能力。职业治疗师可以进行感觉饮食（如适当的刺激或平静的活动），从而改善患者过度敏感的感觉。患者治疗的目的是获得应对日常生活变化和挑战的能力。

29.4.3.3　注意力问题

临床医师应对 X 染色体易损综合征患者进行注意力障碍（是否存在多动症）的正式评估，因为该症状较为常见。行为治疗（包括感觉饮食）最好与药物治疗相结合。用右苯丙胺或哌甲酯（详见 *eTG complete*）治疗，疗效明显，可提高 60%～80%患者的疗效。

29.4.3.4　攻击性或情绪激动

X 染色体易损综合征患者在青春期后常出现攻击性或情绪激动症状，需进行行为干预（评估和治疗详见第 153～169 页）。药物干预也有一定疗效（详见第 317 页）。攻击行为几乎与潜在的焦虑与过度觉醒相关联，且通常会在触发事件后发生。

29.4.3.5　癫痫与癫痫发作

癫痫与癫痫发作在 X 染色体易损综合征患者中时常发生。其诊断和治疗详见 "癫痫与癫痫发作" 章节（第 211～220 页）和 *eTG complete*。卡马西平或丙戊酸钠常用于治疗 X 染色体易损综合征的行为问题。

29.4.3.6　心境障碍

X 染色体易损综合征患者常发生心境障碍，特别是进入青春期后。随着患者对自身情况的逐渐了解，可能会发展为抑郁症。治疗的建议详见第 199～205 页和 *eTG complete*。

29.5 教育

教育是患儿重要的需求之一。良好的教育可以成功地帮助 X 染色体易损综合征患者。理想情况下，患儿可以按照教学大纲（修正）在主流学校与同龄人进行沟通交流。教育工作者、家长及其他相关人员之间定期进行沟通来确定适当的目标和监护情况是必要的。

脆性 X 综合征患者学业困难的主要原因是：

- 短期记忆欠佳；
- 听觉处理困难；
- 抽象概念理解困难；
- 注意力欠佳；
- 启动困难。

与此同时，这些人也有许多优势（详见下文），可用来优化他们学习和生活技能的获得。

29.6 最大化其优势

X 染色体易损综合征患者通常表现出许多优势，如：

- 惊人的幽默感；
- 可以自然地参与到社会中；
- 强大的模仿能力；
- 卓越的视觉技能和视觉记忆；
- 强烈的兴趣。

X 染色体易损综合征患者对照片和图表有着强烈的视觉学习能力。特别是他们能很好地学习交互式多媒体计算机程序。他们的模仿能力及良好的长期记忆力在戏剧表演中是很有优势的。他们对于固定任务的完成能力（如购物、烹饪）表现很好。

一般情况下，X 染色体易损综合征患者可以在这样的环境中茁壮成长：

- 高度结构化，并遵循规则；
- 做好应对常规或环境变化的准备；
- 为一天的活动制定好书面和视觉时间表；
- 几乎没有听觉和视觉干扰；
- 可使用最大的视觉输入（如图片、戏剧）；
- 可使用计算器和计算机（多媒体）作为教学工具。

29.7 资源

X 染色体易损综合征组织为 X 染色体易损综合征患儿家长、专业人士和其他相关人士提供信息支持。

使用者应意识到网站不会对信息质量进行审查。此外，有些可能是由制药厂或其他商业组织提供的。TGL 对当前网站或链接网站发布消息的准确性不承担任何责任。

X 染色体易损综合征联盟公司

电话：（03）95281910

网址：www. fragilex. com. au

澳大利亚 X 染色体易损综合征协会

电话：1300394636

网址：www. fragilex. org. au

国家 X 染色体易损综合征基金会（美国）

网址：www. fragilex. org

另一个信息来源为 "Genetics in family medicine: the Australian handbook for general practitioners. Canberra: Biotechnology Australia, 2007. "（详见 X 染色体易损综合征和发育延迟的其他原因章节）。

网址：www. nhmrc. gov. au/your-health/egenetics/health-practitioners/genetics-family-medicine-australian-handbook-general-prac

参考文献与延伸阅读

[1] Braden M. Fragile - handle with care. Revised edition ed. Colorado Springs: Spectra Publishing Co. Inc, 2000.

[2] Chonchaiya W, Schneider A, Hagerman RJ. Fragile X: a family of disorders. Adv Pediatr, 2009, 56: 165-186.

[3] Genetics Education in Medicine (GEM) Consortium. Fragile X syndrome and other causes of developmental delay. In: Genetics in family medicine: the Australian handbook for general practitioners. [Canberra]: Biotechnology Australia, 2007.

[4] Hagerman RJ, Berry-Kravis E, Kaufmann WE, Ono MY, Tartaglia N, Lachiewicz A, et al. Advances in the treatment of fragile X syndrome. Pediatrics, 2009, 123 (1): 378-390.

[5] Hagerman RJ, Hagerman PJ, editors. Fragile X syndrome: Diagnosis, treatment and research. 3rd ed. Baltimore (MD): John Hopkins University Press, 2002.

[6] Hersh JH, Saul RA. Health supervision for children with fragile X syndrome. Pediatrics, 2011, 127 (5): 994-1006.

[7] Human Genetics Society of Australasia. Best practice fragile X testing and analysis guidelines for Australasian laboratories. Sydney: HGSA, 2012.

[8] Metcalfe S, Cohen J. Fragile X syndrome: clinical and molecular aspects. Version 2. [CD ROM]. [Parkville]: University of Melbourne and Murdoch Childrens Research Institute, 2009.

[9] Nunn KP, Dey C, editors. The clinician's guide to psych-
     otropic prescribing children and adolescents. Newcastle,
     NSW: Child & Adolescent Mental Health Statewide Net-
     work CAMHSNET, 2003.

[10] Sherman S, Pletcher BA, Driscoll DA. Fragile X syn-
     drome: diagnostic and carrier testing. Genet Med,
     2005, 7 (8): 584-587.

[11] Sherman SL. Premature ovarian failure in the fragile X
     syndrome. Am J Med Genet, 2000, 97 (3): 189-194.

[12] Tranfaglia MR. A medication guide for fragile X syndrome.
     4th ed. Newburyport(MA): FRAXA Research Foundation,
     2009.

[13] Wang LW, Berry-Kravis E, Hagerman RJ. Fragile X:
     leading the way for targeted treatments in autism.
     Neurother, 2010, 7 (3): 264-274.

第 30 章

神经纤维瘤病 1 型

神经纤维瘤病 1 型（neurofibromatosis type 1，NF1）是一种发生率约为 1/3000 的肿瘤易感综合征。其为常染色体显性遗传病。NF1 被归类为神经营养性疾病。然而，NF1 可能会影响机体的大部分器官，包括皮肤、眼睛和骨骼骨架。NF1 的多数症状源于肿恶性肿瘤（纤维瘤）的局部压力，特别是中枢与周围神经系统。

常见的临床特征包括：

- 多重咖啡斑（几乎所有患者）；
- 腋窝和腹股沟雀斑（80％的患者）；
- 多重皮肤和皮下神经纤维瘤（超过 95％的成年患者）；
- 皮肤浅表和内部丛状神经纤维瘤（50％的患者）；
- 良性虹膜错构瘤（Lisch 结节；几乎所有 20 岁以上的患者）。

轻微到严重的学习障碍较为常见（多达 50％的患者）。神经纤维瘤病患儿出现注意力缺陷障碍的风险会增加，约 40％的患儿存在注意力缺陷多动障碍（ADHD）。对于 NF1 临床特征的更多讨论，详见第 324 页。

神经纤维瘤病 2 型（NF2）也是一种肿瘤易感性的常染色体显性遗传病，但其遗传基础与 NF1 不同。其特点为双侧前庭神经鞘瘤（听神经瘤）和中枢、外周神经系统的其他肿瘤（包括神经鞘瘤和脑膜瘤）。NF2（发生率约为 1/30000）较 NF1 更为罕见，故不做进一步描述。

30.1 病因

NF1 是由于 *NF1* 基因内的常染色体显性突变所造成

的。该突变可能源于受影响的父母一方（约 50％ 的患者）或由于新的显性（散发）突变（约 50％ 的患者）。*NF1* 基因编码神经纤维瘤蛋白，其为细胞生长和分化的重要调节子（通过 rasMAPK 通路）。

30.2 诊断

NF1 的诊断应基于临床观察，可使用美国国立卫生研究所（NIH）建立的标准❶。多数患者会有 NF1 的主要疾病表现（如咖啡斑、腋窝雀斑、神经纤维瘤和 Lisch 结节）。这些临床表现对诊断或排除诊断无特殊作用。对于 5 岁以上的患者，如果所有的主要症状均为阴性，则有 95％ 的把握可以排除 NF1 诊断。成人确定的把握更大。该项临床筛查方案对以下情况极为重要：

- 排除或建立受影响儿童父母的诊断；
- 对存在风险的家庭进行 NF1 的遗传咨询。

有时 NF1 患者的身体只有一部分的疾病特征，这就是所谓的分段神经纤维瘤病。其可能源于嵌合在细胞或组织的自身 *NF1* 基因的突变。

由于临床标准的灵敏度和特异性，NF1 很少需要进行分子遗传学监测。NF1 的确诊，对产前检测有重要作用。

30.3 特征

NF1 最常见的临床特征为皮肤色素改变（即咖啡斑、腋窝和腹股沟雀斑）。这些往往是患者进行就医及诊断的原因。一旦做出诊断，患者需要进行定期复查，以便检测可能的并

---

❶ DeBella K，Szudek J，Friedman JM. Use of the National Institutes of Health criteria for diagnosis of neurofibromatosis 1 in children. Pediatrics，2000，105 (3 Pt 1)：608-614.

发症。

NF1 是一种多系统疾病，伴有多种并发症。15％～50％的患者会出现常见并发症（如丛状神经纤维瘤、学习障碍、视神经胶质瘤、脊柱侧弯）。罕见的并发症通常会影响到<5％的 NF1 患者，但累积下来其发病率较为显著。NF1 影响范围广泛而又严重。约 40％的 NF1 患者在一生当中会出现与寿命相关的病症。

30.3.1 肿瘤

良性神经纤维瘤可能会影响体内任何器官。NF1 成年患者通常会出现大量的良性皮肤神经纤维瘤和 Lisch 结节。

浅表或深部丛状神经纤维瘤为先天性的。其会发生在约 50％的患者中，但通常只有一半能通过临床检查发现。浅表丛状神经纤维瘤可能会导致毁容。一般 2 岁内会出现像化了妆一样的容貌改变。若患儿在这个年龄段内没有出现明显的损伤，其家长可以放心他们的孩子仅存在较低的毁容风险。肿瘤可能通过增加内部神经或器官的压力产生破坏。丛状神经纤维瘤（非皮肤神经纤维瘤）在成人患者中可能发生恶变。这可能预示着快速生长、疼痛或局部病灶神经功能损伤。

NF1 的主要眼部并发症是神经胶质瘤，其可能在 15％的患者中发生，且有 5％～7％的患者会出现症状。神经胶质瘤可能会导致视力下降和（或）下丘脑功能障碍和性早熟。身高迅速增加可能是性早熟的早期征兆。小于 6 岁的患儿发生视神经肿瘤的风险最高。

30.3.2 其他相关状况

NF1 的骨骼表现包括：

- 先天性假关节症（通常发生于有体重负担的患儿中）；
- 脊柱侧弯（其可能与椎骨发育不良相关）。

随着年龄的增长，NF1患者的血压也会逐渐升高。在大多数情况下，并未发现具体的原因。少数NF1患者可能伴发肾动脉狭窄和嗜铬细胞瘤——这些情况必须排除。心脏结构变化是罕见并发症，包括肺动脉瓣狭窄。

NF1患者其他的医学问题还包括血管病、颅内肿瘤和恶性外周神经鞘膜瘤（malignant peripheral nerve sheath tumours，MPNST）。其发生率随年龄增长而增加。MPNST在一般人群极为罕见，但在神经纤维瘤病患者中的发生率可能为5.9%～15%。20～35岁是恶性肿瘤高发期。

许多NF1成年患者会经历疼痛，特别是腰背痛和头痛。发生疼痛时应对以下问题进行追究：

- 寻找疼痛的根本原因；
- 排除肿瘤或恶性转化的压力影响。

由于标准镇痛法对神经疼痛通常无效，专业的疼痛治疗会使患者受益。

NF1患者更易发生焦虑和抑郁，且需要比一般人群更加积极的治疗（详见 *eTG complete*）。

30.4 治疗

并发症的预防指导、早期发现及对症治疗是对NF1患者的重要监护支持。这需要通过定期的医学检查来实现，18岁以下患儿至少每年1次、成人每两年1次。如果患者正出现并发症，医学检查应该更加频繁。

如果NF1患者选择一个熟悉该专业的医生，他们会得到最佳的照顾。在澳大利亚，NF1患儿通常选择儿童医院的神经科医师或遗传学专家接受治疗，同时儿科医师配合监护。对于成年患者，他们的全科医生往往是主要协调医师。如果出现新的问题，全科医生应该负责推荐相关专业人员。

30.4.1 遗传咨询

当患者确诊为 NF1 时，应当考虑是否有 NF1 家族史。所有可能的一级亲属都应该进行筛查（通过皮肤和裂隙灯检查），以确定是家族性的还是散在性的。受影响的家庭应由一位遗传学顾问或临床遗传学家进行检测，并讨论再发风险和产前诊断的选择。多数女性 NF1 患者都可以正常妊娠。其皮肤纤维瘤的数量和大小在妊娠期可能增加。如果父母有一方患有 NF1，其母亲每次妊娠，胎儿都有 50% 的发病风险。在一个家庭中，这种障碍不会每次出现，但当母亲受孕时若有小疾，可能对之后的孩子产生严重的影响。疾病的严重程度无法预测。

30.4.2 定期医学检查

每一位 NF1 患者均应进行正规的医学检查，包括：

● 病史：重点是与 NF1 伴随的症状（如疼痛、视觉困扰、进行性神经功能障碍、癫痫、头痛）。

● 体征（尤其是皮肤、骨骼和神经系统）：

—有 NF1 诊断标准的临床表现；

—与 NF1 相关的其他并发症（如血压升高、脊柱侧弯、局灶性神经功能缺陷、视力减退或视野缺损、身材矮小、性早熟迹象）。

● 眼科评估（包括虹膜裂隙灯检查）：

—患者至少每年 1 次，一直到 12 岁。

● 详细的发育评估（如果患者是儿童）：

—每年的检查应包括发育史及学业进展评估；

—如果发现了任何值得关注的地方，就会进行正式的教育评估。

● 根据病史和临床检查结果所做的其他检查：

—MRI 或听力的例行检查没有显示的；

—新的或恶化的疼痛应该进行成像检查（MRI ± PET 扫描）。

30.4.3 NF1 的自然史

熟悉 NF1 的专业医师对患者的神经影像学（如 MRI）的解释有帮助。尤其在患者需要进行医学或手术干预时，需要考虑。例如，即使 NF1 患者检测出有视神经肿瘤发生，50％的患者也不会出现症状。此外，出现症状的视神经病变通常可以稳定多年，或进展缓慢。有些病变甚至会自行消退。

与 NF1 患儿的父母共同讨论其并发症的发生风险会对其有所帮助。讨论常可以减轻不必要的焦虑情绪，并有助于患者了解一些病症。作为讨论的一部分，在不同年龄，并发症的发生风险也不一样。例如，一个 10 岁的孩子不太可能从丛状神经纤维瘤或视神经胶质瘤的视觉损失中发展出明显的外观缺陷。然而，在青春期，他们的脊柱必须受到密切关注，以获得脊柱侧弯的证据，而皮肤神经纤维瘤很可能在青春期出现。

30.5 资源

下列组织可提供有关神经纤维瘤病的信息。

使用者应意识到网站不会对信息质量进行审查。此外，有些可能是由制药厂或其他商业组织提供的。TGL 对当前网站或链接网站发布消息的准确性不承担任何责任。

澳大利亚神经纤维瘤病协会

网址：www. nfaa. org. au

儿童肿瘤基金会（美国）

网址：www. ctf. org

参考文献及延伸阅读

[1] Creange A，Zeller J，Rostaing-Rigattieri S，Brugieres P，Degos JD，Revuz J，et al. Neurological complications of

neurofibromatosis type 1 in adulthood. Brain, 1999, 122 (Pt 3): 473-481.

[2] DeBella K, Szudek J, Friedman JM. Use of the National Institutes of Health criteria for diagnosis of neurofibromatosis 1 in children. Pediatrics, 2000, 105 (3 Pt 1): 608-614.

[3] Duong TA, Sbidian E, Valeyrie-Allanore L, Vialette C, Ferkal S, Hadj-Rabia S, et al. Mortality associated with neurofibromatosis 1: a cohort study of 1895 patients in 1980-2006 in France. Orphanet J Rare Dis, 2011, 6: 18.

[4] Ferner RE, Gutmann DH. International consensus statement on malignant peripheral nerve sheath tumors in neurofibromatosis. Cancer Res, 2002, 62 (5): 1573-1577.

[5] Ferner RE, Huson SM, Thomas N, Moss C, Willshaw H, Evans DG, et al. Guidelines for the diagnosis and management of individuals with neurofibromatosis 1. J Med Genet, 2007, 44 (2): 81-88.

[6] Gutmann DH, Aylsworth A, Carey JC, Korf B, Marks J, Pyeritz RE, et al. The diagnostic evaluation and multidisciplinary management of neurofibromatosis 1 and neurofibromatosis 2. JAMA, 1997, 278 (1): 51-57.

[7] Huson SM. Neurofibromatosis 1: A clinical and genetic overview. In: Huson SM, Hughes RAC, editors. The neurofibromatoses: A pathogenetic and clinical overview. London: Chapman and Hall Medical, 1994: 160-203.

[8] Hyman SL, Arthur Shores E, North KN. Learning disabilities in children with neurofibromatosis type 1: subtypes, cognitive profile, and attention-deficit-hyperactivity disorder. Dev Med Child Neurol, 2006, 48

(12): 973-977.

[9] Hyman SL, Shores A, North KN. The nature and frequency of cognitive deficits in children with neurofibromatosis type 1. Neurology, 2005, 65 (7): 1037-1044.

[10] Mautner VF, Asuagbor FA, Dombi E, Funsterer C, Kluwe L, Wenzel R, et al. Assessment of benign tumor burden by whole-body MRI in patients with neurofibromatosis 1. Neuro Oncol, 2008, 10 (4): 593-598.

[11] Miettinen M, Fetsch JF, Sobin LH, Lasota J. Gastrointestinal stromal tumors in patients with neurofibromatosis 1: a clinicopathologic and molecular genetic study of 45 cases. Am J Surg Pathol, 2006, 30 (1): 90-96.

[12] North K. Cognitive function and academic performance. In: Friedman JM, Riccardi VM, editors. Neurofibromatosis: phenotype, natural history, and pathogenesis. 3rd ed. Baltimore: Johns Hopkins University Press, 1999: 162-189.

第31章

努南综合征

努南综合征（Noonan syndrome）的表现变化多样，并会随着年龄的增长而出现表型的变化。儿童或成人的努南综合征可能有：

- 身材矮小；
- 先天性心脏疾病（主要是肺动脉瓣狭窄）；
- 轻度智力障碍；
- 特有的面部特征和宽颈或蹼颈。

努南综合征的流行病学仍不好进行界定。据统计，存在智力障碍的努南综合征患儿的出生率小于 1/10000（澳大利亚西部为 1/33000）❶。由于努南综合征并不总与智力障碍相关，其真正的发病率可能要更高。

31.1 病因

努南综合征有遗传异质性。在 *PTPN11*、*SOS1*、*RAF1*、*KRAS*、*NRAS* 和 *BRAF* 基因中的突变已达 75%。其中 *PTPN11* 是最常见的基因突变。这些基因编码与共同信号传导通路有关的功能相关蛋白。努南综合征的基因检测包括最常见致病基因序列的检测。其通常从 *PTPN11* 基因开始以层叠的顺序完成。

虽然努南综合征的家族遗传特征为常染色体显性遗传，

---

❶ Leonard H，Petterson B，Bourke J，Glasson E，Morgan V，Bower C. Inaugural report of the idEA database：intellectual disability in Western Australia. Perth，WA：Telethon Institute for Child Health Research，2004.

但散在的病例也不在少数。

31.2　诊断

根据临床研究结果显示，努南综合征通常应由临床遗传学家或经验丰富的儿科医师进行诊断。其他一些发育障碍在临床上（和基因）相关，这些疾病包括 LEOPARD 综合征、神经纤维瘤病-努南综合征和心-面-皮肤综合征。努南综合征的临床表现与神经纤维瘤病存在重叠（详见第 324 页），如最常见的为牛奶咖啡斑。此外，有些神经纤维瘤病患者具有类似努南综合征的面部和心功能表现。

其他可能与努南综合征混淆的疾病包括 Costello 综合征、Aarskog 综合征、特纳（Turner）综合征和胎儿酒精综合征。

如果检测到 *PTPN11* 基因发生致病突变，将有利于诊断，尤其在不典型病例中。

31.3　特征

努南综合征患者存在一系列的临床症状和医疗问题，包括认知和行为问题。

31.3.1　面部特征

努南综合征患者具有典型的面部特征，特别是他们的眼睛和脖子。包括：

- 较大的眼间距（过远）；
- 上眼睑下垂（眼睑下垂）；
- 眼睛向下斜（下斜睑裂）；
- 颈背低发际；
- 出生时，脖颈后存在多余的皮肤（过量颈部皮肤）；
- 蹼颈，其在较大年龄的患儿中更为明显。

当患儿逐渐长大，其面部会逐渐形成一个三角形的轮廓。

努南综合征患者其他常见特征包括：

- 视力缺陷，如斜视和屈光不正；
- 耳朵低或向后旋转；
- 高腭弓；
- 鼻梁扁平；
- 下颌异常小（小颌畸形）；
- 婴儿头发稀疏，年龄较大的患儿头发更卷曲或过长。

31.3.2 成长

约80%的努南综合征患者身材矮小。其在青春期前的发育落后三个百分点，但通常可以在青春期追赶一部分。男性和女性患者都可能出现性早熟或延迟。超过一半的努南综合征男性患者存在至少一个隐睾。其可能出现第二性征发育不足，造成精子发育缺乏。多数女性患者可以生育。

31.3.3 相关疾病

努南综合征存在许多异常身体状况。

超过80%的努南综合征患者心血管系统异常。他们往往有异常或特殊的心电图特征。最常见的心脏缺陷（约50%）为肺动脉瓣狭窄。其他心脏损害还包括肥厚性心肌病、房间隔缺损、不对称室间隔肥厚、室间隔缺损和持续动脉导管未闭。

努南综合征患者的一些情况会影响身体结构。90%以上的患者会发生胸部畸形（如前胸壁凸起畸形、漏斗状胸）。肘外翻和手部异常较为常见。脊柱侧弯和马蹄内翻足也可能发生。

肌张力低下较为常见。

努南综合征相关的其他症状还包括：

- 异常出血和瘀斑（约 1/3 或更多的患者会出现一个或多个凝血功能障碍）；
- 不明原因的肝脾肿大（约发生在 25% 的患者中）；
- 淋巴管异常，有时会导致全身或外周淋巴水肿。

31.3.4　认知和行为问题

约有 1/3 的努南综合征患者有由轻度智力障碍。他们的 IQ 比未受影响的家庭成员平均低 10 分左右。学习障碍可能与视觉结构问题有关。语言发育迟缓继发于发音问题、轻度听力丧失或知觉运动障碍。行为和精神问题也可能出现。

31.4　治疗

努南综合征患者应交由临床遗传学家来明确诊断，并提供：

- 其自然进程的相关信息；
- 对其有关遗传模式和再发风险的咨询。

在进行诊断时，患者应：

- 有常规的肾脏超声检查结果；
- 转诊以对隐睾进行治疗（如果为男性）。

努南综合征的治疗还涉及：

- 专科护理，并对任何先天性心脏疾病进行长期监测；
- 监测患儿生长和内分泌（如甲状腺）状况，如果出现指标异常，需进行干预；
- 凝血异常的筛选；
- 对听力和视力进行评估和监测（包括听力和眼科检查）；
- 治疗癫痫（如果存在）；
- 对学习障碍进行特定评估，并进行可能的干预。

参考文献与延伸阅读

[1] Leonard H, Petterson B, Bourke J, Glasson E, Morgan V, Bower C. Inaugural report of the idEA database: intellectual disability in Western Australia. Perth, WA: Telethon Institute for Child Health Research, 2004.

[2] Musante L, Kehl HG, Majewski F, Meinecke P, Schweiger S, Gillessen-Kaesbach G, et al. Spectrum of mutations in PTPN11 and genotype-phenotype correlation in 96 patients with Noonan syndrome and five patients with cardiofacio-cutaneous syndrome. Eur J Hum Genet, 2003, 11 (2): 201-206.

[3] Noonan JA. Noonan syndrome. An update and review for the primary pediatrician. Clin Pediatr (Phila), 1994, 33 (9): 548-555.

[4] Romano AA, Allanson JE, Dahlgren J, Gelb BD, Hall B, Pierpont ME, et al. Noonan syndrome: clinical features, diagnosis, and management guidelines. Pediatrics, 2010, 126 (4): 746-759.

[5] Sharland M, Burch M, McKenna WM, Paton MA. A clinical study of Noonan syndrome. Arch Dis Child, 1992, 67 (2): 178-183.

[6] Tartaglia M, Gelb BD, Zenker M. Noonan syndrome and clinically related disorders. Best Pract Res Clin Endocrinol Metab, 2011, 25 (1): 161-179.

[7] Wood A, Massarano A, Super M, Harrington R. Behavioural aspects and psychiatric findings in Noonan's syndrome. Arch Dis Child, 1995, 72 (2): 153-155.

第 32 章

Prader-Willi 综合征

Prader-Willi 综合征（Prader-Willi syndrome）是一种复杂的遗传疾病。其特点包括：

- 生长发育模式改变；
- 一个特定的行为表型：摄食过量。

专注于食物，伴随强迫进食，可能导致极端肥胖和过早死亡。由多学科小组（包括营养师）进行终身干预是至关重要的。有报告称 Prader-Willi 综合征患者可以活到 80 岁，但这种疾病仍然会显著增加患者的发病率和死亡率。大多数成年 Prader-Willi 综合征患者与家人一起居住，或住在正规的照顾中心。

Prader-Willi 综合征是散在的，男女均可患病，与民族或社会经济群体无关。在存活新生儿中的发病率大约在 1/25000～1/15000。可能有很多病例未能确诊。

32.1 病因

Prader-Willi 综合征与来自父源 15 号染色体 15q11-q13 基因缺失有关。

主要的遗传机制包括缺失（70%）、母源 15 号染色体单亲二体（20%～30%）、易位、倒置、复制（5%）和印记中心突变。

32.2 病理

导致 Prader-Willi 综合征出现先天性肌张力低下、生长和代谢紊乱、发育性残疾和食欲过盛的神经病理学机制目前仍不清楚。神经递质和受体可能受损，造成多系统疾病与表达变异。下丘脑在其中也起到作用。下丘脑室旁核的特定的催产素神经元（公认的饱腹感细胞）较少，可能损害饱腹感反应，并导致食欲过盛。

32.3 表现

Prader-Willi 综合征通常表现于：
- 新生儿阶段，伴有严重中枢性肌张力低下；
- 儿童早期，伴有发育迟缓、食欲过盛与肥胖。

大多数患有 Prader-Willi 综合征的孩子在 1 岁以内被诊断。怀疑患有该病的核心标准是出生后全面中枢性肌张力低下，并且：
- 极端中枢性松弛；
- 哭泣无力或少活动；
- 吸吮无力。

在年龄较大的儿童和成年人（新生儿或儿童早期无典型临床表现），有以下症状则怀疑此病：
- 食欲过盛；
- 学习障碍或智力缺陷，在社会认知、灵活性、抽象概念、时间和数量概念方面有障碍；
- 生长异常（身材矮小、小手脚、肌张力低下、窄额头）。

常伴性腺功能减退，青春期往往后延。

32.4 诊断

Prader-Willi 综合征的诊断是对血液进行特定的 DNA 甲基化分析。这个测试可以区分 15 号染色体上的 Prader-Willi 综合征区域是来自母亲（非甲基化）还是来自父亲（甲基化）。确定遗传机制还需要进一步遗传调查。在澳大利亚，推荐使用微阵列比较基因组杂交（array-CGH）（通常称为微阵列或分子核型）进行分析。这个实验可以检测缺失、伴小缺失的移位、母源单亲二体。array-CGH 已取代荧光原位杂交（fluorescent in situ hybridisation，FISH）。如果 array-CGH 阴性，可以使用 PCR 检测患者及其父母，来确诊是否母源单亲二体。缺失与母源单亲二体是散发的，没有再发风险。

如果所有这些测试均呈阴性，就需要遗传学家介入来测试印记中心突变和其他罕见的异常。

该病可在产前诊断。再发的风险很低，除非是由基因组印记异常引起的 Prader-Willi 综合征。

32.5　相关健康问题的治疗

尽管采取干预措施，Prader-Willi 综合征患者仍有相当高的发病率和死亡率。他们的健康问题与肌张力低下导致的代谢障碍、肥胖、精神障碍、睡眠障碍、脊柱侧弯等问题有关。定期随访和筛查对这些健康相关的问题至关重要。

过早死亡通常与肥胖和心肺并发症有关。猝死并不少见，可能与未确诊的冠状动脉疾病或其他严重疾病（如腹膜炎二次破裂）相关。Prader-Willi 综合征患者具有较高的疼痛阈值，因此可能漏诊。

患者父母要花时间来接受他们的婴儿或儿童会永久残疾的事实。同时，他们也需要为全家人制订健康的饮食方法。让一个有喂养困难的婴儿保持体重难度相当大。然而，这却是家庭调整自己饮食习惯的重要时刻。贪食发病很微妙，可能早于肥胖，反映了潜在的代谢紊乱。

32.5.1　生长迟缓

婴儿如果有吸吮缓慢、不能因饥饿而醒来的现象，那么就有生长迟缓的风险。一个 Haberman 奶嘴可能会有帮助。

语言病理学家可以就改善口腔功能给出建议。营养师可以监视热量摄入，避免营养不良。一些婴儿需要鼻饲喂养数周或数月。应该严密监控这些婴儿，避免营养过剩和过度的体重增加。

32.5.2 身材矮小

Prader-Willi 综合征的特点是线性生长受损。线性生长受损、异常身体成分和下丘脑功能障碍提示生长激素缺乏。在澳大利亚，所有患 Prader-Willi 综合征的儿童可通过药物福利计划（Pharmaceutical Benefits Scheme）获得生长激素，直到 18 岁❶。治疗的目的是改善身体成分和身材矮小。内分泌学家需要向澳大利亚药物管理局（Therapeutic Goods Administration，TGA）申请，并每 3 个月进行生长测量。在开始治疗前和治疗 6 周后，需要进行正式的睡眠研究，以排除阻塞性睡眠障碍。关于生长激素对生命质量、发育和身体素质影响的研究非常有限。

32.5.3 呼吸系统疾病

上呼吸道和胸壁张力减退会增加幼儿和成人 Prader-Willi 综合征患者患呼吸道疾病的风险。轻微的上呼吸道感染就可导致儿童发生伴有上气道阻塞的哮吼样疾病。因为他们的上呼吸道相对缩小，可能需要进行扁桃腺切除术和腺样体切除术。Prader-Willi 综合征患者下呼吸道感染的恢复缓慢。成年人常见反复呼吸道感染。

32.5.4 睡眠障碍

Prader-Willi 综合征患者睡眠障碍的表现有白天过度睡

❶ 澳大利亚政府卫生和老龄部关于"人类生长激素的应用和指南"见 www. health. gov. au/internet/main/publishing. nsf/Content/health-pbs-general-supply-hghapplication。

眠（可能是由于下丘脑功能紊乱导致）。异常反应的报道包括缺氧和高碳酸血症。这些均可由肥胖导致，并且增加阻塞性睡眠呼吸暂停与睡眠相关的肺泡通气不足的发生风险。

详细的病史和睡眠记录有助于诊断。建议进行正式的睡眠研究。

32.5.5 性腺功能减退

大多数患有 Prader-Willi 综合征的男孩精子生成发生异常，目前暂无关于男性生育能力的报道。少见该病女性患者生育的报道。

建议睾丸未降到阴囊的男孩 2 岁时进行睾丸固定术。

可应用睾酮增加阴茎的大小。

对男孩和女孩进行青春期延迟情况的检查之后，推荐进行激素替代疗法（见 *eTG complete*）。

32.5.6 肥胖

Prader-Willi 综合征患者有发生极端肥胖的风险，原因是：

- 关注食物/贪食；
- 低能量消耗；
- 活动减少。

肥胖会增加患糖尿病、冠心病、肺源性心脏病、睡眠呼吸暂停及过早死亡的风险。预防肥胖对患者的身体、心理和社会健康至关重要。Prader-Willi 综合征患者在整个生命中都需要照顾和干预。

所有 Prader-Willi 综合征患者均专注于食物，而节制力下降——这是饱腹感发生了异常，好像长期处于饥饿状态。

Prader-Willi 综合征患者的能量消耗比较低，比一般人群需要的热量少。这是因为他们身体的脂肪含量高于较瘦的人。男孩比女孩表现得更明显，这可能是由婴儿早期雄激素缺乏、性腺功能减退引起的。

伴有肌肉体积和力量减少的肌张力低下，将持续到成年。这可导致不良姿势，并降低该类患者体力活动的耐力。

32.5.6.1 肥胖的预防和管理

肥胖的预防和管理要求：

- 限制过度进食；
- 低能量饮食；
- 改善饮食习惯；
- 定期体育活动。

(1) 限制过度进食

患者必须在学龄前及过度进食之前，就建立健康的饮食方式和低热量饮食。这往往需要父母的帮助。还要向Prader-Willi综合征患者的家庭、照顾人员、老师、雇主和其他与其接触的人解释他们的进食紊乱和饮食计划，这对所有年龄段的Prader-Willi综合征患者都是适用的。在适当的时候可以提供个人信息。

家庭及其他照顾人员的参与对限制Prader-Willi综合征患者进食是非常重要的。父母可能需要帮助来说服大家庭和社区的成员，这件事情的重点是要能够长期坚持。具体措施包括不许患者进入食品储藏室，监督学校和其他地方的小吃和饭菜。患Prader-Willi综合征的儿童和年轻人经常表示难以抵抗食物的诱惑。他们认为，如果他们被监督，他们就可以拒绝食物。

贪食症的发病可能难以察觉。目前没有特效药物来治疗。SSRIs可用于强迫症，可能对该类疾病有帮助。

患Prader-Willi综合征的儿童和青少年应定期测量身高和体重，并且把结果标注在增长图表上，来检测早期体重增加。理想情况下，体重保持在全人群第90百分位数下为宜。成年人应定期称体重（每1～3个月），保持BMI小于25。

如果他们的体重迅速增加或搜寻食物，就应该更加频繁地称体重。

（2）膳食指导

营养师、心理学家或社会工作者的紧密参与有助于贯彻营养指导方针和策略，这一工作会贯

> 所有 Prader-Willi 综合征患者都需要营养师对他们进行营养指导，并定期检查。

穿患者的一生。膳食指导在所有场合中都必不可少（如儿童保健机构、幼儿园、学校、工作和家庭）。在照顾人员流动很大的机构里，这点尤其重要。

饮食应该包含各种健康食品，包括面包、谷物（包括全谷类）、蔬菜、水果、最低脂肪含量的牛奶（成人可以选择替代品）、适量的瘦肉或替代品。以下行为会有帮助：

- 避免高脂或高糖食物或饮料；
- 喝水解渴；
- 用水果代替果汁；
- 给患者身边的人（如朋友、教育人员）列出无脂食品（如芹菜、黄瓜、胡萝卜、腌黄瓜）；
- 建立吃饭和吃零食的固定时间。

一般的减肥组织和策略就可以帮助一些年轻人减肥。

（3）体育活动

体育活动应纳入 Prader-Willi 综合征患者的日常生活中。建议参加有组织的培训和体育活动（例如去健身房，进行有组织的运动）。

32.5.7　其他健康问题

Prader-Willi 综合征患者其他健康问题的风险也增高。包括：

- 由于疼痛阈值提高、温度调控改变或呕吐能力下降，导致疾病症状出现较晚；
- 继发于皮肤搔抓的蜂窝织炎；

- 脊柱侧弯；
- 髋关节发育不良；
- 急性疾病的皮质醇反应降低；
- 斜视；
- 牙科异常，包括牙釉质发育不良；
- 暴食导致窒息。

32.6 生物—心理—社会问题

Prader-Willi 综合征患者有显著的社交缺陷，这是因为：
- 认知困难；
- 特定的行为和人格特征；
- 贪食；
- 干预限制了其自主权。

有报道称，不同的基因亚型（缺失和母源二倍体）的认知特征和精神病发病率有差异。

32.6.1 认知障碍

Prader-Willi 综合征患者可在智力正常的情况下发生特定的学习和语言障碍。然而，大多数人的智商处于轻度智力障碍（平均智商在 60～65）。这些人适应性行为的难度往往大于预期。

障碍主要表现在以下方面：
- 讲话（肌张力低下和认知障碍所致）；
- 短期记忆力和顺序处理能力；
- 语言处理；
- 自我反省和构想（导致自我监控能力降低）。

有几个策略可能有助于降低儿童 Prader-Willi 综合征患者认知障碍所造成的影响，如尽早安排语言病理学家进行评估、建议、治疗与持续监测（如果合适的话）。一些幼儿和学龄前儿童表达性语言延迟可以从 Makaton 手语中获益。上学之前，应对孩子进行一个详细的认知评估，以确定他们的学习情况和具体的学习障碍。

32.6.2　行为表型

Prader-Willi 综合征患者的行为特征集群风险增加。这些情况可能与特定的认知障碍有关。行为表型包括专注于食物和其他强迫性特征、情绪不稳、冲动、脾气暴躁、运动不能、重复说话方式、抠抓皮肤、社交能力及自适应行为相对较差。有些孩子有符合孤独症谱系障碍（详见第 260～262 页）的三联行为。行为困难通常随年龄的增长而增加。

在校期间，患者的自适应行为困难通常需要特殊教育和心理援助。青春期和成年初期往往会有情绪不稳定、蔑视、社会化困难和抑郁。

尽早安排认知心理学家进行临床评估，提出恰当的可持续的建议、援助和干预措施。长期随访有益于患者及其家庭。

年轻的 Prader-Willi 综合征患者应该有机会会面、表达自己、讨论他们的挫折和困难，这一点非常重要。这可能需要行为心理学家的行为干预。如果出现严重问题或行为突然恶化，需要排除患者精神和身体上的疾病。

32.6.3　精神障碍

成年 Prader-Willi 综合征患者出现精神障碍的风险增加。现在人们已经注意到家庭压力与行为症状之间的关联性，也注意到这类患者的强迫症、精神分裂症及其他精神疾病的易感性风险在增加。

有关精神障碍治疗的建议见第 190～210 页。

32.7　资源

下面列出了治疗 Prader-Willi 综合征的专科诊所和支持

协会（一个为专业人士和家庭提供信息的途径）。

使用者应意识到网站不会对信息质量进行审查。此外，有些可能是由制药厂或其他商业组织提供的。TGL 对当前网站或链接网站发布消息的准确性不承担任何责任。

32.7.1　诊所

多学科的 Prader-Willi 综合征诊所位于布里斯班、墨尔本、悉尼。那些不在 Prader-Willi 综合征专科诊所治疗的年轻人和成年人，推荐他们每 6 个月去看他们的全科医生，并监测体重和一般健康状况。

布里斯班

Mater Hospital（child clinic）

Raymond Terrace

South Brisbane，QLD4101

电话：（07）31632500

Princess Alexandra Hospital

Ipswich Road

Woolloongabba，QLD 4102

电话：（07）31761080

墨尔本

Royal Children's Hospital

Flemington Road

Parkville，VIC 3052

电话：（03）93455898

悉尼

Royal Prince Alfred Hospital

Missenden Road

Camperdown，NSW 2050

电话：（02）95154230

Sydney Children's Hospital

High Street

Randwick，NSW 2031

电话：（02）93828189

32.7.2　支持协会

Prader-Willi 协会可为父母、专业人士和其他感兴趣的人提供信息和支持。

澳大利亚 Prader-Willi 综合征协会

电话：（02）49469001

网址：www. pws. org. au

［网站上有澳大利亚五个州立协会的联系方式（新南威尔士州、昆士兰州、南澳大利亚州、维多利亚州和西澳大利亚州）］。

英国 Prader-Willi 综合征协会

网址：pwsa. co. uk

参考文献与延伸阅读

［1］　de Lind van Wijngaarden RF，Otten BJ，Festen DA，Joosten KF，de Jong FH，Sweep FC，et al. High prevalence of central adrenal insufficiency in patients with Prader-Willi syndrome. J Clin Endocrinol Metab，2008，93（5）：1649-1654.

［2］　Goldstone AP，Holland AJ，Hauffa BP，Hokken-Koelega AC，Tauber M. Recommendations for the diagnosis and management of Prader-Willi syndrome. J Clin Endocrinol Metab，2008，93（11）：4183-4197.

［3］　James TN，Brown RI. Prader-Willi syndrome. London：Chapman & Hall，1992.

［4］　Lionti T，Reid SM，Rowell MM. Prader-Willi syndrome in Victoria：Mortality and causes of death. J Paediatr Child

Health，2012，48（6）：506-511.

[5] McCandless SE. Clinical report-health supervision for children with Prader-Willi syndrome. Pediatrics，2011，127（1）：195-204.

[6] Waters J. A handbook for parents and carers of adults with Prader-Willi syndrome. 2nd rev. ed. Derby：Prader-Willi Syndrome Association（UK），2009.

[7] Waters J，Gellatly M. Babies and children with Prader-Willi Syndrome：a handbook for parents and carers. Rev. ed. Derby：Prader-Willi Syndrome Association（UK），2001.

[8] Waters J，Mitchell K. Teenagers with Prader-Willi syndrome：a handbook for parents and carers. Derby：Prader-Willi Syndrome Association（UK），2005.

[9] Whittington J，Holland A. Neurobehavioral phenotype in Prader-Willi syndrome. Am J Med Genet C Semin Med Genet，2010，154C（4）：438-447.

[10] Whittington J，Holland T. Prader Willi Syndrome：development and manifestations. Cambridge：Cambridge University Press，2004.

第 33 章

Rett 综合征

Rett 综合征（Rett syndrome）是一种神经发育障碍疾病，几乎只见于女性。主要的特点是严重的智力障碍与身体残疾，但是很难用传统的方法评估智商。

约 10000 名女孩中就有 1 个在 12 岁时确诊为 Rett 综合征[1]。在澳大利亚，这相当于每年出生 15 个这样的女孩，Rett 综合征的预期寿命还没有很好的研究。然而，澳大利亚的一项研究发现，65% 的患病女性能活到 32 岁[2]。

33.1 病因

Rett 综合征是一种遗传疾病。大多数病例是由甲基化 CpG 结合蛋白-2（methyl-CpG-binding protein 2，MECP2）基因突变引起的。在这些病例中，约 99% 是家族中单发的，是儿童时期的新生突变造成的。很少有母亲携带突变基因，即使有也会因为 X 染色体扭曲失活而得到保护。约 2/3 的 *MECP2* 突变是由八个常见变异导致的。特定的突变与该综合征症状的严重程度相关。

---

[1] Fehr S, Bebbington A, Nassar N, Downs J, Ronen GM, de Klerk N, et al. Trends in the diagnosis of Rettsyndrome in Australia. Pediatr Res，2011，70（3）：313-319.

[2] Freilinger M, Bebbington A, Lanator I, de Klerk N, Dunkler D, Seidl R, et al. Survival with Rett syndrome：comparing Rett's original sample with data from the Australian Rett Syndrome Database. Dev Med Child Neurol，2010，52（10）：962-965.

33.2 临床诊断和基因诊断

Rett 综合征的临床诊断具有挑战性，因为一些诊断所需的证据只能随着时间的推移才能变得明显起来。尽管有明确的诊断标准，Rett 综合征患儿还是会被误诊为 Angelman 综合征、Prader-Willi 综合征、孤独症谱系障碍、脑性瘫痪等其他（罕见）神经退行性疾病。

在澳大利亚，医生直到 1983 年才知道 Rett 综合征。因此，Rett 综合征的一些成年患者可能未被确诊或被误诊。这增加了寿命预估的复杂性。

1988 年，澳大利亚首次制订了帮助临床医生诊断 Rett 综合征的共识标准，后来又进行了修正。最新的修订❶涉及典型（或经典）和非典型 Rett 综合征。对于需要诊断的任何类型的 Rett 综合征，一段时间的回顾分析是必要的。

诊断标准分为"主要诊断标准"和"支持诊断标准"两大类。对于典型 Rett 综合征，四项主要诊断标准都必须符合。对于非典型 Rett 综合征，需要符合 2 项主要诊断标准以及 4 项支持诊断标准（共 11 项支持诊断标准）。非典型病例可以比典型 Rett 综合征的症状更轻或者更严重。

诊断标准（包括排除标准）在下文列出。

如果基因测试显示存在致病性 *MECP2* 突变，这将有助于给不确定的临床诊断提供独立的证据。如果未找到突变也不能排除诊断，约 20% 的病例没有明显的基因缺陷。

33.3 特征

一个典型 Rett 综合征患儿具有以下特点：

---

❶ Neul JL，Kaufmann WE，Glaze DG，Christodoulou J，Clarke AJ，Bahi-Buisson N，et al. Rett syndrome：revised diagnostic criteria and nomenclature. Ann Neurol，2010，68（6）：944-950.

首先，孩子（几乎都是女孩）的病情在恢复或稳定之后有一段时间的好转。

她必须符合每一个主要标准，具体如下：

- 手目标性功能部分或完全丧失；
- 口语能力部分或完全丧失；
- 步态异常［步态受损（运动障碍）或无法行走］；
- 手部刻板运动（如扭/挤压手、鼓掌/敲击、做鬼脸、机械性地洗/擦）。

Rett 综合征的诊断需排除：

- 继发于外伤（围生期或产后）的脑损伤，神经代谢疾病或严重感染引起的神经系统问题；
- 在出生 6 个月内，运动发育出现严重异常。

支持诊断标准不是典型病例诊断的必要条件，但它们常常存在。这些有：

- 清醒时有呼吸障碍；
- 清醒时有磨牙症；
- 睡眠模式受损；
- 肌张力异常；
- 外围血管舒缩障碍；
- 脊柱侧弯、驼背；
- 生长迟缓；
- 手足小，且冰冷；
- 笑声异常、尖叫样发音；
- 对疼痛的反应减低；
- 眼神交流强烈（"眼睛指向"）。

33.3.1 补充特征

Rett 综合征与多种合并症相关，有些已列入支持诊断标准（详见上文）。

癫痫影响约 80% 的患者，中位发病年龄 4 岁。青春期后期和成年期，癫痫发作频率会降低，但有一些患者的癫痫仍难以控制。

同生长问题一样，胃肠道问题（如便秘、胃食管反流病）常见。

Rett综合征与自主神经系统的功能失调有关，可表现为呼吸异常（如过度换气或窒息发作）。

睡眠问题也很常见。

脊柱侧弯是最重要的骨科并发症之一。75％患有Rett综合征的女孩在13岁时发生脊柱侧弯（平均发病年龄9岁）。骨质疏松和骨折也很常见。

33.4 治疗

患者父母及家庭需要对Rett综合征的诊断有一般的认识，因为它有助于：

- 全面了解引发患儿临床症状的原因；
- 促进获得援助服务。

治疗包括：

- 抗癫痫药，如果患者有癫痫(诊断详见第211~214页)；
- 营养支持（有时候行胃造口术）；
- 物理疗法（帮助患者保持活动能力，防止骨量减少）；
- 职业疗法（帮助维持功能，防止畸形）。

患儿也可能受益于：

- 转诊至矫形专家：
- —通常需要，特别用于监测和治疗脊柱侧弯（见指南❶）；

---

❶ Downs J，Bergman A，Carter P，Anderson A，Palmer GM，Roye D，et al. Guidelines for management of scoliosis in Rett syndrome patients based on expert consensus and clinical evidence. Spine (Phila Pa 1976)，2009，34 (17)：E607-617.

——手术通常可以改善脊柱侧弯；

- 积极治疗便秘（大多数女孩和妇女需要）；
- 音乐疗法和水疗（女孩普遍治疗反应良好）；
- 沟通帮助（简单和复杂的）。

33.5 资源

使用者应意识到网站不会对信息质量进行审查。此外，有些可能是由制药厂或其他商业组织提供的。TGL 对当前网站或链接网站发布消息的准确性不承担任何责任。

在澳大利亚，在医生的帮助下，澳大利亚 Rett 综合征研究处（AussieRett）可以帮助患病家庭改善对这种综合征的了解，提高患者的临床护理水平，并且帮助找到疾病的原因和治疗方法。

澳大利亚 Rett 综合征研究处

电话：(08) 94897790

网址：rett. childhealthresearch. org. au

澳大利亚 Rett 综合征协会为家庭提供支持和资源。

澳大利亚 Rett 综合征协会

GPO Box 3497

Melbourne VIC 3001

电话：5617960418

电子邮件：rettaust@bigpond. com. au

参考文献与延伸阅读

[1] Amir RE, Zoghbi HY. Rett syndrome: methyl-CpG-binding protein 2 mutations and phenotype-genotype correlations. Am J Med Genet, 2000, 97 (2): 147-152.

[2] Bebbington A, Anderson A, Ravine D, Fyfe S, Pineda M, de Klerk N, et al. Investigating genotype-phenotype rela-

tionships in Rett syndrome using an international data set. Neurology, 2008, 70 (11): 868-875.

[3] Colvin L, Fyfe S, Leonard S, Schiavello T, Ellaway C, de Klerk N, et al. Describing the phenotype in Rett syndrome using a population database. Arch Dis Child, 2003, 88 (1): 38-43.

[4] Downs J, Bebbington A, Woodhead H, Jacoby P, Jian L, Jefferson A, et al. Early determinants of fractures in Rett syndrome. Pediatrics, 2008, 121 (3): 540-546.

[5] Downs J, Bergman A, Carter P, Anderson A, Palmer GM, Roye D, et al. Guidelines for management of scoliosis in Rett syndrome patients based on expert consensus and clinical evidence. Spine (Phila Pa 1976), 2009, 34 (17): E607-617.

[6] Fehr S, Bebbington A, Nassar N, Downs J, Ronen GM, de Klerk N, et al. Trends in the diagnosis of Rett syndrome in Australia. Pediatr Res, 2011, 70 (3): 313-319.

[7] Freilinger M, Bebbington A, Lanator I, de Klerk N, Dunkler D, Seidl R, et al. Survival with Rett syndrome: comparing Rett's original sample with data from the Australian Rett Syndrome Database. Dev Med Child Neurol, 2010, 52 (10): 962-965.

[8] Habgberg B. Clinical criteria, stages and natural history. In: Hagberg B, Anvret M, Wahlstrom J, editors. Rett syndrome: clinical and biological aspects. London: Mac Keith Press, 1993: 4-20.

[9] Hagberg B. Clinical criteria, stages and natural history. In: Hagberg B, Wahlstrom J, editors. Rett syndrome: clinical and biological aspects. London: Mac Keith

Press, 1993.

[10] Hagberg B, Hanefeld F, Percy A, Skjeldal O. An update on clinically applicable diagnostic criteria in Rett syndrome. Comments to Rett Syndrome Clinical Criteria Consensus Panel Satellite to European Paediatric Neurology Society Meeting, Baden Baden, Germany, 11 September 2001. Eur J Paediatr Neurol, 2002, 6 (5): 293-297.

[11] Jefferson AL, Woodhead HJ, Fyfe S, Briody J, Bebbington A, Strauss BJ, et al. Bone mineral content and density in Rett syndrome and their contributing factors. Pediatr Res, 2011, 69 (4): 293-298.

[12] Jian L, Nagarajan L, de Klerk N, Ravine D, Christodoulou J, Leonard H. Seizures in Rett syndrome: an overview from a one-year calendar study. Eur J Paediatr Neurol, 2007, 11 (5): 310-317.

[13] Laurvick CL, de Klerk N, Bower C, Christodoulou J, Ravine D, Ellaway C, et al. Rett syndrome in Australia: a review of the epidemiology. J Pediatr, 2006, 148(3): 347-352.

[14] Leonard H, Bower C, English D. The prevalence and incidence of Rett syndrome in Australia. Eur Child Adolesc Psychiatry, 1997, 6 (Suppl 1): 8-10.

[15] Neul JL, Kaufmann WE, Glaze DG, Christodoulou J, Clarke AJ, Bahi-Buisson N, et al. Rett syndrome: revised diagnostic criteria and nomenclature. Ann Neurol, 2010, 68 (6): 944-950.

[16] Oddy WH, Webb KG, Baikie G, Thompson SM, Reilly S, Fyfe SD, et al. Feeding experiences and growth status in a Rett syndrome population. J Pediatr Gastroenterol Nutr, 2007, 45 (5): 582-590.

第34章

结节性硬化症

临床上，结节性硬化症（tuberous sclerosis）有三个典型的特点——智力障碍、癫痫和血管纤维瘤（也被称为皮脂腺瘤）导致的蝶形面部皮疹。结节性硬化症是一种遗传性疾病，影响到身体的许多系统。结节样增生发生在大脑和其他重要器官（如心脏和肾脏）。其影响范围和严重程度各不相同，一些有这种情况的患者没有明显表现。

结节性硬化症的患病率尚不明确。在高加索人种中，儿童发病率约为 1/25000。

34.1 病因

大多数结节性硬化症的病例出现 *TSC1* 基因或 *TSC2* 基因突变。*TSC1* 基因在染色体 9q34 上，编码错构瘤蛋白（hamartin）。*TSC2* 基因在染色体 16p13.3 上，编码结节蛋白（tuberin）。其他遗传因素和环境因素影响疾病的严重程度。

结节性硬化症是常染色体显性遗传病。2/3 病例存在偶发的新突变（在 *TSC2* 基因更常见）。一般来说，存在 *TSC2* 基因突变的患者的症状更严重。

34.2 诊断

结节性硬化症的标准化诊断标准如表 34-1 所示。通常由神经学家、儿科医生或临床遗传学家评估患者。诊断应基于临床、影像资料（大脑、心脏和肾脏）及特定评估（眼科、牙科和骨骼）做出。满足临床标准的病例，基因检测的阳性率在 75%～85%。推荐进行基因检测，因为这有助于给家庭提供准确的遗传咨询，还有助于产前或胚胎植入前的基因诊断。

表 34-1　结节性硬化症的诊断[①]

结节性硬化症的诊断

确诊:2 个主要特征,或者 1 个主要特征 + 2 个次要特征

拟诊:1 个主要特征 + 1 个次要特征

可能:1 个次要特征,或 2 个及以上次要特征

主要特征	次要特征
面部血管纤维瘤或前额斑块	多发性、随机分布的牙釉质凹陷
非外伤性指(趾)甲或甲周纤维瘤	错构瘤性直肠息肉
色素减退斑(≥3 个)	骨囊肿
鲨革样皮疹(结缔组织痣)	脑白质放射状移行束[②]
多发性视网膜错构瘤结节	非肾性错构瘤
皮质结节[②]	视网膜色素缺失斑
室管膜下结节	Confetti(糖果样)皮损
室管膜下巨细胞星形细胞瘤	多发性肾囊肿
单个或多发的心脏横纹肌瘤	
淋巴管肌瘤病[③]	
肾血管平滑肌脂肪瘤[③]	

① 来源：Roach ES, Gomez MR, Northrup H. Tuberous sclerosis complex consensus conference: revised clinical diagnostic criteria. J Child Neurol, 1998, 13 (12): 624-628.

② 当脑皮质发育不良和脑白质放射状移行束同时出现，它们算一个特征，而不是两个。

③ 淋巴管肌瘤病和肾血管平滑肌脂肪瘤同时存在，不足以诊断为结节性硬化症。必须同时伴有结节性硬化症的其他特征才能进行诊断。

34.3 特征

结节性硬化症的典型特征：

- 智力障碍；
- 癫痫；
- 皮肤病变。

大约一半的结节性硬化症患者存在相关的智力障碍。

智力障碍的严重程度与癫痫的严重程度有关。

70%～80%的结节性硬化症患者会出现癫痫，从轻微到严重均有。最常见的类型是婴儿痉挛症（鞠躬样或点头样痉挛）、复杂部分性发作和肌阵挛性发作。婴儿痉挛症可能是这种情况的第一个迹象。控制癫痫发作可能会很难。有时候，手术切除单个皮质结节可控制癫痫发作。

34.3.1 皮肤损伤

结节性硬化症导致皮肤病变的几种类型，包括：

- 血管纤维瘤；
- 色素减退斑；
- 鲨革样皮疹（法语：chagrin——纹皮）；
- 指（趾）甲或甲周纤维瘤。

2岁之前，血管纤维瘤一般不明显，首先出现的是小红斑病变。血管纤维瘤通常在青春期增殖，可以与痤疮混淆。通常，血管纤维瘤出现在面部。在临床上，结节性硬化症患者的前额纤维斑块也难以辨认。

皮肤色素减退斑（也被称为"灰叶"或菲茨帕特里克斑）是一种常见的症状，见于60%的结节性硬化症患者。这些白色斑块是最先出现的皮肤异常，通常可以在婴儿期和儿童早期发现。通常需要用"伍式灯"（滤过性紫外线检查）来鉴别它们，特别是对那些皮肤上有汗毛的人。

在后背下部的皮肤上，鲨革样皮疹增厚、呈黄色。大约一半结节性硬化症患者会有鲨革样皮疹。

指（趾）甲或甲周纤维瘤发生于指（趾）甲的下面和周围部位，和甲沟相连。随着年龄的增长，它们变得更普遍，有时它们是结节性硬化症唯一的表现。

34.3.2 其他特征

对于结节性硬化症患者，皮质结节的存在（数量和位置）通常是与癫痫和智力障碍的严重程度相关。偶见皮质结节转为恶性。

室管膜下结节是结节性硬化症的标记物，但通常不引起并发症。

结节性硬化症患者的囊性肾脏疾病与常染色体显性遗传多囊肾疾病难以区分，通常在婴儿期就存在。肾血管平滑肌脂肪瘤则多见于青春期后。

通常在产前就确诊心脏横纹肌瘤。它们很少引起任何症状，但是高度提示结节性硬化症的可能，出生后还需要进一步的检查。这些良性肌肉肿瘤（即横纹肌瘤）也可能出现在眼睛、骨骼、肺和肝脏。发病率从 47% 到 60% 不等。在危及生命的情况下，手术是唯一推荐的措施。

最常见的眼部异常是视网膜错构瘤，发生率 40%～50%。

儿童常有睡眠问题。

常见行为障碍，包括多动（59%）、攻击行为（13%）和孤独症谱系障碍（50%）。

可能发生牙齿畸形（如多发牙釉质缺损），有时可以协助诊断。

34.4 治疗

建议结节性硬化症患者定期找有经验的医生就诊。临床医生可以提供治疗建议、监督建议和治疗方案。

结节性硬化症的治疗还包括：

- 家庭遗传咨询（如果发现 *TCS1* 基因和 *TCS2* 基因突变导致结节性硬化症，未来再次生育时，可以选择进行产前诊断）。

- 癫痫治疗尤为重要，因为癫痫控制不好，可严重限制疾病的治疗效果（有时候，中枢神经系统中的错构瘤可导致局灶性癫痫发作，可以通过神经外科改善这种情况）。

- 脑部扫描（MRI 或 CT），如果出现：

—颅内压升高的症状和体征；

—新的局灶性神经症状或体征。

- 定期评估认知进展和行为，以便识别和治疗出现的问题。

- 皮肤病变治疗（激光疗法、磨皮术和腐蚀法）。

- 行为管理（根据需要）。

- 牙科保健（常规）。

- 肾脏超声扫描（每 5 年）。

伴横纹肌瘤的患者（特别是婴儿期），可能发生心脏流出道梗阻或心律失常，可能需要治疗。

西罗莫司（一种免疫抑制药），已被澳大利亚药物管理局（TGA）批准用于室管膜下巨细胞星形细胞瘤的治疗。这是一种替代手术的治疗方法。其他的研究表明，像西罗莫司这种药物可以治疗肾血管平滑肌脂肪瘤和淋巴管肌瘤病。

34.5 资源

使用者应意识到网站不会对信息质量进行审查。此外，有些可能是由制药厂或其他商业组织提供的。TGL 对当前网站或链接网站发布消息的准确性不承担任何责任。

澳大利亚结节性硬化症协会可向父母、专业人士和其他感兴趣的人提供信息和支持。

澳大利亚结节性硬化症协会

電話：1300733435

网址：www. atss. org. au

参考文献与延伸阅读

[1] Crino PB, Nathanson KL, Henske EP. The tuberous sclerosis complex. N Engl J Med, 2006, 355 (13): 1345-1356.

[2] Hunt A. Tuberous sclerosis: a survey of 97 cases. I: Seizures, pertussis immunisation and handicap. Dev Med Child Neurol, 1983, 25 (3): 346-349.

[3] Kandt RS. Tuberous sclerosis: the next step. J Child Neurol, 1993, 8 (2): 107-110.

[4] Morrison PJ. Tuberous sclerosis: epidemiology, genetics and progress towards treatment. Neuroepidemiology, 2009, 33 (4): 342-343.

[5] O'Callaghan FJ. Tuberous sclerosis. BMJ, 1999, 318 (7190): 1019-1020.

[6] O'Callaghan FJ, Martyn CN, Renowden S, Noakes M, Presdee D, Osborne JP. Subependymal nodules, giant cell astrocytomas and the tuberous sclerosis complex: a population-based study. Arch Dis Child, 2008, 93 (9): 751-754.

[7] Osborne JP, Merrifield J, O'Callaghan FJ. Tuberous sclerosis—what's new? Arch Dis Child, 2008, 93 (9): 728-731.

[8] Petrova LD. Tuberous sclerosis and epilepsy. Am J Electroneurodiagnostic Technol, 2011, 51 (1): 5-15.

[9] Roach ES, Gomez MR, Northrup H. Tuberous sclerosis complex consensus conference: revised clinical diagnostic

criteria. J Child Neurol, 1998, 13 (12): 624-628.

[10] Schwartz RA, Fernandez G, Kotulska K, Jozwiak S. Tuberous sclerosis complex: advances in diagnosis, genetics, and management. J Am Acad Dermatol, 2007, 57 (2): 189-202.

[11] Webb DW, Clarke A, Fryer A, Osborne JP. The cutaneous features of tuberous sclerosis: A population study. Br J Dermatol, 1996, 135 (1): 1-5.

[12] Webb DW, Osborne JP. Tuberous sclerosis. Arch Dis Child, 1995, 72 (6): 471-474.

[13] Yates JR, Maclean C, Higgins JN, Humphrey A, le Marechal K, Clifford M, et al. The Tuberous Sclerosis 2000 Study: presentation, initial assessments and implications for diagnosis and management. Arch Dis Child, 2011, 96 (11): 1020-1025.

第 35 章
Williams 综合征

Williams 综合征（Williams syndrome）患者有面部特点和医疗问题（如心血管疾病）。异常友好外向的性格可能会掩盖智力障碍（不同严重程度）。

Williams 综合征的流行病学研究尚不全面。挪威的一项研究估计，出生时 Williams 综合征患病率为 1/7500[1]。在澳大利亚西部，估计出生时患病率为 1/16000[2]。

35.1 病因

Williams 综合征是由于 7 号染色体的长臂上 26～28 基因（Williams 综合征染色体区域）杂合缺失造成的。其中一个基因是弹性蛋白基因（elastin gene，*ELN*）。约 95% 的 Williams 综合征存在该基因缺失，所以被用于分子诊断。

弹性蛋白缺陷可以解释 Williams 综合征患者的主动脉和喉部结缔组织的异常。他们的认知和行为问题的基础还没有得到充分的解释。

35.2 诊断

通常，Williams 综合征患者有面部外观特点（详见下

[1] Stromme P，Bjornstad PG，Ramstad K. Prevalence estimation of Williams syndrome. J Child Neurol，2002，17（4）：269-271.

[2] Leonard H，Petterson B，Bourke J，Glasson E，Morgan V，Bower C. Inaugural report of the idEA database：intellectual disability in Western Australia. Perth，WA：Telethon Institute for Child Health Research，2004.

文）、主动脉瓣狭窄及智力障碍。在婴儿期的表现可以包括：

- 生长迟缓；
- 呕吐和绞痛；
- 便秘；
- 复发性耳部感染；
- 睡眠失调。

在初步诊断时，建议做一系列专门的评估。这些措施包括：

- 复杂的身体检查和神经系统检查；
- 心脏病学、泌尿系统和眼科评估；
- 遗传学咨询；
- 生长参数图（使用 Williams 综合征生长曲线图）；
- 血清钙离子浓度；
- 甲状腺功能。

大约 95% 的病例，分子核型试验和荧光原位杂交可发现 7 号染色体上的一个微缺失（7q11.23，即弹性蛋白基因）。

35.3 特征

Williams 综合征的儿童和成人患者有一系列的身体特点，也有医学、认知、行为和神经问题。

35.3.1 面部特征

Williams 综合征患者常见的面部特征包括：

- 眼睛周围水肿（眶周丰满）；
- 虹膜呈星形（星状虹膜）；
- 脸颊或颧骨发育不完全，所以它们没有达到成人的大小（颧骨发育不全）；
- 鼻子上翘、鼻梁扁平、下唇饱满，常呈现张口貌；

- 在婴儿期和童年期脸颊下垂，在青春期或成年早期脸颊变薄；

- 斜视。

也有发生牙齿异常的可能（如小或形状不规则的乳牙）。

35.3.2 生长

Williams 综合征可能与宫内生长迟缓有关。儿童和成人可能身材矮小，经常有头小畸形。女孩可能有较早的初潮。

35.3.3 医学问题

Williams 综合征与许多疾病相关。这些包括：

- 心脏异常（大约 75% 的病例会存在；最常见是主动脉瓣狭窄和周围肺动脉狭窄）；

- 高血压（成年人常见）；

- 心肌缺血（与左冠状动脉的狭窄有关）；

- 卒中和慢性轻度偏瘫（罕见；与脑动脉狭窄有关）。

Williams 综合征患者可能出现的其他医学情况有：

- 肾脏畸形（约 20%；如膀胱憩室、肾发育不全、重复肾）和尿路感染；

- 胃肠道问题（如胃食管反流病、慢性便秘、憩室病）；

- 内分泌异常［如钙异常（婴儿高钙血症可能表现为便秘）、糖耐量受损、青春期提前］；

- 耳、鼻和喉异常［如声音嘶哑、听觉过敏（对噪声的敏感度增加）、听力受损］；

- 眼睛问题（如斜视、视力改变）；

- 腹股沟疝（儿童常见）；

- 骨科问题（如关节松弛、关节挛缩、脊柱侧弯）。

35.3.4 认知、行为和神经问题

有认知功能障碍的 Williams 综合征患者存在轻度至中度智力障碍。感知和运动功能比口头表达能力和记忆能力差

很多。

Williams 综合征的婴儿可能会有躁动和喂养不良。年龄较大的儿童往往友好并健谈，可能在社交场合狂放不羁。因为他们具有良好的口头表达能力，他们的智力水平可能会被高估。

儿童常见情绪和行为障碍（包括广泛性焦虑症和注意力缺陷等问题）。在青春期和成年后可能会有所改善。

根据父母的报告，患者睡眠困难的发生率较高。包括睡前抵抗、睡眠焦虑、夜间醒来及白天嗜睡。年轻人常见肌张力低下，但可发展成肌张力过高。

35.4 治疗

Williams 综合征的治疗包括：

- 筛查先天性心脏病（如果确诊，随后进行治疗）；
- 成人定期测量血压，看是否升高（如果发现升高，进行抗高血压治疗）；
- 泌尿系统检查（包括使用超声筛查肾脏系统）；
- 监测内分泌异常（如果确认，随后进行治疗）；
- 眼科检查；
- 定期牙科保健；
- 有肌肉骨骼和神经问题的儿童需要进行物理治疗。

喂养、胃肠道和泌尿道的问题也需要进行治疗。

行为困难可能需要心理干预。

35.5 资源

以下组织提供 Williams 综合征相关信息，并为父母、专业人士和其他有兴趣的人提供支持。

使用者应意识到网站不会对信息质量进行审查。此外，有些可能是由制药厂或其他商业组织提供的。TGL 对当前网站或链接网站发布消息的准确性不承担任何责任。

南澳大利亚州 Williams 综合征协会

网址：www. wsasa. org. au

Williams 综合征家庭支持组织（维多利亚州）

网址：home. vicnet. net. au/～wsfsg

Williams 综合征协会（美国）

网址：www. williams-syndrome. org

Williams 综合征基金会（英国）

网址：www. williams-syndrome. org. uk

参考文献与延伸阅读

[1] I am a doctor. What should I know? [Doctor's resources for Williams syndrome. Website]. Troy, Michigan：Williams Syndrome Association, aacessed July 2012. (www. williams-syndrome. org/doctor)

[2] Annaz D, Hill CM, Ashworth A, Holley S, Karmiloff-Smith A. Characterisation of sleep problems in children with Williams syndrome. Res Dev Disabil, 2011, 32 (1)：164-169.

[3] Ashkenas J. Williams syndrome starts making sense. Am J Hum Genet, 1996, 59 (4)：756-761.

[4] Burn J. Williams syndrome. J Med Genet, 1986, 23 (5)：389-395.

[5] Ewart AK, Morris CA, Atkinson D, Jin W, Sternes K, Spallone P, et al. Hemizygosity at the elastin locus in a developmental disorder, Williams syndrome. Nat Genet, 1993, 5 (1)：11-16.

[6] Gosch A, Pankau R. Personality characteristics and behaviour problems in individuals of different ages with

Williams syndrome. Dev Med Child Neurol, 1997, 39 (8): 527-533.

[7] Leonard H, Petterson B, Bourke J, Glasson E, Morgan V, Bower C. Inaugural report of the idEA database: intellectual disability in Western Australia. Perth, WA: Telethon Institute for Child Health Research, 2004.

[8] Lopez-Rangel E, Maurice M, McGillivray B, Friedman JM. Williams syndrome in adults. Am J Med Genet, 1992, 44 (6): 720-729.

[9] Martens MA, Wilson SJ, Reutens DC. Research Review: Williams syndrome: a critical review of the cognitive, behavioral, and neuroanatomical phenotype. J Child Psychol Psychiatry, 2008, 49 (6): 576-608.

[10] Morris CA, Leonard CO, Dilts C, Demsey SA. Adults with Williams syndrome. Am J Med Genet Suppl, 1990, 6: 102-107.

[11] Pober BR. Williams-Beuren syndrome. N Engl J Med, 2010, 362 (3): 239-252.

[12] Stromme P, Bjornstad PG, Ramstad K. Prevalence estimation of Williams syndrome. J Child Neurol, 2002, 17 (4): 269-271.

第 36 章
残疾可用资源

残疾人一生中的各个方面都需要机会和选择，包括教育、就业、住房、社会和休闲活动。提供一系列社区援助服务（包括面向残疾人的一般的和特定的服务）。不同州和地区的服务有区别。

下面列出的潜在有用的信息来源，提供给从业人员、有发育障碍的人和他们的父母、其他照顾人员。使用者应意识到网站不会对信息质量进行审查。此外，有些可能是由制药厂或其他商业组织提供的。TGL 对当前网站或链接网站发布消息的准确性不承担任何责任。

关于具体的综合征和疾病的资源在相关章节的结尾列出。

36.1 协会

澳大利亚护理人员协会（Carers Australia）

与各州和领地的护理人员协会一起为护理者和宣传者提供项目和服务。

电话：1800242636

网址：carersaustralia. com. au

联邦服务部（Centrelink）

残疾患者及其家庭可领取福利和津贴的渠道（包括护理员津贴、孤立儿童援助计划、残疾支持养老金、流动性津贴、养老教育补贴、护理员费用、护理员补贴、调整护理员费用、育儿费用和残疾儿童援助费用）。可以通过 Centrelink 残疾办公室帮助残疾人找工作。

网址：www. centrelink. gov. au

联邦暂息中心和护理连接中心（Commonwealth Respite and Carelink Centres，CRCC）

老年人、残疾人、护理和服务人员的信息中心。社区老年护理、当地或州际的残疾服务和其他支持服务的免费和保密信息。

电话：1800052222

网址：www9. health. gov. au/ccsd

国家智力障碍委员会（National Council on Intellectual Disability，NCID）

为智力障碍患者及其家庭提供倡议和咨询服务。

电话：(02)62964400

网址：www. ncid. org. au

36.2 州与领地

36.2.1 澳大利亚首都领地（Australian Capital Territory，ACT）

城市热线

为解决或缓解在 ACT 出现的问题提供转诊服务。为需要信息和转诊服务的人提供联系。

电话：(02)62573077

网址：www. aacesscity. org. au

ACT 市民咨询局

告知所有 ACT 居民：他们的选择、权利和责任，给他们提供信息、转诊和支持。

电话：(02)62487988

网址：www. citizensadvice. org. au

ACT 残障组织

为残障人士及其家庭、照顾人员和朋友提供服务。

电话：(02)62071086

TTY：（02）62050888

网址：www. dhcs. act. gov. au disability _ act

36.2.2　新南威尔士州

残疾研究中心（Centre for Disability Studies，CDS）

国际学术中心。旨在改善成年残疾人健康服务的临床、教育和研究活动。支持全科医生为发育障碍群体提供保健服务。可以联系咨询或转诊。

电话：（02）90363600

网址：www. cds. med. usyd. edu. au

残障与老年人信息服务组织（Disability & Aged Information Service，DAISI）

为残疾患者、老年人及其家庭、照顾人员和宣传者提供免费和保密的信息服务和支持。

电话：1800800340

网址：www. daisi. asn. au

老龄、残疾和家庭护理的家庭和社区服务

在新南威尔士州，为残疾人及其家属、照顾人员提供服务和支持。

电话：（02）82702000

TTY：（02）82702167

网址：www. adhc. nsw. gov. au

残障与教育宣传服务信息中心（Information on Disability & Education Awareness Services，IDEAS）

有关于服务和资源的信息和推荐。

电话：1800029904

TTY：（02）69473377

网址：www. ideas. org. au

新南威尔士州智力障碍委员会（NSW Council for Intellectual Disability，NSW CID）

代表智力障碍患者的权益。有关于服务和资源的信息和推荐。提供使用简单标准英语的健康情况说明书。

电话：(02)92111611

电话：1800424065

网址：www. nswcid. org. au

36.2.3　北领地

老年人和残疾人服务

北部地区残疾人服务信息。

电话：1800139656

网址：www. health. nt. gov. au Aged _ and _ Disability

卡奔塔利亚残疾人服务（Carpentaria Disability Services，CDS）

为残疾人提供就业、培训的机会、住宿和休闲。

电话：(08)89454977

36.2.4　昆士兰州

社区、儿童安全和残疾服务部门（残疾服务）

在生活的不同阶段，帮助残疾人及其家庭得到他们需要的支持和服务。

电话：1800177120

TTY：1800010222

网址：www. communities. qld. gov. au/disability

残疾人士（People with Disability）

昆士兰州残疾人服务信息。

电话：137468

网址：www. qld. gov. au/disability

昆士兰州智力和发育障碍中心（Queensland Centre for Intellectual and Development Disability，QCIDD）

学术中心，通过研究、教学和临床活动来支持智力障碍患者。

电话：(07)31632412

网址：www. som. uq. edu. au/research/research-centres/queenslandcentre-for-intellectual-and-developmental-disability. aspx

36.2.5　南澳大利亚州

南澳大利亚州残疾健康中心

三个在阿德莱德的诊所为残疾客户服务。

网址：www. sa. gov. au/government/entity/1646/About＋us＋-＋Disability＋Services/What＋we＋do/List＋of＋our＋services/Centre＋for＋Disability＋Health

残疾人士信息和资源中心（Disability Information and Resource Centre，DIRC)

服务、倡导及支持组织的信息。

电话：(08)82360555

网址：www. dircsa. org. au

社区支持（残疾）

南澳大利亚州残疾人服务信息。

电话：1300786117

网址：www. sa. gov. au/subject/Community＋Support/Disability

36.2.6　塔斯马尼亚州

残疾和社区服务

塔斯马尼亚州的残疾人服务信息。

电话：1300135513

网址：www. dhhs. tas. gov. au/disability

塔斯马尼亚州宣传公司

为残疾人士提供宣传服务。

电话：1800005131

网址：www. advocacytasmania. org. au

残疾儿童协会（塔斯马尼亚州）公司

为塔斯马尼亚州残疾儿童的家庭提供信息、宣传和支持。

电话：(03)62312466

电话：1800244742

网址：www. acdtas. com. au

Shaid 门诊（成年智障患者保健专科）

加略山医院（霍巴特）。成人（18岁及以上）智力障碍患者的三级综合性医疗机构。

电话：(03)62785359

电子邮件：r. wallace@calvarytas. com. au

36. 2. 7 维多利亚州

维多利亚州发育障碍健康中心（Centre for Developmental Disability Health Victoria，CDDHV）

学术中心。旨在改善发育障碍人群健康状况的临床、教育和研究活动。支持全科医生照顾发育障碍人群。可以联系咨询或推荐转诊。

电话：(03)99024467

网址：www. cddh. monash. org

维多利亚州人类服务部

为残疾人士及其家庭和照顾人员提供财政援助、住宿选择、社区参与等支持和服务。

网址：www. dhs. vic. gov. au/for-individuals/disability

DiVine

残疾人士的在线社区。

网址：www. disability. vic. gov. au

维多利亚州双重残疾服务

在全州范围内，为智力障碍人群提供心理健康服务。

电话：（03）92882950

网址：www. svhm. org. au/services/Victorian Dual Disability Service/Pages/VictorianDualDisabilityService. aspx

36.2.8　西澳大利亚州

西澳大利亚州残疾人士协会（People with Disabilities Western Australia，PWdWA）

顶尖的残疾消费者协会，通过个人和系统的宣传，代表西澳大利亚州所有有身体、智力、精神或感觉障碍的人士，表达他们的权利、需要和公平。

电话：（08）94858900

电话：1800193331

网址：www. pwdwa. org

残疾人服务委员会

西澳大利亚州残疾人士服务信息。

电话：（08）94269200

电话：1800998214

TTY：（08）94269315

网址：www. disability. wa. gov. au

36.3　当地政府

地方议会提供一系列的服务，包括家庭帮助、临时看护、残疾人停车许可证和娱乐。需要信息的，请联系你当地议会的健康和老年服务处。

36.4　其他资源

36.4.1　残障辅助工具、产品和设备

社区设备方案（塔斯马尼亚州）

能够协助临时或永久的残疾人士在社区独立且安全生活

的设备。

网址：www. dhhs. tas. gov. au/service _ information/services _ files/RHH/treatments _ and _ services/community _ equipment _ scheme

节制用品救助付款计划（协会）

帮助长期和严重的大额支出的人群支付节制用品的资金。

网 址：www. health. gov. au/internet/main/publishing. nsf/Content/continence-2

个人支持包（维多利亚州）

用来帮助残疾人士得到相关的支持，满足其资金需求。

网 址：www. dhs. vic. gov. au/for-individuals/disability/individual-support-packages

澳大利亚残疾人技术援助（Technical Aid to the Disabled, TAD）

非营利的自愿合作机构，提供个体化设备，并为残疾人士和他们的照顾人员提供建议。

电话：1300663243

网址：www. tadaustralia. org. au

36.4.2 遗传学信息

澳大利亚遗传支持公司协会（The Association of Genetic Support of Australasia Inc，AGSA）

面向受遗传情况/罕见疾病影响的个人和家庭，提供支持和信息。

网址：www. agsa-geneticsupport. org. au

遗传学教育中心

面向患者、他们的家庭成员和一起工作的专业人士提供遗传信息。

网址：www. genetics. edu. au

遗传代谢性疾病服务 (Genetic Metabolic Disorders Service，GMDS)

新南威尔士州有多学科咨询诊断服务和临床护理，面向先天性代谢障碍的儿童和青少年。

电话：(02)98453452

网址：www. chw. edu. au/site/directory/entries/genmetdisser. htm

遗传学诊所 (威斯特儿童医院)

提供诊断、评估和遗传咨询。面向有单发或多发先天性畸形、畸形特征、综合征、染色体异常、特殊感觉或器官系统异常、严重的发育延迟或原因不明的生长异常的儿童。成人和产前遗传学诊所也在这里 (相同的联系方式)。

电话：(02)98453273 (初诊)

电话：(02)98453205 (复诊)

网址：www. chw. edu. au/prof/clinics/genetics _ clinics. htm

《家庭医学遗传学：澳大利亚全科医生手册》

澳大利亚全科医师遗传医学教育资源。包括患者和家庭情况表可供下载。

网址：www. nhmrc. gov. au/your-health/egenetics/health-practitioners/genetics-family-medicine-australian-handbook-general-prac

西澳大利亚州遗传支持理事会 (Genetic Support Council WA，GSCWA)

西澳大利亚州遗传支持团体的高峰组织。

网址：geneticsupportcouncil. org. au

代谢性膳食失调协会

非营利的家庭支持小组，帮助成员和他们的家庭管理与代谢膳食失调有关的复杂问题。

电话：（03）97230600

电话：1800288460

网址：www. mdda-australia. org

人类孟德尔遗传在线（Online Mendelian Inheritance in Man，OMIM）

以遗传情况为重点的综合网站。

网址：www. ncbi. nlm. nih. gov/sites/entrez? db＝omim

维多利亚州临床遗传学服务

在维多利亚州和塔斯马尼亚州，为有遗传异常的人群进行诊断、风险评估、管理和咨询。

电话：（03）83416201

网址：www. vcgs. org. au

36.4.3 协会

澳大利亚发育障碍医学协会（Australian Association of Developmental Disability Medicine，AADDM）

致力于改善智力和发育障碍者健康状况的医生网络。

网址：ausaddm. wordpress. com/home

澳大拉亚智力障碍协会（Australasian Society for Intellectual Disability，ASID）

在这个领域，促进智力障碍的研究和理解以及高标准的实践。

电话：1800644741

网址：www. asid. asn. au

国际智力障碍科学研究协会（International Association for the Scientific Study of Intellectual Disabilities，IASSID）

国际和跨学科的非政府科学组织，与世界卫生组织有正式关系。促进全球智力障碍信息的研究和交流。

网址：www. iassid. org

国家残疾服务

澳大利亚民间残疾人士服务高峰组织。

网址：www. nds. org. au

澳大利亚发育障碍专业护士协会（Professional Association of Nurses in Developmental Disability Australia，PANDDA）

国家网络和支持，提供给和发育障碍人群一起工作的护士。

网址：www. pandda. net

36. 4. 4　罕见病

"孤儿"网（Orphanet）

关于罕见疾病的信息。

网址：www. orpha. net

罕见病研究室

网站链接，包含大量的关于罕见疾病的信息，包括定义、原因、治疗和出版物。

网址：rarediseases. info. nih. gov/Resources/Rare _ Diseases _ Information. aspx

国家罕见病组织

美国一个自愿的健康组织，致力于帮助那些罕见的"孤儿"疾病，并帮助那些为他们服务的组织。

网址：www. rarediseases. org

36. 4. 5　交通

公路运输方案可以提供交通补贴，包括降低残疾人乘坐出租车的票价。这些方案每个州都不同。

新南威尔士州

出租车运输补贴计划

对那些因为严重和永久性残疾而无法使用公共交通工具的居民，提供乘出租车出行半价的补贴。

电话：1800623724

网址：www. transport. nsw. gov. au/ttss

残疾租用车（悉尼）

提供可携带轮椅车的车辆、径向手控制油门汽车（Radial Hand Control）、左足加速器和其他的设施。

电话：（02）45772225

网址：www. disabilitycarhire. com. au

维多利亚州

多用途出租车计划

为严重和永久性的残疾人士提供乘出租车出行半价的补贴。

电话：1800638802

TTY：133677

网址：www. transport. vic. gov. au/taxis/mptp

索 引

管理指南：发育障碍分册

内 容 提 要

《治疗指南》丛书由澳大利亚治疗指南有限公司组织编写，国内相关领域的学者、专家翻译。本丛书在国际治疗指南领域中影响较大，主要提供了相关疾病诊断的定位指导，并阐述了简洁、切实可行的治疗方案，是一套简明实用的临床治疗指南。《治疗指南》中译本共 14 册，各分册内容在诊断、治疗方面各有呼应，可作为临床医师工作中的必备参考读物。

本书共 36 章，内容包括发育障碍的评估，儿童、青少年发育障碍的管理，发育障碍成人和老年人的健康保健及护理，发育障碍患者常见问题（如挑衅行为、精神障碍、癫痫及癫痫发作等）的评估、管理、治疗等，常见发育障碍（如 Angelman 综合征、脑性瘫痪、孤独症谱系障碍、唐氏综合征等）的病因、表现、诊断、治疗等，还讨论了与发育障碍患者相关的社会、发展和环境问题。本书适合与发展障碍患者健康需求相关的医疗和非医疗行业人员使用，也可供发育障碍患者的家属和照顾人员阅读参考。